Dora Kunz
Dr. med. Shafica Karagulla

Chakras im Heilungsprozess

Hellsichtige Beobachtungen und medizinische Analysen

Dora Kunz
Dr. med. Shafica Karagulla

Chakras im Heilungsprozess

Hellsichtige Beobachtungen und medizinische Analysen

Wie Heiler und Ärzte zusammenarbeiten können

Aus dem Amerikanischen übersetzt
von Karl Friedrich Hörner

Aquamarin Verlag

Titel der Originalausgabe: *THE CHAKRAS AND THE HUMAN ENERGY FIELD*

Published by Theosophical Pub. House, Wheaton, Ill., USA

Deutsche Ausgabe:
1. Auflage 2018

Voglherd 1
85567 Grafing
www.aquamarin-verlag.de

Übersetzung aus dem Amerikanischen: Karl Friedrich Hörner
Umschlaggestaltung: Annette Wagner

Druck: CPI • Birkach

ISBN 978-3-89427-844-1

Inhalt

Vorwort

Dora Kunz

Meine Verbindung mit Dr. Shafica Karagulla begann in New York City, kurz nachdem wir uns in den Fünfzigerjahren kennengelernt hatten. Die meisten unserer gemeinsamen hellsichtigen Untersuchungen fanden in dem darauffolgenden Jahrzehnt statt, obschon wir nach ihrem Umzug nach Kalifornien, in den Sechzigerjahren, nur noch sporadisch zusammenarbeiten konnten. Dr. Karagulla war in erster Linie an der Erforschung des Krankheitsprozesses unter Berücksichtigung der Chakras interessiert, deshalb haben wir die meisten unserer Fallbeispiele unter diesen Gesichtspunkten betrachtet.

Im Laufe der mehr als zwanzig Jahre, die ins Land gegangen sind, seit wir diese Arbeit gemeinsam in Angriff nahmen, blieb das Hauptgewicht meiner Bemühungen im Therapeutischen, wobei es mir darum ging, Menschen mit schweren Krankheiten zu helfen, die unter Schmerzen litten. Diese Veränderung der Ausrichtung meiner Arbeit ergab sich allmählich, dann jedoch immer deutlicher spürbar durch die Entwicklung einer Heilweise namens »Therapeutic Touch«[1] die Dolores Krieger und ich ins Leben riefen und in der Zwischenzeit Tausenden von Krankenschwestern und -pflegern vermittelten.

Im Laufe der folgenden Jahre habe ich Hunderte von Patienten behandelt, die unter einem breiten Spektrum von Krankheiten litten. Ich habe dabei also wesentlich mehr über den Krankheitsprozess gelernt, als mir zu jener Zeit bekannt war, in der die Untersuchungen mit Dr.

1 Siehe: Janet Macrae, *Therapeutic Touch. Kontaktheilung – die heilende Berührung*, Aquamarin, Grafing 1989 (Anm. d. Hrsg.).

Karagulla stattfanden. Tatsächlich hatten wir uns mit den therapeutischen Aspekten unserer Forschungen nie befasst.

Ich traf Dr. Viola Petitt Neal – die Lehrerin und engste Freundin von Shafica Karagulla –, die sich aber nicht an unserer Arbeit in New York City beteiligte. Später, als beide in Kalifornien zusammenwohnten, lernte ich sie und ihre tiefe Hingabe an spirituelle Grundsätze viel besser kennen. Sie zeigte großes Interesse an unserem Buch-Projekt und trug zu dessen Entstehung die Grundzüge der ersten drei Kapitel bei.

Bei meinen Aufenthalten in Kalifornien sprach Dr. Karagulla zu mir über die Möglichkeit, unser Forschungsmaterial zu ordnen und es zur Veröffentlichung in Form eines Buches zu überarbeiten. Bis zu ihrem Tod beteiligte sich Dr. Neal an vielen dieser Gespräche. Wir drei waren uns immer darüber einig, dass mir die Gelegenheit gegeben würde, das Manuskript durchzulesen und alle aus meiner Sicht notwendigen Korrekturen vorzunehmen. Dr. Karagulla hielt mich über den weiteren Fortgang ihrer Arbeit auf dem Laufenden und telefonierte mit mir darüber noch eine Woche vor ihrem plötzlichen und unerwarteten Tod, der uns alle sehr bestürzte.

Einige Wochen nach ihrem tödlichen Unfall fiel mir das Material, auf dem das Buch aufbauen sollte, in die Hände. Dr. Karagullas Hinterbliebene waren übereingekommen, dass ich es mit dem uneingeschränkten Recht erhalten sollte, alles zur Veröffentlichung Notwendige zu unternehmen. Ich war davon ausgegangen, dass das Manuskript ganz oder fast fertiggestellt sei, und stellte überrascht fest, dass die meisten Kapitel erst in Stichworten konzipiert waren. Mir war klar, dass noch viel Arbeit notwendig war, bevor dieses Material publiziert werden konnte, und so bat ich meine Freundin Emily Sellon, eine professionelle Lektorin, diese Aufgabe zu übernehmen. Die Folge war eine weitgehende Überarbeitung des Originalmanuskripts, soweit es von Dr. Karagulla und Dr. Neal vorgelegen hatte; dafür übernehme ich die Verantwortung. Auch der Titel wurde geändert, obgleich dies noch vor Dr. Karagullas Tod vereinbart worden war.

Man wird verstehen, dass dieses unter so schwierigen Umständen fertiggestellte Buch unterschiedliche Ansichten und Beiträge enthält. Um einen Zusammenhang herzustellen, wurden diese Beiträge von Mrs. Sellon bearbeitet und in ihre vorliegende Form zusammengefügt.

Shafica Karagulla war mir eine teure Freundin und ein Mensch seltener Qualitäten. Sie verband ärztliche und wissenschaftliche Professionalität mit einem völlig offenen Denken und regem Interesse für unerforschte Gebiete. Im Laufe unserer langjährigen Freundschaft erlahmte nie ihre Begeisterung für die Fülle der Möglichkeiten, die sich durch unsere Forschungen eröffneten. Dieses Buch wäre ohne ihr anhaltendes und wohlbedachtes Interesse nicht zustande gekommen, und unsere Bemühungen, es in eine lesbare und verständliche Form zu bringen, seien deshalb ihr gewidmet.

Danksagungen

In tiefer Dankbarkeit sei an alle jene gedacht, die finanziell zu den Forschungen beitrugen, auf denen dieses Buch beruht: Der Eliot D. Pratt-Stiftung, die einen Drei-Jahres-Zuschuss gab, ohne den wir die Forschungen gar nicht erst hätten beginnen können; sowie Trudy Pratt und ihrem verstorbenen Gatten Eliot, die mit viel Pioniergeist unser Projekt unterstützten. Weiterhin gilt unser Dank all jenen, die die Eliot D. Pratt-Stiftung zur Förderung der Erforschung höhersinnlicher Wahrnehmung unterstützen: Rebekah Harkness und der Harkness-Stiftung, der Lester Finkelstein-Stiftung sowie Irene und dem verstorbenen Lester Finkelstein.

Dank sei auch jenen, die die Higher Sense Perception Research Foundation unterstützten: The Boston Foundation, Annabelle Markson und der verstorbene Yoland Markson; Lynn Charleson für seine anhaltende Unterstützung; Tom und Gayle den Dass; The Midway Foundation und die John E. Fetzer Stiftung.

Dank sei jenen, die großzügig ihre Zeit zur Erforschung der Gaben höhersinnlicher Wahrnehmung zur Verfügung stellten, besonders Frances Farrelly, deren großartiger Humor und gesunder Menschenverstand die Mühe wiederholter Experimente erleichterte.

Dank sei auch Eloise Doerfler, die fünf Jahre lang ihre Zeit geopfert hat, um die Forschungsergebnisse und Protokolle gewissenhaft ins Reine zu schreiben und für ihre Genauigkeit garantiert; ohne ihre Geduld und Hilfe wäre diese Aufgabe ein unmögliches Unterfangen geblieben.

Dank sei den Sekretärinnen für die Niederschrift des Materials – einer Aufgabe, die sich über viele Jahre erstreckte: Evelyn Petersen, Helen English und Maxine Friend.

Dank sei Irene Bagge, die das Manuskript durchlas und hilfreiche Tipps gab.

Dank sei schließlich zwei nahen Verwandten von Shafica Karagulla – Basim Azzam und Fahmi Karagulla –, deren großzügige finanzielle Zuwendungen die Organisation der Forschungsarbeit ermöglichten und sicherstellten, dass die persönlichen Bedürfnisse von Dr. Karagulla so erfüllt werden konnten, dass sie frei genug war, ihre Zeit der Ordnung und Zusammenstellung der Fallbeispiele zu widmen.

Einführung

von Shafica Karagulla, M. D.

Immerwährendes Flüstern, das Tag und Nacht ergeht:
Etwas Verborgenes – gehe hin und finde es!
Gehe und blicke hinter die Grenzen;
etwas Verlorenes hinter den Grenzen,
Verlorenes wartet auf dich. Mache dich auf!
Rudyard Kipling, The Explorer

Vor mehr als fünfzig Jahren – ich besuchte noch das Gymnasium – schrieb meine Lehrerin, Freundin, Kollegin und Mitarbeiterin in der Forschung, Viola Petitt Neal, dieses Gedicht in mein Poesie-Album, und seine Worte kamen mir im Laufe der Zeit immer wieder in den Sinn. Aber was war es – das Verborgene, das ich finden sollte?

Als Ärztin war ich fasziniert vom Arbeiten des menschlichen Geistes, vom menschlichen Bewusstsein mit seinen Myriaden von Ausdrucksformen. Als Neuropsychiaterin beschäftigte ich mich mit seinen abweichenden Ausdrucksformen in Gestalt von Halluzinationen, Illusionen, Sinnestäuschungen und der verlorenen Einsicht in das eigene Verhalten, auch mit zahlreichen Arten von Krankheiten des Gehirns, die zu Infektionen, Atrophien oder Krebs führten.

Die Forschungen von Dr. Wilder Penfield, der Gehirnregionen von Epilepsie-Patienten bei vollem Bewusstsein elektrisch reizte, vermittelten mir eine weitere Dimension des Verständnisses. Dies alles ging meiner Beschäftigung mit den höheren Ebenen der Wahrnehmung voraus, die dem menschlichen Geist offen stehen. Die Entdeckung einiger Menschen, die die Barriere der fünf Sinne durchbrochen hatten, war die nächste Herausforderung, die mich zwang, zu »gehen und hinter die Grenzen zu blicken«.

Wie konnte man solche Fähigkeiten der höheren Wahrnehmung bei denen verifizieren, die behaupteten, sie zu besitzen? Die Suche nach der Entdeckung dessen, was »verborgen« war, führte mich zu Dora Kunz und anderen besonders begabten Menschen, die mir halfen, einen Teil des Geheimnisses Mensch zu verstehen. Die Arbeit, auf der dieses Buch beruht, ging ursprünglich von der Bemühung aus, zu zeigen, dass die Information, die durch höhere Wahrnehmung gewonnen wurde, eine sinnvolle und verifizierbare Grundlage besitzt. Später erst begann ich eine Ahnung von den wirklichen Ursachen von Krankheiten zu gewinnen, die zu physischen und psychischen Dissonanzen führten, und die uns offenbaren, auf welche Weise man Schmerzen lindern und die Gesundheit wiederherstellen kann.

Von Hellsichtigen lernen wir, dass die Persönlichkeit drei Typen von Energiefeldern umfasst – das ätherische oder vitale, das astrale oder emotionale und das mentale. Sie alle umgeben und durchdringen jede Zelle des physischen Körpers. Das Wechselspiel zwischen diesen drei Feldern könnte man vergleichen mit dem, was der Musiker als einen Grundakkord bezeichnet, der aus drei Frequenzen besteht, die in Verbindung mit vier weiteren Noten eine Oktave von sieben Frequenzen ausmacht. Manche Stimmen sagen, dass jeder Mensch ein einzigartiges tonales Muster ausstrahle, das aus seinen individuellen Energiefeldern gebildet wird, die zusammenklingen. Dieser Ton wird manchmal auch als Persönlichkeitsnote bezeichnet. Ein vollkommener Klang ist ein Zeichen von Gesundheit, während Dissonanzen in den Feldern und ihren Hauptzentren auf Krankheit schließen lassen. All dies wird in den folgenden Kapiteln zur Sprache kommen.

Dieses Buch ist Ausdruck der Bemühung, eine Verbindung zwischen der medizinischen Wissenschaft und der Erforschung subtilerer

Aspekte und Energien der menschlichen Persönlichkeit zu schaffen, um deren umfassende und enge gegenseitige Abhängigkeit zu zeigen.

Jede der drei Personen, die zur Vorbereitung des Materials für dieses Buch beitrugen, hat ihr eigenes Fachgebiet: Dr. Neal ist verantwortlich für den Vorschlag einer Erörterung des Aufbaus des menschlichen Wesens[2] auf der Grundlage theosophischer und esoterischer Vorstellungen; Dora Kunz ist verantwortlich für die hellsichtigen Wahrnehmungen; und ich selbst für die Auswahl und Zusammenfügung des Forschungsmaterials und der medizinischen Interpretationen unserer Untersuchungsergebnisse.

Dr. Viola Petitt Neal studierte Physik, Chemie und Psychologie auf dem College und erhielt ihren Ph. D. (entsprechend unserem Dr. phil.; Anm. d. Ü.) von der philosophischen Fakultät der Universität London; ihr Hauptthema waren die Geheimreligionen des Nahen Ostens. Danach lehrte sie über fünfunddreißig Jahre lang, was man unter dem Oberbegriff »ewige Philosophie« zusammenfasst, sowohl im privaten Rahmen als auch an kalifornischen Colleges. Sie arbeitete mit mir beim Verfassen des Buches *Breakthrough to Creativity* zusammen, wenngleich ihr Name nicht auf dem Cover erscheint. Im Jahre 1978 veröffentlichte sie einen Gedichtband mit dem Titel *Fragments of Experience: A Spiritual Journey*, und in *Through the Curtain* (Neal & Karagulla, 1983) bekannte sie sich zu ihren Einsichten in mehrere Dimensionen der Realität und höhere Bewusstseinszustände.[3]

---

2 Als Dr. Karagulla vor vielen Jahren ihre Forschungsergebnisse niederschrieb, gebrauchte sie den Begriff »Mensch« im Sinn einer Artbezeichnung, also für die Bezeichnung von Angehörigen beider Geschlechter gleichermaßen. *Der* Mensch und die grammatikalisch maskulinen Pronomina wurden aus Gründen der Geläufigkeit übernommen, in der Hoffnung, dass unsere Leser(innen) daran keinen Anstoß nehmen.

3 Aufgrund des frühen Todes von Dr. Neal, im Jahr 1981, vor der Fertigstellung dieses Manuskripts, wurden die Abschnitte, die auf ihrem Material basieren, von Emily B. Sellon durchgesehen, damit ihre esoterische Sicht vom Aufbau des Menschen umfassender dargestellt werden konnte, die die unverzichtbare Grundlage dieses Werkes bildet.

Dora Kunz wurde mit herausragenden hellsichtigen Fähigkeiten in eine Familie geboren, in der Mutter und Großmutter bereits ähnliche Begabungen gezeigt hatten. In ihrer Kindheit wurden die paranormalen Fähigkeiten im Rahmen ihrer Bekanntschaft mit dem britischen Hellsichtigen Charles W. Leadbeater weiter ausgebildet, der sich durch so bekannte Werke wie *Die Chakras* und *Der sichtbare und der unsichtbare Mensch* profiliert hatte. Ihre Fähigkeit, Elfen, Engel und andere Naturgeister wahrzunehmen und im Detail zu betrachten, führte zur Veröffentlichung von zwei Werken: Einer Monografie über das Reich der Engel mit dem Titel *The Christmas of the Angels* und zu *The Real World of Fairies*, ein Buch, das uns ein bezauberndes und recht unorthodoxes Bild der Naturgeister vermittelt, die einen festen Bestandteil jeder kulturellen Tradition bilden.[4]

Dora Kunz war die Sensitive, die ich in meinem Werk *Breakthrough to Creativity* »Diane« und »DVG« nannte. Sie besitzt die Gabe, nicht nur das Äther- oder Vitalfeld und seine wichtigsten Energiezentren (Chakras) wahrzunehmen, sondern auch das Astral- (Emotional-) und Mentalfeld mit deren entsprechenden Zentren. Durch ihre geduldigen Bemühungen um sorgfältige und detaillierte Beobachtung, eine geübte Deutung und den Zusammenhang mit medizinischen Vorgeschichten wurde diese natürliche Fähigkeit zu einem hohen Grad an Präzision entwickelt. Sie arbeitete mit anderen Ärzten zusammen, um schwierige oder zweifelhafte Fälle zu diagnostizieren, und in jüngeren Jahren spezialisierte sie sich auf das Lehren und Ausüben einer Heilmethode, die als »Therapeutic Touch« bekannt wurde, und die sie gemeinsam mit ihrer Kollegin, Dr. Dolores Krieger, entwickelt hatte.

Von 1975 bis 1987 war Dora Kunz Präsidentin der Theosophischen Gesellschaft in Amerika und Herausgeberin ihrer Zeitschrift *The American Theosophist.* Seit sie diese Aufgabe abgegeben hat, widmet sie den größten Teil ihrer Zeit dem Heilen. Aufgrund ihrer Fähigkeit, sowohl die Ursachen von Erkrankungen als auch den Heilungsprozess

4 Beide Werke in: Im Reich der Naturgeister, Grafing 2017

selbst wahrzunehmen, bereichert sie unser Verstehen der Mechanismen von Gesundheit und Krankheit um eine wesentliche Dimension.

Ich selbst bin Ärztin, mein Fachgebiet ist die Neuropsychiatrie. Meine Forschungen nach dem Studium der Psychiatrie (bei Sir David K. Henderson an der Universität Edinburgh) verlangten die eingehende Beschäftigung mit den Krankengeschichten Geisteskranker; darunter befanden sich die verschiedensten Arten von Halluzinationen, Stimmenhören, Visionen und Erlebnissen mit ungewöhnlichen Sinneswahrnehmungen. In manchen Fällen waren solche Symptome eindeutig auf Gehirnschäden zurückzuführen – zum Beispiel die generelle Paralyse beim Geisteskranken, die Alzheimersche Krankheit oder Vergiftungszustände wie nach einer Brom-Intoxikation.

Unterdessen zog das Werk von Dr. Wilder Penfield vom Neurologischen Institut der Universität Montreal, Kanada, meine Aufmerksamkeit an. Sein Buch *The Cerebral Cortex of Man* schilderte die Auslösung von Halluzinationen und anderen ungewöhnlichen Erfahrungen bei Epileptikern, die bei vollem Bewusstsein Gehirnoperationen unterzogen wurden. Fasziniert von seinem Werk, das die verschiedenen Funktionen der Großhirnrinde kartografisch darzustellen vermochte, reiste ich nach Kanada und hatte das Glück, über dreieinhalb Jahre lang mit Dr. Penfield zusammenarbeiten zu können. Einige der Forschungsarbeiten, die ich seinerzeit durchführte, wurden 1955 im *British Medical Journal* unter dem Titel »Psychical Phenomena in Temporal Lobe Epilepsy and the Psychoses« (Karagulla/Robertson) veröffentlicht. Darin zeigten wir die Ähnlichkeit der halluzinatorischen Erlebnisse bei psychischen Phänomenen der Schläfenlappen-Epilepsie und bei Schizophrenie.

Bald darauf wurde ich eingeladen, in die Vereinigten Staaten einzureisen, um meine Schizophrenie-Forschungen weiterzuführen, und wurde zur Lehrbeauftragten in Psychiatrie an der Universität New York ernannt. Nach wie vor auf der Suche nach einer Antwort auf das Rätsel der unterschiedlichen Typen von Halluzinationen bei Geisteskranken, nahm ich die Herausforderung an, mich mit einigen unorthodoxen Werken über den menschlichen Geist und seine Möglichkeiten zu befassen, die nicht zu meiner neuropsychiatrischen Ausbildung gehört hatten.

Bevor ich mich auf dieses neue Gebiet wagte, hatte ich also schon mehr als zwölf Jahre die Aspekte des – kranken oder gesunden – menschlichen Geistes erforscht, und mein Wissen als Neuropsychiaterin stammte ausschließlich aus den bekannten, akademisch-schulmedizinischen und wissenschaftlichen Quellen. Meine eigenen Interessen jedoch waren weniger orthodox. Alles, was ich las, schien auf eine weitaus komplexere Sicht des menschlichen Wesens hinauszulaufen, das die Grenzen des körperlichen Gehirns und der fünf physischen Sinne überschritt und die konservativen medizinischen Vorstellungen infrage stellte.

Also begann ich, mich selbst an die Arbeit zu machen. Ein Teil meiner damaligen Forschungen auf dem Gebiet des Paranormalen wurde 1967 in dem Buch *Breakthrough to Creativity* veröffentlicht, das dokumentierte Beweise für die höheren Bereiche unserer Sinneswahrnehmung vorlegte. Ich sah damals eine Notwendigkeit, die Mechanismen zu entdecken und zu analysieren, die diese höheren Dimensionen der Wahrnehmung beherrschten. Wie kommen sie zustande, und wie funktionieren sie? Es gibt nichts »Übernatürliches« im Universum, und alle Phänomene, die uns so erscheinen, sind nur Indizien unseres Unwissens in Bezug auf die Gesetzmäßigkeiten, die hinter ihnen stehen.

Die Veröffentlichung jenes Buches regte sehr viele Ärzte, Wissenschaftler und andere Personen an, mir in Zuschriften ähnliche Erlebnisse zu schildern, was mich wiederum dazu veranlasste, mithilfe besonders begabter Menschen wie Dora Kunz weitere Forschungen anzustellen. So lernte ich zumindest einen Teil der Mechanismen kennen, die sich durch solche Fähigkeiten ausdrückten.

Die Ergebnisse dieser und anderer Forschungen weisen deutlich auf die Tatsache hin, dass es über die elektrischen und Magnet-Felder hinaus, die sich um alle physischen Formen bilden, noch weitere Arten von Energien und Frequenzen gibt, die wir jedoch mit dem bis heute entwickelten wissenschaftlichen Instrumentarium noch nicht aufspüren können. Aus diesem Grund ist der entsprechend begabte Mensch vorläufig das einzige »Instrument«, das uns für solche Forschungen zur Verfügung steht, in denen die Zusammenhänge zwischen hellsichtigen Wahrnehmungen und medizinischen Diagnosen hergestellt werden. Im Fall von Dora Kunz verlangte ich hinsichtlich ihrer Beobachtungen so viele Einzelheiten, wie überhaupt erreichbar waren.

Bei unserer gemeinsamen Arbeit übernahm ich die Rolle des Forschers, und sie hatte diejenige des Beobachters inne. Zunächst stellte ich ihr durchschnittlich gesunde Versuchspersonen vor, um herauszufinden, wie und was sie wahrnahm. Nach einem Jahr konnte ich die verschiedenen Charakteristika umreißen, die es zur Feststellung des Gesundheits- oder Krankheits-Zustandes zu betrachten galt; danach folgten wir diesen Richtlinien konsequent in jedem einzelnen Fall.

Zu Beginn befassten wir uns mit den allgemeinen Kennzeichen des Ätherkörpers oder Vitalkörpers, seinen Beziehungen zu den Energiewirbeln oder Chakras innerhalb des Feldes sowie den Zusammenhängen der Chakras mit den endokrinen Drüsen und weiteren Zentren. Später untersuchten wir in gewissem Umfang auch das Emotional- und Mentalfeld und deren entsprechende Energiewirbel; aber auf diesem Gebiet der menschlichen Wesensnatur sind noch eingehendere Forschungen nötig.

Die endokrinologische Ambulanz von einer der namhaftesten New Yorker Kliniken war die Hauptquelle unserer medizinischen Materialsammlung. Dora Kunz sprach nie ein Wort zu den Patienten. Sie betrachtete diese lediglich aus einer Entfernung von einigen Metern, während sie im Hintergrund des Warteraumes für ambulante Patienten saß.

Es sollte nicht unerwähnt bleiben, dass Dora Kunz gewohnt war, körperlich gesunde oder emotional gestörte Menschen zu sehen. Hier aber betrachtete sie zum ersten Mal systematisch das Ätherfeld und die Chakras von Schwerkranken; einigen von ihnen hatte man schon Teile des Körpers oder des Drüsensystems operativ entfernt. Wir stellten fest, dass Abweichungen in den ätherischen Hauptchakras ein Anzeichen für eine Tendenz zu Krankheitsprozessen waren, und dass auch der Bereich, in dem diese sich wahrscheinlich manifestieren würden, vorauszusagen war, bereits Jahre bevor die Symptome auftauchten.

Im Laufe unserer weiteren Beobachtungen erfuhren wir, dass ein Geschehen, das in einer Dimension – z. B. auf ätherischer Ebene – seinen Ursprung zu haben schien, tatsächlich in einer noch tieferen Ebene, z. B. der emotionalen oder mentalen, wurzeln konnte. Funktionsstörungen und Tumore der Schilddrüse mögen den Anschein erwecken, vom ätherischen Kehl-Chakra herzurühren; eingehendere Untersuchungen jedoch ergaben unter Umständen, dass die Ursache im Bereich der Emotionen lag. Entsprechend scheinen physisch-körperliche Krankheiten von der ätherischen Ebene herzurühren.

Wir werden Fallbeispiele zitieren, um diesen Punkt zu illustrieren und um unsere Theorie zu untermauern, dass der Mensch eine komplexe Vernetzung miteinander verbundener Vorgänge ist, die sich aus Energien von drei oder mehr universellen Feldern speisen, die wiederum alle eine wesentliche Rolle bei Gesundheit und Krankheit spielen.

Die Hauptaufgabe der Teile Eins, Zwei und Drei dieses Buches besteht darin, einen gewissen historischen Rahmen und Zusammenhang für die Erforschung hellsichtiger Wahrnehmung sowie eine kurze Darstellung vom Aufbau des Menschen aus der Sicht der esoterischen Überlieferung zu geben. Teil Vier bringt die Erforschung solcher Aspekte der menschlichen Persönlichkeit, in denen die hellsichtige Wahrnehmung Gesundheit als einen Zustand der Harmonie und Krankheit als einen Zustand der Dissonanz betrachtet, sowie die medizinischen Angaben zur körperlichen Verfassung der Versuchspersonen. Teil Fünf befasst sich mit der Bedeutung des Bewusstseins als eines ausschlaggebenden Faktors in Gesundheit und Krankheit sowie im persönlichen Wachsen und Wandeln, und bringt ferner einen Ausblick darauf, wohin solche Untersuchungen wie die vorliegenden uns in der Zukunft führen könnten.

Teil I

Eine neue Sicht des Menschen

1

Das Heraufdämmern eines neuen Bewusstseins

Der Wind der Wandlung fegt in unserer Zeit in Böen über die Welt. Er weht viele alte Vorurteile hinweg und bringt die Stabilität von Institutionen und die Dauerhaftigkeit von »Wahrheiten« ins Wanken, die man lange für selbstverständlich gehalten hatte. Alle Zeichen deuten darauf hin, dass dem Menschen ein neues Zeitalter der Entdeckungen und Errungenschaften dämmert. Viele sind verstört über die Geschwindigkeit, mit der die Veränderungen anbranden, und befürchten, keine Kontrolle mehr über die nie dagewesenen Entdeckungen und Techniken zu haben, die neue Bereiche des Wissens über die Natur erschließen werden; andere heißen den Wandel willkommen. Alle aber erkennen, dass unser Weltbild sich in den vor uns liegenden Jahrzehnten dramatisch verändern wird.

Wir sind dabei, die Grenzen des Raumes oberhalb und jenseits unseres Planeten zu durchbrechen und erforschen die winzigen inneren Räume der physischen Materie. Beide Entwicklungen führen uns multidimensionell in neue Ebenen des Raum/Zeitlichen und zu Energien, wie wir sie bis dahin noch nicht gekannt haben. Es wurde zur allgemein bekannten, aber dennoch schockierenden Tatsache unseres Lebens im 20. Jahrhundert, dass das alte, wissenschaftliche Bild von einer festen, materiellen Welt einem Universum Platz machen muss, das geladen ist mit ungeheuren Energien. In den Jahren seit der ersten Kernspaltung haben wir entdeckt, dass Ordnung und Verhalten auf atomarer Ebene stabil und dauerhaft sind – was der Welt den Anschein von fester Gestalt verleiht –, aber dass die Energien in diesem Bereich sich mit unglaublichen Geschwindigkeiten bewegen. Diese neue Sicht des Universums als eines stabilen Musters, in dem und durch das sich gewaltige Energieladungen bewegen, verlangt eine Veränderung unseres Weltbildes – einen ganz anderen Begriff der Realität als den, der die Frucht der materialistischen Wissenschaft des 19. Jahrhunderts war.

Bisher konnten wir Menschen uns unseren Kriegs- und Friedensspielen in dem zuversichtlichen Glauben widmen, dass wir Veränderungen unter Kontrolle hätten und die Lebensqualität allein durch Manipulation unserer Umwelt und Umgebung steigern könnten: Die Segnungen der Wissenschaft und Technik würden eine perfekte Gesellschaft hervorbringen. Aber zu unserem Kummer mussten wir entdecken, dass es gerade die scheinbar unkontrollierbaren menschlichen Faktoren sind, die die Welt beherrschen. Allmählich erkennen wir auch, dass es gerade die subtileren Aspekte des Lebens – nicht vorauszuberechnen, schwer zu identifizieren, unmöglich zu messen – sind, die das menschliche Verhalten regieren. Wenn wir dann von der rein menschlichen Ebene weitergehen in den Bereich der alles umfassenden Natur, deren Teil wir sind, so können wir jetzt verstehen, dass das Leben eine sehr komplexe Beziehung zwischen dem Individuum und seiner Umwelt darstellt, und dass diese Umwelt nicht begrenzt ist, sondern die Erde, ja das ganze Universum, umfasst.

Die gegenseitige Abhängigkeit aller Lebewesen, derer wir in wachsendem Maß gewahr werden, hat weitreichende Konsequenzen. In unserem Zusammenhang jedoch wollen wir uns zunächst auf das Faktum konzentrieren, dass es einen ständigen Austausch von Energie zwischen dem Individuum und der Umwelt gibt, den jede Lebensform (sei sie menschlich, tierisch, pflanzlich oder chemisch) im Sinn seiner Selbstorganisation reguliert. Dieser Energie-Austausch ist so konstant und so unverzichtbar für alle lebenden Organismen, dass man ihn als einen universellen Feld-Effekt bezeichnen kann. Darauf werden wir in einiger Ausführlichkeit in dem Teil *Die Felder und die*

Chakras zu sprechen kommen. An dieser Stelle jedoch soll angemerkt werden, dass die Selbstregulation in allen Bereichen der Natur von innen erreicht und nicht von außen bestimmt wird, und dass dies ein gewisses Maß bewusster Kontrolle voraussetzt, selbst für den Fall, dass Bewusstsein sich in diesem Zusammenhang sehr von dem unterscheidet, was wir auf menschlicher Ebene als Bewusstsein erleben. Erich Jantsch schrieb in *The Self-Organizing Universe*: »Wenn wir Bewusstsein als den Grad von Autonomie definieren, den ein System in den dynamischen Beziehungen mit seiner Umgebung gewinnt, dann besitzen selbst die einfachsten ... Systeme, wie z. B. chemisch dissipative Strukturen, eine primitive Form von *Bewusstsein*.« Die alles durchdringende Rolle des Bewusstseins auf jeder Organisationsebene ist als wichtige Grundlage des hier dargestellten Werkes zu postulieren.

Die weiteren Konsequenzen aus dem hieraus hervorgehenden Paradigma sind noch nicht abzuschätzen. Was Leben ist, und was es bedeutet, ein ganzer, heiler, funktionierender, gesunder, lebendiger Organismus zu sein, wird als multidimensionaler Prozess zu verstehen sein, der ein feines, dynamisches Gleichgewicht vieler Energiesysteme und Integrationsebenen bedingt. Dieser Aufzählung wären hinzuzufügen: Viele Ebenen des Bewusstseins, selbst innerhalb des physischen Organismus, denn jedes dieser Systeme »kennt« seine eigene Funktion. Diese subtileren Daseinsebenen sind darüber hinaus jedoch universell (zumindest, soweit es diese Erde betrifft), denn die beteiligten Energien sind ebenso sehr ein Teil der Existenz wie die Schwerkraft oder der Elektromagnetismus. Kein lebendes Teilchen kann sich ihnen entziehen. Damit überschreiten wir bereits den Rahmen einer rein mechanistischen Interpretation des Begriffs Leben.

Die Vorstellung von Feldern wird heute bereits jedem Schulkind nahegebracht, dem man ein Experiment zeigt, das beweist, dass sich um einen stromdurchflossenen Leiter ein magnetisches Feld bildet. Andere physikalische Feldphänomene lassen sich ebenso leicht demonstrieren, wenngleich das Aufspüren nuklearer Felder ein feineres

Instrumentarium voraussetzt. Wenn wir aber ein universelles Lebens- oder Vitalfeld postulieren – und das tun wir hier – wird es noch wesentlich schwieriger, dies auf greifbare Weise zu demonstrieren, denn es gibt noch keine wissenschaftlichen Instrumente, die in der Lage wären, das Vorhandensein eines solchen Feldes anzuzeigen. Doch »Leben« – auch wenn es vorläufig noch nicht definiert wurde – ist real, und alle Formen des Lebendigen (als offene Systeme) besitzen spezielle Charakteristika, die sie von anorganischer Materie unterscheiden. Die wichtigste dieser Eigenschaften ist die Fähigkeit, Energie (die wir Vitalität nennen) ohne ein äußeres Hilfsmittel zu ergänzen; dazu ist keine Maschine in der Lage.

Der Gedanke, dass die Erde in eine Reihe universeller Felder eingebettet ist, soll hier weitergeführt werden und sich nicht nur auf die Lebensenergie (deren Auswirkungen auf solche physisch-körperlichen Prozesse wie das Immunsystem zu messen bis heute noch nicht möglich ist), sondern auch auf Denken und Fühlen erstrecken, die wir als universelle Begleiterscheinungen des Lebens betrachten. Alle Lebewesen zeigen Unterscheidungsvermögen (Zu- und Abneigungen) und freien Willen. Das Leben ist ein Lernprozess, und der Begriff Evolution setzt ein Wachsen im angesammelten Wissen voraus.

Dieser Prozess ist im Menschen beträchtlich beschleunigt. Aber bei uns wird die Anhäufung von Wissen kritischer, denn sie zieht die praktische Nutzung des gesammelten Wissens nach sich. So wurden Selbsterkenntnis und ein Sinn für die höheren Möglichkeiten des menschlichen Geistes zu einem Muss für unser Überleben.

Aus der neuen Sicht des menschlichen Lebens, die sich allmählich entfaltet, umfassen die inneren Quellen des Menschen nicht nur seine körperlichen Aspekte, sondern auch einen Prozess zum Vitalitätsnachschub sowie ein fast unberührtes, ungenutztes Reservoir höherer Energien, die Denken und Fühlen mit dem physischen Körper harmonisieren und damit das ganze Leben bereichern können.

Welches sind solche Konsequenzen?

Wenn die Menschen immer deutlicher erkennen, dass der Körper ein Gefährt ist, das das Selbst für seine eigenen Zwecke (ob gut oder schlecht, konstruktiv oder destruktiv) benutzt, wird dieses zunehmende Selbstgewahrsein Phasen der Ruhelosigkeit auslösen wie jene, die in der heutigen Zeit über Einzelne ebenso wie über ganze Nationen hinwegrollen. Freiheit zum Selbstausdruck ist das Kriterium des modernen Lebens. Obschon manche der Resultate dieses Phänomens negativ sind, ja sogar destruktiv, zeigt es doch, dass das erwachende Selbst im Menschen bestrebt ist, komplexere Aspekte seines Wesens zu erkunden und weitere Bereiche des Erlebens kennenzulernen.

Gewisse Aspekte dieser neuen Bewegung – z. B. die ethischen Zusammenhänge jüngerer medizinischer und biochemischer Entdeckungen – sind umstritten; andere – darunter besonders jene, die mit höheren Energiefeldern zu tun haben – werden nicht allgemein akzeptiert. Sie alle sind sehr vielversprechend in Bezug auf ein wachsendes Verständnis im Menschen, aber sie bergen auch manche Gefahren. Das ganze Gebiet ist eine neue, erst noch zu erkundende Welt, in der sich nur wenige Wegweiser oder Glaubwürdigkeitskriterien anbieten. Deshalb ist Wissen von entscheidender Bedeutung, damit wir uns nicht in irrationale Überzeugungen verlaufen oder aufgrund unzureichender Indizien zweifelhafte Schlussfolgerungen akzeptieren.

Notwendig ist aus unserer Sicht eine gewissenhafte Untersuchung des Postulats, dass der Mensch ein intelligentes, bewusstes Selbst ist, das gleichzeitig auf mehreren Ebenen seiner Komplexität funktioniert – physischer, vitaler, emotionaler und mentaler – und ständig mit den universellen Energien der Natur interagiert. Darüber hinaus aber gibt es noch eine viel tiefere Ebene des Seins: Die Seele mit all ihren Charakteristika wie Intentionalität, Integration, Kreativität, Mitgefühl, Einsicht und schließlich auch spirituellem Gewahrsein.

Diese Lehre ist alles andere als neu; sie war Teil der esoterischen Tradition des Ostens wie des Westens seit zahllosen Generationen. Neu jedoch ist der Versuch, in dieser esoterischen Sicht des Menschen den gewaltigen Zuwachs zeitgenössischen Wissens zu lokalisieren und zu integrieren, um eine echte Wissenschaft vom Selbst zu entwickeln. Falls sie gelingt, kann diese Bemühung uns Perspektive, Werkzeuge und Anreiz geben, einen Quantensprung in unserem Verstehen des menschlichen Wesens und des Bereichs menschlicher Möglichkeiten zu unternehmen.

2

Über die Barriere der Sinne hinaus

Auf ihrer langen Evolutionsreise des Lebens auf diesem Planeten haben sich Formen des Lebendigen innerhalb der engen, von der Natur gesetzten Grenzen entwickelt. Wie die Raupe in ihrem Kokon, so war auch das Erleben des Menschen beschränkt auf die Reichweite seiner fünf Sinne. Als bewusster Wahrnehmender und Beobachter seiner physischen Umwelt war er sich des Vorhandenseins anderer Dimensionen der Realität, die ihn überall umgeben, weitgehend nicht gewahr. Dies gilt in besonderem Maß für den modernen Menschen.

Aber heute erkennen wir, dass die sinnlich zu erfahrende Welt weit davon entfernt ist, der einzige »reale« Erfahrungsbereich zu sein, und dass die Sinne uns lediglich Eindrücke vermitteln, die unser Gehirn und Denken gemäß ihrer eigenen, inneren Sicht interpretieren. Darüber hinaus sind die engen Grenzen der Sinneswelt in der Auflösung begriffen, seit unser Wissen sich weitete und auch die Realität der Quantenwelt und solche Informationen umfasst, die aus dem äußeren Raum auf uns einprasseln. Die Möglichkeit, unser Verstehen auf Bereiche auszudehnen, die uns aufgrund der Beschränktheit der Sinne lange Zeit verborgen waren, eröffnet uns eine sich immer weiter ausdehnende Welt – eine Welt, die alles andere als verborgen ist, da wir nun sehen, dass sie uns überall umgibt und selbst ein Teil unseres Wesens ist.

Wenn wir uns aufmachen, die Welt der subtileren Wahrnehmung zu erforschen, kommt eine Reihe von Fragen auf. Welches sind die Wahrnehmungsmechanismen der verborgenen Welt, die jenseits der

Reichweite unserer Sinne liegt? Können wir die Fähigkeit dazu entwickeln, kreativ und konstruktiv von ihr Gebrauch zu machen?

In diesem Stadium unseres Suchens und Fragens befinden wir uns noch weitgehend in der Position der Blinden im Gleichnis, von denen ein jeder versuchte, einen Elefanten zu beschreiben anhand dessen, was sie von ihm zu fassen bekamen. Ähnlich wäre es in einem Dorf mit hundert Einwohnern, von denen achtundneunzig farbenblind sind und erwartungsgemäß sehr skeptisch den Darstellungen der beiden übrigen gegenüberständen, die das ganze Spektrum der Farben des Regenbogens wahrnehmen können. Vermutlich wären sie fast sicher, dass die beiden Farbenseher Visionäre seien, Märchen erzählten oder Halluzinationen haben müssten. Wenn aber im Laufe der Zeit schließlich zwanzig Prozent der Bevölkerung lernten, das ganze Farbspektrum wahrzunehmen, könnten die Übrigen in Erwägung ziehen, die Möglichkeit einzuräumen, dass es Farben gibt, auch wenn sie diese selbst noch nicht schauten. Diese Geschichte entspricht etwa der gegenwärtigen Situation der außersinnlichen Wahrnehmung.

Es gibt viele Anzeichen, die darauf schließen lassen, dass das nächste große Abenteuer für die Menschheit im Bereich des Bewusstseins stattfinden wird, und dass ein weites Feld noch unerforschter Möglichkeiten auf uns wartet. Damit mögen zahlreiche Fragen auftauchen, die noch nicht beantwortet sind. Wo sind die Grenzen des Selbst? Wo fangen Selbst und Umwelt an beziehungsweise wo hören sie auf? Können wir zuverlässige Mechanismen entwickeln, um diese subtilen Wechselbeziehungen zu entdecken?

Wie die fünf physischen Sinne uns Zugang zu einem gewissen Bereich der physischen Realität verschaffen, erlauben uns die höheren Sinne, Elemente der übersinnlichen Welt wahrzunehmen. Zur höhersinnlichen Wahrnehmung gehört das Hellsehen (»Klar-Sehen«), worunter man im Allgemeinen die Fähigkeit versteht, das Vital- und/oder das Emotionalfeld wahrzunehmen. Da solche Wahrnehmungsmöglichkeiten bisher sowohl exotisch als auch idiosynkratisch anmuteten (da sie nur wenigen zu eigen waren), haben die Wissenschaftler und Forscher von heute noch nie den Versuch angestellt, sie auf irgendeine Weise systematisch zu erforschen oder die Mechanismen zu verstehen, die die Existenz solcher Phänomene gestatten. In einer der wissenschaftlichen Vorgehensweise verschriebenen Kultur muss eine solche Nachlässigkeit den Eindruck erwecken, als gründe sie in einem fundamentalen Vorurteil oder Missverständnis.

Wissenschaftler sagten, es liege außerhalb des Bereiches ihrer jeweiligen Disziplin, Behauptungen nachzugehen, dass es möglich sei, Zustände der Materie wahrzunehmen, die subtiler sind als der grobstofflich-physische Bereich. Aus diesem Grund machte die überaus gründliche Arbeit von J. B. Rhine – auf dem Gebiet der Telepathie und des Hellsehens – auf die wissenschaftliche Gemeinde nur wenig Eindruck. Naturwissenschaftler dagegen, die sich mit der Realität der Quantenphysik befassen, erforschen Wahrscheinlichkeiten und Unwägbarkeiten, die weit entfernt sind von den sogenannten Fakten und Gegebenheiten unserer grobstofflichen Welt und sich nur anhand ihrer Auswirkungen »beobachten« lassen. Ist es denn nicht wahrscheinlich, dass wir – wenn wir unsere Erkundungen auf die subtileren Aspekte jener Welt ausdehnen – diese Dimensionen als ebenso gesetzmäßig und dem Verstehen zugänglich vorfinden wie die komplexe und unklare Welt der Quantenphysik?

Dennoch gibt es einige Forschungsarbeiten auf diesem Gebiet, bei denen der Mensch selbst als Sensor, als Sinnesorgan eingesetzt wird, zum Beispiel bei der Praxis von Heilweisen wie »Therapeutic Touch«. Sensitive, die die Interaktion von Vitalitäts-, Emotions- und Gedankenprozessen beobachten können, heben diese Interaktionen aus dem Bereich des bloß Subjektiven heraus. Doch ihre Beobachtungen divergieren in Grad, Klarheit und Verständnis. Manche von ihnen nehmen nur das Äther- oder Lebensfeld wahr, andere sowohl das Feld als auch die ätherischen Zentren (Chakras), die ein wesentliches Element in dem Grundmuster bilden, das den Menschen – sowohl als individuelle

Persönlichkeit als auch als Angehöriger der Spezies Mensch – charakterisiert. Einige Hellsichtige sehen das Astral- oder Emotionalfeld, aber nicht das Ätherfeld. Solche Medien nehmen in der Regel die Chakras innerhalb des Emotionalfeldes nicht wahr, wenn sie nicht dazu ausgebildet oder von Natur aus sehr befähigt sind. Das mentale Feld und seine Zentren werden nur von jenen geschaut, die einen hoch entwickelten Typus spezialisierter Hellsichtigkeit besitzen.

Durchbrüche in diese Ebenen der Realität trafen bisher auf sehr viel Konfusion und Missverständnis. Die Folge war eine Flut von »medialer« Literatur sehr unterschiedlicher Qualität und Glaubwürdigkeit, deren Exponenten durchweg behaupten, genaue Informationen über die übersinnlichen Dimensionen des menschlichen Erlebens zu liefern. Leider akzeptieren viele Menschen – gelangweilt und unzufrieden mit der heutigen Welt und ihrem Verlust von Werten und Maßstäben – solche Darstellungen völlig kritiklos. Diese Enthusiasten stürzen sich oft in eigenes Experimentieren, ohne auf die Fallgruben achtzugeben, die ihnen bei ihrem Eindringen in einen neuen Erlebnisbereich ohne Vorwissen oder Vorbereitung leicht begegnen könnten. Wie das Vermögen zu gehen oder zu fliegen, müssen auch solche Fähigkeiten schrittweise entwickelt werden. Das erfordert Zeit, Geduld und viel mehr Anstrengungen als jene aufzuwenden bereit wären, die gierig nach neuen Sensationen dürsten. So wird das Interesse an der sogenannten psychischen Welt oft mehr ein Versuch, aus den Begrenztheiten des alltäglichen Lebens zu entfliehen, als ein ernst zu nehmendes Streben nach neuem Wissen.

Diese Situation ändert nichts an der Tatsache, dass viele Menschen in unserer Zeit unterschiedliche Grade paranormaler Begabung zeigen, unter anderem Hellsehen, Hellhören, Präkognition, Telepathie, Psychometrie, Rutengehen und Heilen. Allmählich sieht es so aus, als träten diese Fähigkeiten immer stärker hervor und würden eines Tages möglicherweise ein normaler Teil des menschlichen Bewusstseins. Wenn wir die bereits erläuterte Vorstellung akzeptieren – dass die Evolution ein Lernprozess ist –, wird uns klar, dass Lebewesen ständig neue Fähigkeiten entwickeln, um mit ihnen kreativ auf die Gegebenheiten ihrer Umwelt anzusprechen. Wenn dies so ist – sollten dann nicht alle Menschen beginnen, ihre Wahrnehmung auf übersinnliche Bereiche auszuweiten und die Fähigkeit entwickeln, umfassendere Dimensionen der Realität zu erkunden?

Die erste Voraussetzung für die Entwicklung höhersinnlicher Wahrnehmung ist die Anerkennung des Umstandes, dass die übersinnlichen Bereiche sich nicht wie von Zauberhand öffnen, sondern von Naturgesetzen beherrscht werden, die ebenso genau sind wie jene, die die physische Welt regieren. Wenn sie uns bekannt werden sollen, müssen wir die Bereiche der übersinnlichen Wahrnehmung genauer definieren: Die beteiligten Energien und ihre Beziehung zur physischen Gesundheit und Krankheit, die Auswirkungen des Verhaltens, die Rolle des Denkens und mentaler Bilder, von Intention und Motivation und vieles weitere mehr. Da es unterschiedliche Arten außersinnlicher Wahrnehmung gibt und alle Beobachtungen durch das Denken des Wahrnehmenden gefiltert werden, müssen wir auch die Größe des »Beobachter-Faktors« bei der hellsichtigen Forschung bestimmen und ein System von Prüfungen und Korrekturen sowie ein gemeinsames Vokabular entwickeln. Dies sind erst einige wenige der Bedingungen, die wir erfüllen müssen, wenn wir Ordnung und Zusammenhang in den ganzen Bereich bringen wollen, insbesondere soweit er sich auf unser Verständnis vom Wesen des Menschen auswirkt.

Die Medizin hat sich bisher um die Probleme des physischen Organismus gekümmert und sehr wichtige Resultate erzielt – auch wenn die Frage, wie eine Heilung stattfindet, nach wie vor ein Mysterium bleibt. Unsere Fähigkeit, mit bisher schwer zu behandelnden Krankheiten umzugehen, hat enorm zugenommen durch die Entwicklung technisch-künstlicher Sinnesorgane, die die Betrachtung des Körpers aus einer Vielzahl unterschiedlicher Perspektiven und Aspekte zulassen. Infrarot- und Flüssigkristall-Technik vermitteln uns ein Temperatur/Farb-Muster namens Thermografie, und das jüngste medizinische Instrumentarium erschließt uns mithilfe von Ultraschall und nuklearmagnetischer Resonanz weitere Dimensionen. Auf der fundamentalen Ebene des physischen Daseins gewöhnen wir uns allmählich daran, von uns selbst in Begriffen von Systemen, Prozessen und Energiemustern zu denken, statt nur die Grobstofflichkeit zu sehen.

Sensitive, die die Interaktionen vitaler Energie mit emotionalen und mentalen Prozessen beobachten können, vermögen diese Interaktionen aus dem Bereich des bloß Subjektiven herauszuheben, indem sie selbst als menschliche »Sensoren« dienen. Die Beobachtungen solcherart begabter Menschen divergieren jedoch weitgehend in Bezug auf die Zuverlässigkeit ihres Könnens, aber auch hinsichtlich der Klarheit, Genauigkeit und Anwendbarkeit auf physische Gegebenheiten. Ungeachtet dieser Probleme müssen wir weiter arbeiten, da dieses Forschungsgebiet sehr vielversprechend ist.

Vielleicht die wichtigste Schlussfolgerung, die aus einer Beschäftigung mit den Erweiterungen der physischen Wahrnehmung – die das Hellsehen ermöglicht – hervorgeht, ist die Feststellung, dass das physische Gehirn nicht der Ausgangspunkt des Bewusstseins ist, sondern vielmehr dessen Instrument. Wenn dieser Gedanke allgemein angenommen würde, zeigte er weitreichende Auswirkungen auf die Selbsteinschätzung der Menschen – und damit auf die Welt, in der wir leben.

Bis zum derzeitigen Punkt in der Menschheitsentwicklung war uns die Welt unserer fünf Sinne eine sichere und vertraute Umgebung, eine Schule zum Lernen, die die Grenzen des menschlichen Erlebens bestimmt zu haben scheint. Ohne ein Gewahrsein der Möglichkeit, eine Welt jenseits des Physischen zu erfahren, haben wir nur Ahnungen von ihren Dimensionen erhalten können, dank Vermittlung der Kunst oder der Zeugnisse von Mystikern, Heiligen und Sehern. Aber jetzt hat auch die Wissenschaft begonnen, einigen Aspekten dieser viel größeren Welt nachzuspüren. Mehr und mehr außergewöhnliche Entdeckungen werden gemacht, und man vernimmt erstaunliche Theorien über das Wesen unseres Universums. Da nun offenbar eine beträchtliche Zahl von Menschen schon gewisse Einblicke und eigene Erfahrungen in den Bereich des Übersinnlichen gewonnen hat – sollten wir dann nicht jede Anstrengung auf uns nehmen, um diese Erfahrungen ernst zu nehmen und zu untersuchen?

Wir hoffen, dass das in diesem Buch vorgelegte Material dazu beitragen wird, einige der Prinzipien näherzubringen, die die subtileren Dimensionen unserer Welt regieren – Dimensionen, die uns allen zwar nicht bewusst, aber doch gemeinsam sind. Sie sind Teil jenes größeren Ganzen, das nicht nur die physische Erde mit all ihrer zurückliegenden Geschichte und den Möglichkeiten ihrer Zukunft umfasst, sondern auch die Gedanken und Gefühle, Irrtümer und Errungenschaften, Einsichten und Intuitionen aller ihrer Bewohner.

Teil II

Die Felder und die Chakras

3

Die drei Felder des personalen Selbst

Beginnen wir mit der Untersuchung einer weiteren Frage: Welches ist die Wesensnatur unserer übersinnlichen Umgebung, und welche Wirkung zeitigt sie auf uns?

Wie in Kapitel I bemerkt, gehen wir davon aus, dass der Mensch ein Komplex interagierender Vorgänge ist, deren jeder unverzichtbar ist. Kein körperliches Erleben bleibt frei von emotionaler Regung und mentaler Deutung. Wenn wir versuchen, die Ebenen des menschlichen Erlebens zu definieren, stoßen wir auf ein Schema, das der theosophischen Ansicht nahekommt, der Mensch äußere sich im physischen Leben durch einen dreifachen Mechanismus: Das *Ätherische* oder Vitale, das *Astrale* oder Emotionale und das *Mentale*. Die Gesamtheit dieser drei Aspekte wird in der theosophischen Literatur als *Persönlichkeit* bezeichnet.

Wir wissen nur zu gut, dass diese Darstellung der menschlichen Psyche sich von dem unterscheidet, was die gegenwärtigen Richtungen in der Psychologie anbieten, aber sie ist trotzdem die Hypothese, auf der unsere Untersuchungen aufbauen.

Wenn diese drei Aspekte des menschlichen Wesens zusammen mit dem physischen Körper zu einem harmonischen Ganzen integriert werden, wird dieser zu einem vollständigen und flexiblen Instrument, durch das das Selbst sich Ausdruck verschaffen kann. Der Begriff »Selbst« bezeichnet wiederum die tiefste und dauerhafteste Essenz dessen, was jeder von uns tatsächlich ist – unser wahres Wesen.

Die Persönlichkeit entspricht weitgehend dem Begriff der *Persona*, wie er im antiken Griechenland und Rom entwickelt wurde: Eine Maske oder Gestalt, die der Schauspieler überstülpt, um die Rolle zu verdeutlichen, die er im Drama verkörpert. Im Drama des Lebens identifizieren wir, die Schauspieler, uns im Allgemeinen so gründlich mit dieser Darstellung, dass wir sie irrtümlich für das eigentliche Selbst halten. Es ist keine Übertreibung zu sagen, dass einer der größten Kämpfe für uns Menschen darin besteht, des Unterschiedes zwischen dem Selbst (das manche auch Seele nennen) und der Persona oder Persönlichkeit gewahr zu werden.

Ein weiteres, wichtiges Element dieser Sicht der menschlichen Natur bezieht sich auf das Geheimnis des Lebens und der Lebensenergien. Wir sind mittlerweile recht vertraut mit dem Begriff des physischen Körpers als einer Hierarchie interagierender Organisationssysteme, aber die weitergehende Vorstellung, dass diese Systeme durch spezifische Energiemuster charakterisiert werden, wird erst wenig verstanden. Von genau diesen Energiemustern jedoch handelt unsere Forschung, und deshalb benötigen wir ein Prinzip, das die Zusammenhänge zwischen den Energiemustern und den physisch-körperlichen Symptomen erklären kann.

Aus der hier dargelegten Sicht ist der Mensch ein System voneinander abhängiger Kraftfelder, in dem Energiemuster nicht nur zu dem bestimmten Feld gehören, sondern auch von speziellen Prozessen und Mechanismen geordnet werden. Darüber hinaus sprechen diese Energiemuster auf Veränderungen im Bewusstsein an – was uns ermöglicht, viele der störenden Probleme des menschlichen Lebens aus einer ganz anderen Perspektive zu betrachten. In der esoterischen Literatur wird der Mensch als im Besitz von sieben Bewusstseins- oder Energie-Ebenen oder Feldern dargestellt, deren jedes wiederum hierarchisch geordnet und gegliedert sei, auf eine Weise, die etwa der Unterscheidung von Kategorien wie fest, flüssig, gasförmig, molekular, atomar und subatomar in der physischen Welt vergleichbar ist.

Wir haben bereits angedeutet, dass sich unsere Untersuchung in erster Linie mit dem Ätherfeld befasst, das sich in ständigem interaktiven Austausch mit dem physischen Körper befindet. Da es aber keine Trennung zwischen physischen und psychischen Vorgängen geben kann, müssen in vielen Fällen emotionale und mentale Faktoren ebenfalls in Betracht gezogen werden.

Wir haben die theosophische Darstellung des menschlichen Wesens als Arbeitshypothese angenommen, nach der wir die hellsichtigen Beobachtungen einschätzen, die den Gegenstand unserer Forschung bilden. An dieser Stelle möchten wir unseren Gebrauch des Begriffes *Hypothese* im Sinne von »einem Vorschlag, den wir als wahr annehmen, um gewisse Fakten an ihm zu messen« definieren. Falls sich die Hypothese als sinnvolles, erklärendes Prinzip herausstellt, wird sie durch die Ergebnisse unserer Forschung bestätigt; falls nicht, wird man sie zugunsten einer besseren Hypothese modifizieren.

Da wir ständig über Felder sprechen werden, müssen wir noch einmal hervorheben, dass wir nur dann berechtigt sind, Lebensenergien, Gefühle und Gedanken im Zusammenhang eines Individuums als »Felder« zu bezeichnen, wenn wir diese für spezielle Beispiele oder Intensivierungen *universeller* Felder verstehen, an denen alles Leben teilhat. (Ein Feld lässt sich allgemein definieren als ein kontinuierlicher Zustand des Raumes.) In diesem Fall handelt es sich um eine ständige Interaktion nicht nur unter den drei Feldern, die wir mit jedem Individuum assoziieren, sondern auch zwischen diesen und den universellen Feldern, deren Teil sie sind.

Um also eine Verwirrung der Begriffe zu vermeiden, werden wir in allgemein gehaltenen Darstellungen den Begriff »Feld« gebrauchen, um damit auf den universellen Aspekt Bezug zu nehmen, und die Worte »Gefährt« oder »Körper« verwenden, um den individuellen Ausdruck des universellen Feldes zu identifizieren. Aber weil DK (Dora Kunz) es so gewohnt ist, über Felder – statt über Körper – zu sprechen, wird in vielen der folgenden Fallstudien der Begriff »allgemeines Feld« bei Beschreibungen des Ätherkörpers oder Astralkörpers im Gegensatz zum Energiefluss durch das Chakra-System erscheinen.

Die Vernetzung der drei Felder des personalen Selbst mit ihrem Gefährt, dem physischen Körper, vermittelt uns eine Vorstellung vom menschlichen Leben, das man einem bewegten, vierdimensionalen Bildteppich vergleichen könnte, dessen Kette und Schuss aus Fäden unterschiedlicher Qualitäten und Struktur gesponnen sind, und deren Muster wechseln und sich wandeln, wenn sie den Weg der Zeit kreuzen. Der Schlüssel zum Verständnis der Komplexität dieses Interaktionsvorganges liegt in dessen Dynamik, denn das Leben trägt immer die Merkmale Wachstum und Wandel. Wichtig bei einer solchen Veränderung ist, ob sie uns in Richtung Negativität, Schwäche und Krankheit führt, und ob dieses Muster verändert werden kann, hin zu Selbst-Integration, Gesundheit und Heilsein.

4

Struktur und Funktion des Ätherkörpers

Die wichtigste Funktion des Ätherkörpers ist die Übertragung von Lebensenergie oder Vitalität aus dem universellen ins individuelle Feld und damit in den physischen Körper. Er ist die erste Verbindung mit dem Meer der Lebensenergie, das alle Natur nährt und unterhält. Vitalität an sich wird im Westen nicht als eine Form von Energie erkannt; im Osten dagegen, wo sie als *Prana* bekannt ist, nahm man sie schon immer als eine universelle Kraft in der Natur wahr, die mit Atmen und Atem zu tun hat. Sie ist aktiv in Pflanzen, Tieren und Menschen.

Der Ätherkörper dient ferner als Bindeglied zwischen dem physischen Körper und dem Emotional- und Mentalkörper, obschon sie alle einander durchdringen, synchronistisch existieren und damit gemeinsam mit dem physischen Körper zeit seines Lebens das Instrument des bewussten Selbst bilden.

Auf ätherischer Ebene wird das individuelle Feld bestimmt und belebt von der Lebenskraft oder Ätherenergie, die durch seine Hauptzentren oder Chakras einströmt, die später noch im Detail beschrieben werden sollen. Gleichzeitig verarbeiten die Zentren auf emotionaler und mentaler Ebene Energien aus diesen Feldern, und diese Energien prägen und modifizieren die Ätherenergie, wenn sie durch das Netz von Bahnen und Kanälen im Ätherkörper fließt.

Es handelt sich also um einen sehr komplexen Vorgang. Der Ätherkörper vitalisiert den physischen Körper; wie sich dies aber im Detail vollzieht, ist noch nicht bekannt. Da die ätherischen Gefäße jedoch parallel zum physischen Nervensystem verlaufen, könnte eine Art Induktionswirkung vorliegen.

Etwa so, wie das ungeborene Kind im Fruchtwasser des mütterlichen Uterus schwimmt, wird der Mensch erhalten von einem Meer nährender Energien. Die Struktur der Kraftzentren oder Chakras im Äther-, Astral- und Mentalkörper bleibt zeit des individuellen Erdenlebens die gleiche, obgleich sie ständig ergänzt werden durch die Energien, die in und aus den drei entsprechenden Feldern fließen.

Jedes physische Teilchen besitzt ein ätherisches Gegenstück (deshalb der Begriff »ätherisches Doppel«), das ein genaues Abbild der physischen Gestalt ist. Das ätherische Gefährt ist so eng mit dem physischen Körper verflochten, dass die beiden nicht voneinander zu trennen sind. In gewissem Sinn lässt sich wohl sagen, dass der Ätherkörper physisch ist, da er während des ganzen Lebens nie von diesem getrennt ist und sich nach dem körperlichen Tod auflöst. Aus diesem Grund wurde das Ätherische in der esoterischen Literatur über Jahrhunderte hinweg als vierter Aggregatzustand der Materie bezeichnet; die ersten drei sind bekanntlich fest, flüssig und gasförmig. Es sei jedoch angemerkt, dass Beobachter feststellten, dass alle – flüssige, gasförmige und feste – Stoffe ihr ätherisches Gegenstück besitzen, und deshalb steht diese Kategorisierung auf schwachen Füßen.

Das ätherische Feld soll sogar in mehrere Kategorien unterteilt sein, deren dichteste mit dem Physisch-Festen assoziiert wird; andere sind subtiler. Das Ätherische ist in der Tat »materiell«, und es steht der physischen Materie sehr nahe. Aus diesem Grund nahm man bereits an, dass die Fähigkeit, das Ätherfeld vage zu sehen, etwas mit der Netzhaut des Auges zu tun haben müsse und nur eben jenseits der Schwelle zum normalen Sehvermögen liege. Falls dies zutrifft, könnte es möglich sein, eine Art von Instrument zu entwerfen, das das Ätherfeld in den Bereich des Sichtbaren zu transponieren vermag. Viele haben dies schon versucht, sind aber bisher erfolglos geblieben.

Der Ätherkörper ist nicht das einzige Gefährt der Lebenskraft oder des Prana; er stellt auch das Grundmuster dar, nach dem der physische Körper aufgebaut wird. (Zusammenhänge zwischen dem ätherischen Muster und dem genetischen Code bieten interessante Möglichkeiten, die bislang jedoch noch unerforscht geblieben sind.) Diese ätherische Matrix ist wichtig, da sie in direkter Verbindung mit dem individuellen Gesundheitszustand eines Menschen steht, denn die Qualität, Sensitivität und Spannkraft des physischen Körpers sind in unmittelbarem Zusammenhang mit Tonus und Zustand des Ätherkörpers zu sehen.

Jede Zelle des menschlichen Körpers besitzt ihre entsprechenden Äther-, Emotional- und Mental-Energien, die sie umgeben. Die Energien, die jedes Individuum umhüllen (und die »Körper« oder »Aura« bilden), schwächen sich in den Raum hinaus ab, oder – um es präziser auszudrücken – in die universellen Felder hinaus. Es ist noch viel weitere Arbeit zu leisten, um genauer zu klären, wie die drei Felder sich im Einzelnen zueinander verhalten. Wie schon erwähnt, haben wir unsere Untersuchungen bisher vor allem auf den Ätherkörper beschränkt, von nur kleinen Ausflügen in die Emotional- und Mentalfelder zu diagnostischen Zwecken abgesehen. Somit besteht alles, was bis heute zu erreichen möglich war, aus einer skizzenhaften Aufzeichnung der groben Anatomie des Ätherkörpers mit seinen Chakras.

Dem Hellsichtigen erscheint der Ätherkörper wie ein leuchtendes Geflecht feiner, heller Kraftlinien, die bei einem gesunden Menschen senkrecht von der Körperoberfläche abstehen. Die Beschaffenheit ist sehr fein oder auch gröber – ein Charakteristikum, das sich im physischen Körperbautyp widerspiegelt. Jedes Organ des Körpers besitzt sein ätherisches Gegenstück, durch das die ätherische Energie ständig zirkuliert.

Die Farbe des Ätherkörpers ist ein blasses Blaugrau oder Violettgrau, etwas leuchtend, flimmernd und vibrierend wie an heißen Tagen Hitzewellen über der Erde. In der Regel dehnt er sich fünf bis sieben Zentimeter über die Oberfläche des physischen Körpers hinaus aus und verschwindet dann allmählich in dem umgebenden Meer ätherischer Energie. Dieses Meer von Energie ist in ständiger, rascher Bewegung und umgibt den Körper, so wie die Atmosphäre den Planeten Erde umgibt.

Während der Ätherkörper an sich kein Gefährt des Bewusstseins ist, überträgt er dessen Strom ins physische Gehirn, und wenn er aus irgendeinem Grund vom physischen Körper getrennt wird, führt dies zu Störungen und Beeinträchtigungen der Gesundheit.

Es gibt ein ätherisches Gespinst feinster Struktur, das als natürliche Barriere zwischen den ätherischen und astralen Feldern dient und das Individuum davor bewahrt, verfrüht Kommunikationsverbindungen zwischen diesen beiden Ebenen zu öffnen. In manchen theosophischen Werken, besonders in der Literatur C. W. Leadbeaters, wird dieses Gespinst als sehr engmaschig beschrieben, bestehend aus einer einzigen Schicht ätherischer Atome, die die Chakras im Verlauf der Wirbelsäule voneinander trennen. Damit erweist es sich als eine Schutzeinrichtung, deren Verletzung zu ernsten Konsequenzen führt, da sie Kräften Tür und Tor öffnet, über die das Individuum keine Macht besitzt. Zu den Faktoren, die dieses Gespinst, wie es heißt, zerreißen oder schädigen können, gehören der Alkoholismus und der fortgesetzte Konsum von Narkotika und ähnlichen Substanzen.

Nun sollte man jedoch nicht meinen, dass die Existenz dieses ätherischen Gespinstes die normale Interaktion zwischen den emotionalen und ätherischen Feldern behindere. Bei einem gesunden Menschen besteht eine geordnete Beziehung und ein rhythmischer Fluss zwischen allen Energiefeldern. Wenn aber chronische Störungen auf emotionaler Ebene vorliegen – z. B. anhaltende Feindseligkeit oder Ängstlichkeit –, gerät die Energieentladung aus der Ordnung, was letzten Endes das ganze System schädigen kann. Angst und Depression – um ein weiteres Beispiel zu nennen – neigen dazu, den normalen Energiefluss zu drosseln, sodass Organe wie die Nieren in ihrer normalen Funktionsfähigkeit beeinträchtigt werden. Deshalb wirken sich Emotionen sehr bald sowohl auf den Ätherkörper als auch auf den physischen Körper aus.

Wie ein Zuwenig an Energie schädigend ist, wirkt sich auch ein Zuviel nachteilig aus. Wenn der Energiestrom zu rasch ist, kann die Energie zu schnell aufgebraucht werden, was zu einer Erschöpfung des körperlichen Energievorrates führt. Auch Spannung wird die Energiereserven angreifen, was plötzliche Auswirkungen auf der physischen Ebene zeitigen kann, etwa einen Herzinfarkt oder Nierenversagen. Energiemangel dieser Art hat eine so durchschlagende Wirkung, dass es nicht möglich ist, vorherzusagen, wo diese sich manifestieren oder welches lebenswichtige Organ davon betroffen sein wird, obgleich DK sehen kann, wo der Energieverlust geschieht.

Wenn ein gesunder Mensch sich in einer ruhigen und glücklichen Gemütsverfassung befindet, fließt die Energie gleichmäßig und ungehindert. Die Chakras können die Energie in Gesundheit wie in Krankheit von Ebene zu Ebene weiterleiten. Wenn ein Mensch also von Liebe oder Zuneigung erfüllt ist, wird diese in Gestalt eines verstärkten und ausgeglicheneren Energiezustandes in den Körper vermittelt. Wenn kein emotionaler Konflikt vorliegt, wird die ätherische Energie gestärkt und erhöht. Gewiss sind gesunde Kinder von Natur aus glücklich und spontan, und sie sprühen vor Energie. (Eine detailliertere Schilderung der Auswirkung von Veränderungen im Emotional-Feld wird in Kapitel VI folgen.)

Zusammenfassend lässt sich sagen, dass positive Emotionen für das ganze System ökonomischer sind – eine Tatsache, die wohl kaum der Hervorhebung bedarf, da sie jedem mehr oder weniger instinktiv vertraut ist. Gewiss unterstützen die Ergebnisse unserer Untersuchungen die Zielsetzung vieler Techniken, die zurzeit entwickelt werden, deren Zweck darin besteht, harmonische innere Einstellungen zu fördern und damit einen Zustand guter Gesundheit und positiver zwischenmenschlicher Beziehungen zu erreichen.

5

Die Rolle der Chakras

Die Chakras sind nicht-physische Zentren oder Organe, durch die Energien der verschiedenen Ebenen synchronisiert und auf den physischen Körper verteilt werden. Sie sind mehr oder weniger aktiv auf den astralen, mentalen und (in gewissem Maß) sogar noch höheren Ebenen, auf denen ihnen unterschiedliche Aufgaben zukommen; auf der ätherischen Ebene jedoch sind sie von entscheidender Bedeutung, da sie hier als Instrumente zur Ausrichtung von Energie in den Körper dienen.

Die Anatomie der Chakras wurde in der tantrischen Literatur Indiens und Tibets beschrieben, auch in den Werken von C. W. Leadbeater und anderen modernen Forschern, zum Beispiel von Swami Rama und Hiroshi Motoyama. DK hat über lange Zeit hinweg detailliert und eingehend die Funktionen und Eigenheiten der Chakras untersucht, besonders im Hinblick auf deren Rolle in Gesundheit und Krankheit. Die hier wiedergegebenen Beschreibungen basieren ausschließlich auf ihren Beobachtungen und werden deshalb in vielen Einzelheiten von anderen Aussagen und Quellen abweichen, wobei jedoch Übereinstimmung in Bezug auf die wesentlichen Merkmale herrscht.

Äther-, Astral- und Mentalkörper enthalten je sieben Haupt-Kraftzentren, die aufgrund ihrer Form Chakras genannt wurden. Sowohl in ihrer Gestalt als auch in ihrer Bewegungsart gleichen sie einem Rad; der zentrale Kern ähnelt einer Nabe, um die an Blütenblätter erinnernde Strukturen rotieren. Durch diesen Kern sammeln sich und zirkulieren die Energien der verschiedenen Felder, und um ihn herum wirbeln die Energien zentrifugal und pulsieren rhythmisch, sodass das Ganze aussieht wie eine Blüte, deren Blätter sich in ständiger, harmonischer Bewegung befinden – etwa so, wie man es aus Zeitraffer-Filmaufnahmen kennt. In der indischen Literatur wurden die Chakras denn auch als Lotosblüten bezeichnet, aufgrund ihrer blütenähnlichen Form, und weil sie eine zentrale Wurzel, einen Stiel, zeigen, der sie energetisch mit der Wirbelsäule und dem Nervensystem verbindet. Der Kern oder das Herz des Chakras ist ein Interaktionspunkt, an dem Energie von Feld zu Feld beziehungsweise von Ebene zu Ebene fließt. Er wird auch mit spezifischen Bewusstseins-Fähigkeiten oder -Kräften assoziiert, die mit dem einen oder anderen der übrigen Felder in Verbindung stehen, zum Beispiel mit dem emotionalen oder mentalen.

Lama Govinda, ein weithin bekannter Vertreter des tantrischen Buddhismus, hat darauf hingewiesen, dass die physiologischen Grundlagen der Lehre von den Chakras oder psychischen Zentren im buddhistischen und hinduistischen Tantra die gleichen sind, obgleich sich in beiden Systemen beträchtliche Unterschiede finden. »Der Hauptunterschied«, schreibt er, »liegt in der unterschiedlichen Behandlung der gleichen, grundlegenden Fakten … Das hinduistische System betont mehr den statischen Aspekt der Zentren und ihre Verbindungen zur elementaren Natur … so erhalten die Chakras einen ›objektiven‹ Inhalt in Form permanent festgelegter Saat-Silben … Dem buddhistischen System geht es weniger um den statisch-objektiven Aspekt der Chakras als um das, was durch sie fließt und ihre dynamischen Funktionen, das heißt um die Transformation des Stromes von kosmischen oder Natur-Energien in geistige Potenzialitäten.«[5] DKs Sicht der Chakras ist der Dynamik des buddhistischen Systems verwandt.

---

5 Lama Anagarika Govinda: *Grundlagen tibetischer Mystik*, O. W. Barth, München 1976.

Die sieben ätherischen Chakras, die einen so großen Einfluss auf die Gesundheit des physischen Körpers und des Ätherkörpers ausüben, besitzen ihre Entsprechungen auf astraler und mentaler Ebene. Wie der physische Körper, der sich ständig zersetzt und wiederaufbaut, sind auch die ätherischen, emotionalen und mentalen Felder in ständigem Wandel begriffen, wenngleich in wesentlich schnellerer Geschwindigkeit. Die Chakras sind an dieser Veränderung beteiligt.

Es ist wichtig zu erwähnen, dass die Chakras sowohl Überträger als auch Transformatoren der Energie von Feld zu Feld sind, denn ihr Mechanismus synchronisiert die emotionalen, mentalen und ätherischen Energien. Sie schalten die Energie hinauf oder hinab, bremsen oder beschleunigen sie von einem Feld zum andern, sodass die raschere Energie des Emotionalfeldes auf die langsamere Energie des Ätherfeldes einwirken kann – und umgekehrt.

Die ätherischen Chakras kann man sich am einfachsten als sehr schnell rotierende Wirbel oder Trichter vorstellen, die Energie in ihre Mitte, in ihren Kern ziehen, sammeln und über die Peripherie ihrer Blütenblätter in sich immer weiter ausdehnenden Spiralen verteilen. Der Strom einschießender Energie aus dem allgemeinen Feld fließt in die Chakras und bedingt aufgrund deren Ordnungsmuster eine wirbelnde, rotierende Bewegung. Dieser Zustrom verändert jedoch nicht die grundlegende geometrische Struktur des Chakras, denn diese bleibt konstant.

Daraus darf man aber nicht den Schluss ziehen, die Chakras seien von den Feldern irgendwie getrennt, wie man leicht meinen könnte, wenn man die eine oder andere grafische Darstellung betrachtet. Sie sind Wirbel, die die Energie innerhalb der Felder konzentrieren – wie Strudel-Gebilde aus und im Wasser sind. Deshalb zeigt sich jede wichtige Veränderung im Energiefeld sofort in den Chakras und ist dort auch am leichtesten festzustellen.

Wenn jemand beispielsweise eine längere Zeit emotional erregt ist, dann geht diese Energie durch das ganze Ätherfeld sowie das Emotionalfeld und wirkt sich deshalb auf Körperorgane wie die Nieren aus. Wenn – umgekehrt – der Körper unter großer Belastung steht, wird einiges von der durch die Chakras nach außen fließenden ätherischen Energie auf das Emotionalfeld einwirken.

Die Farben, die von Chakra zu Chakra verschieden sind, leuchten und glühen auch auf eine Weise, die ihre blütenähnliche Erscheinung noch unterstützt. Bei einem gesunden Menschen ist die Form der Chakras schön ausgeglichen, symmetrisch und organisch; alle Teile und Aspekte fließen in einem rhythmischen Muster zusammen. Ihre Bewegung ist ihrem Wesen nach ebenfalls harmonisch oder musikalisch; ihre Rhythmen wechseln je nach individuellen, konstitutionellen und Temperaments-Unterschieden.

Die Zentren sind niemals statisch, ihre Rotationsgeschwindigkeit ist rasch und je nach Gesundheitszustand und Qualität des Energieflusses variabel. Der ganze Vorgang ist mit dem Atmungsmechanismus zu vergleichen, denn die Energie wird von dem lebendigen Menschenwesen gewissermaßen eingeatmet und ausgeatmet. Sie strömt ein durch den Kern des Chakras, erreicht durch dessen Stiel die Wirbelsäule und fließt dann durch die feinen Bahnen des Ätherkörpers, die mit dem körperlichen Nervensystem verbunden sind. Schließlich kehrt sie zu den Chakras zurück und bewegt sich über die Peripherie der Blütenblätter nach außen in einem ständigen Aufnehmen und Hinausfließen. Diese Energiespiralen werden weiter und weiter, während die Energie zirkuliert, und gehen allmählich über in das ganze Feld des Ätherkörpers, um sich dann im universellen Feld aufzulösen – wie die ausgeatmete Luft wieder Teil des Ganzen der Erdatmosphäre wird.

Die ätherischen Chakras, die an der Oberfläche des Ätherkörpers liegen, unterscheiden sich sehr in Farbton, Helligkeit, Größe, Bewegungsgeschwindigkeit, Rhythmus und Beschaffenheit; manche sind feiner, andere gröber, je nach der individuellen Gegebenheit und dem Gesundheitszustand. Aus diesem Grund ist der Krankheitsprozess in den Chakras deutlich zu beobachten, da er sowohl deren harmonische Bewegung stört als auch Veränderungen in der Beschaffenheit ihres Materials nach sich zieht.

Die Chakras enthüllen durch die Variationen in den ätherischen Zentren und ihren Verbindungen zu jenen auf anderen Ebenen auch die Bewusstseinsqualität und den Grad der persönlichen Entwicklung sowie die Fähigkeiten eines Menschen. Bei einem einfachen, nicht besonders weit entwickelten Menschen sind die Chakras klein, bewegen sich langsam, sind von trüber Farbe und grober Struktur. Bei einem intelligenteren, offeneren und sensitiveren Menschen sind sie heller, von feinerer Beschaffenheit und rascherer Bewegung; und bei einem geistig Erwachten, der von seinen Gaben umfassend Gebrauch macht, werden die Chakras zu blitzenden, glänzenden Strudeln von Farben und Licht.

Die Hauptchakras des Ätherkörpers sind längs einer vertikalen Achse angeordnet. Die unteren fünf Chakras liegen parallel zum Rückenmark, ausgehend zwischen dem unteren Ende der Wirbelsäule und dem Schädel; die beiden oberen Chakras sind zwischen den Augenbrauen und am Scheitel lokalisiert. Dieses letztere Chakra, das Scheitel-Chakra, ist gewöhnlich größer als die anderen, und es ist der vorherrschende Sitz des Bewusstseins.

Bei jedem Individuum werden einige Chakras in Größe und Brillanz unterschiedlich sein, was – zusammen mit der Aktivität ihrer Verbindungen untereinander – spezielle Begabungen und Fähigkeiten anzeigt. So werden beispielsweise das Kehl- und Stirn-Chakra eines talentierten Sängers viel größer sein als im Durchschnitt, aber auch heller, leuchtender und rascher in der Rotation. In einem ganz anderen Fall ist das Solarplexus-Chakra eines Trancemediums vergrößert, aber von gröberer Beschaffenheit, mit dunkleren Farben und einigen Rhythmusstörungen und lockeren Bereichen im Kern. Bei einem Neugeborenen haben die Chakras im Allgemeinen einen Durchmesser von drei Zentimetern und sehen wie kleine harte Scheiben aus.

Jedes Zentrum weist besondere Verbindungen mit gewissen Organen des Körpers auf, aber auch mit bestimmten Bewusstseinszuständen (worauf wir später zu sprechen kommen werden). Wie Arthur Avalon jedoch in *Die Schlangenkraft*,[6] seinem Klassiker über Kundalini, schrieb, sollte man daran erinnern, dass wohl Zusammenhänge und Verbindungen bestehen, definitive Identifizierungen der Chakras mit bestimmten Körperorganen aber irreführend sein können, denn die Chakras sind subtile Vitalenergie-Zentren, die bestehen, solange der Körper am Leben ist, und bei seinem Tod verschwinden. Damit sind sie materiell, aber nicht physisch im gewöhnlichen Sinn des Wortes.

Mit diesem Vorbehalt im Sinn können wir sagen, dass unsere Untersuchungen generell ergeben haben, dass die endokrinen Drüsen mit den sieben ätherischen Chakras in Verbindung stehen. Gewiss zeigen die komplexen Beziehungen zwischen diesen Chakras sowie jene auf anderen Ebenen eine starke Ähnlichkeit mit der funktionellen, gegenseitigen Verbundenheit des endokrinen Drüsensystems. Die Interaktion aller Felder innerhalb des physischen Körpers ist ein harmonisch integriertes System, das seinen Ursprung und seine Erhaltung in den Energiemustern der Chakras des Äther-, Astral- und Mentalkörpers hat.

Die verschiedenen Chakras zeigen auch den »Schwerpunkt« eines Individuums an – den Brennpunkt seines Ichs. Wenn sich eine Person beispielsweise in erster Linie mit ihren Gefühlen identifiziert, werden Solarplexus- und Herz-Chakra aktiver und auffälliger sein als die anderen. Wenn das Stirn-Chakra besonders hell ist, zeigt es ein gewisses Maß personaler Integration an; wenn das Scheitel-Chakra besonders leuchtstark ist, gilt dies als Anzeichen für den Entwicklungsgrad des spirituellen Gewahrseins. Die Aktivitätsebene der ätherischen Chakras und der Sensitivitätsgrad ihrer Verbindungen mit den emotionalen und mentalen Entsprechungen bestimmen das individuelle Potenzial zur Entfaltung höhersinnlicher Wahrnehmung.

---

6 Arthur Avalon: Die Schlangenkraft, O. W. Barth, Bern/München/Wien 1988[5].

Der Faden des Wachbewusstseins ist verbunden mit dem Kern des Scheitel-Chakras. Im Schlaf lässt dieser Energiefluss nach, um dann im Augenblick des Erwachens erneut aktiviert zu werden. Der Lebensfaden jedoch verbindet das Herz-Chakra mit dem physischen Herzen, und diese Verbindung bleibt zeitlebens ununterbrochen. Im Augenblick des Todes zieht sich der Faden des Bewusstseins vom Scheitel-Chakra zurück und der Lebensfaden vom Herzen; damit wird die Auflösung auch aller anderen Chakras signalisiert. So werden im Tod alle Verbindungen unterbrochen. Der Ätherkörper wird zuerst vom physischen Körper befreit, dann trennt er sich von ihm und löst sich unter normalen Bedingungen binnen weniger Tage nach dem Tod auf.

Zusammenfassend lässt sich sagen, dass die Hauptfunktionen der ätherischen Chakras darin bestehen, Prana oder Vitalenergie aufzunehmen und über den Ätherkörper und damit auch in den physischen Körper zu verteilen sowie dynamische Verbindungen mit den entsprechenden Chakras im Emotional- und Mentalkörper aufrechtzuerhalten. Eine der Aufgaben der Chakras ist ferner, den Austausch, die Interaktion zwischen den verschiedenen Feldern zu koordinieren. Der Zustand des physischen Körpers wird nicht nur von der Flussgeschwindigkeit ätherischer Energie bestimmt, sondern auch vom Maß der Harmonie in seinem Rhythmus; alle Behinderungen, die die normalen Energiemuster beeinträchtigen, führen zu einem Verlust an Vitalität und damit zu Krankheit.

Wir werden nun die Hauptchakras beschreiben, wie DK sie wahrnimmt. Bezüglich farbiger Illustrationen verweisen wir auf das Buch *Die Chakras*[7], eine Darstellung der hellsichtigen Wahrnehmungen. Diese Abbildungen der Chakras auf der emotionalen Ebene, die nach Leadbeaters Angaben gemalt wurden, zeigen Struktur und Farben, so gut es bei einem so statischen Medium wie der bildlichen Darstellung möglich ist; leider aber können sie die Dynamik der Zentren und ihrer sich ständig wandelnden Farben und Rhythmen nicht wiedergeben.

7 Charles W. Leadbeater: Die Chakras, Grafing 2014

Das Scheitel-Chakra

Das oberste Chakra ist etwa sechs Zentimeter oberhalb des Scheitels lokalisiert. Seine Form ähnelt einer Untertasse und besteht aus zwölf goldenen Blütenblättern in der Mitte und einem Komplex von 960 sekundären Blütenblättern, die um die zentralen Blätter angeordnet sind; deshalb wird es im indischen Tantra als »tausendblättriger Lotos« bezeichnet. Die Blütenblätter zeigen alle Farben des Regenbogens, Violett überwiegt jedoch.

Im indischen Tantra wird dieses Chakra, das *Sahasrara*-Chakra, als »der besondere und höchste Sitz des *jiva*, der Seele«[8] bezeichnet und unterscheidet sich als solcher von den anderen Chakras, die längs der Wirbelsäule angeordnet sind. Es ist das wichtigste und zeigt sowohl die spirituelle Qualität des Individuums als auch seinen Bewusstseinszustand an. Die Größe, Farbvariante, Rotationsgeschwindigkeit, Rhythmus, Brillanz, Struktur und Elastizität, aber auch die Entwicklung der Verbindungen mit den anderen Zentren sind Faktoren, die Qualität und Charakter der ganzen Persönlichkeit und der Kraft ihrer Verbindung mit dem innersten Selbst anzeigen. Wenn der Kern des Chakras sehr strahlend leuchtet, lässt dies in der Regel darauf schließen, dass die Person Meditation praktiziert.

Die Größe des Kerns, aber auch andere Charakteristika geben Auskunft über die Fähigkeit des Individuums, sein Bewusstsein zu erweitern oder auch nur eine Kontinuität des Bewusstseins zwischen dem Wach- und dem Schlafzustand aufrechtzuerhalten, denn dieses ist das Zentrum, durch das wir im Schlaf normalerweise austreten. Wenn sein Kern jedoch übermäßig elastisch ist, kann dies den Austritt aus dem Körper zu sehr erleichtern – wie zum Beispiel bei einem Medium, das unwissentlich in Trance fällt.

---

8 Arthur Avalon: *Die Schlangenkraft*, O. W. Barth, Bern/München/Wien 1988[5].

Mit anderen Worten: Das Scheitel-Chakra ist das Zentrum, das beim Einzelnen den Entwicklungsstand des Bewusstseins anzeigt. Die religiöse Kunst des Ostens wie des Westens hat diese Qualität symbolisch dargestellt: Der Buddha wird immer mit einer Erhebung am Scheitel abgebildet, die als Zeichen von Erleuchtung verstanden wird; die Heiligenscheine goldenen Lichtes, die das Haupt Christi und der christlichen Heiligen umgeben, sind Sinnbild ihrer erwachten Spiritualität. Govinda schreibt, dass dieses Zentrum, zusammen mit den beiden Nächsten, »über die groben Elemente (*mahabhuta*) hinausgeht und höhere Dimensionen des Raumes darstellt, in denen die Qualität des Lichtes … zum psychoenergetischen Zustand von Prana verschmilzt und in den Bereich des kosmischen Bewusstseins.«[9] Aus diesem Grund wird das Scheitel-Chakra als einer höheren Ordnung als die anderen sechs Chakras zugehörig betrachtet und oft nicht zu der Reihe von Chakras des Menschen gezählt, so in Arthur Avalons Werk über Kundalini-Yoga, *The Six Centers and the Serpent Power.*

Wenn die ätherischen Verbindungen zwischen dem Scheitel-Chakra und dem Stirn-Chakra offen und aktiv sind, ist dies ein Anzeichen für ein gewisses Maß an Hellsichtigkeit und auch für die Übung in Meditation und Konzentration. Mit dem physischen Körper ist dieses Chakra hauptsächlich über die Epiphyse verbunden, es beeinflusst jedoch das ganze Gehirn.

Auf allen Stufen der Entwicklung dient das Scheitel-Chakra als Organ der Synthese.

Das Stirn-Chakra

Das Stirn-Chakra oder *Ajna*-Chakra besteht aus sechsundneunzig Blütenblättern. Es hat seinen Sitz in der Stirnmitte zwischen den Augen und steht besonders mit dem Scheitel-Chakra in Verbindung. In

9 A. a. O., S. 141.

manchen Schriften aus Tibet ist es nicht einmal eigens genannt, sondern wird als Teil des »tausendblättrigen Lotos« angesehen.

In seiner Struktur unterscheidet sich das Stirn-Chakra von den anderen Zentren, da es offenbar in zwei Segmente gegliedert ist; die eine Hälfte ist rosa und gelb gefärbt, die andere blau und purpur. (Vermutlich aufgrund dieser Eigenheit wird es in der indischen Literatur oft als Chakra mit zwei Blütenblättern beschrieben.) Dieses Zentrum steht mit der Hypophyse in Verbindung, und diese Drüse besteht interessanterweise ebenfalls aus zwei Teilen, die unterschiedliche Aufgaben erfüllen. Das Stirn-Chakra ist hauptsächlich damit beschäftigt, Ideen und Erfahrungen mit dem Organisationsvermögen zu integrieren. (Im indischen Tantra soll es die *Tattvas* von Geist und *Prakriti* (der Ursubstanz) verkörpern.) Es ist das Organ der Visualisierung und Zentrum der Wahrnehmung, das nach oben gerichtet werden kann, zu höheren Dingen, oder nach unten, auf das Weltliche; damit spiegelt es die zweifache Natur des menschlichen Geistes wider.

Wenn das ätherische Stirn-Chakra gut entwickelt ist und seine Verbindungen mit der astralen Entsprechung geöffnet und aktiv sind, dann wird Hellsichtigkeit einer höheren Stufe möglich. Ist es jedoch hauptsächlich mit dem Kehl-Chakra verbunden, gilt das als Zeichen für eine aktive Nutzung der schöpferischen Imagination.

Das Kehl-Chakra

Das Kehl-Chakra (*Vishuddha*-Chakra) befindet sich vor dem unteren Ende des Halses, ist von silbrig-blauer Farbe (in der indischen Literatur weiß) und hat sechzehn Blütenblätter. Im buddhistischen Tantra wird es mit der Qualität Raum (*akasha*), dem Substrat des Klanges und dem Medium Schwingung assoziiert. Im Allgemeinen hat es einen Durchmesser von ungefähr sechs Zentimetern, wird aber erheblich größer bei Menschen, die von ihrer Stimme viel Gebrauch machen. Es ist heller und rotiert rascher bei Sängern und jenen, die gewohnt sind, in der Öffentlichkeit zu sprechen. Auch bei Musikern und Komponisten ist es stärker entwickelt sowie bei allen, die irgendwie mit schöpferischer Arbeit beschäftigt sind, denn dieses Chakra zeigt eine Empfänglichkeit, ein Gespür für Farbe und Form, aber auch für Klang und Rhythmus an. Man könnte sagen, dass der kreative Aspekt des Selbst im Stirn-Chakra in Begriffe gefasst und von dort zum Kehl-Chakra übertragen und hier vitalisiert wird.

Das Kehl-Chakra besitzt in gewissen Zuständen erweiterten Bewusstseins Verbindungen zum Scheitel-Chakra und Stirn-Chakra und ist besonders wichtig für die Verbindungen zwischen Mental- und Äther-Feld.

Der Kontakt des Kehl-Chakras zum physischen Körper geschieht über die Schilddrüse und die Nebenschilddrüsen, die es mit Energie versorgt. Mit den Augen des Hellsichtigen betrachtet, sprechen eine klare Farbe und ein gleichmäßiger Rhythmus im ätherischen Kehl-Chakra für eine gesunde Schilddrüse.

Das Herz-Chakra

Das Herz-Zentrum (*Anahata*-Chakra) befindet sich in der Mitte zwischen den Schulterblättern. Es hat meist ungefähr sechs Zentimeter Durchmesser und besteht aus zwölf Blütenblättern von goldgelber Farbe. (Im Tantra wird seine Farbe als »rauchig« bezeichnet.) Wenn die Farbe klar und der Rhythmus gleichmäßig ist, zeigt dies ein gesundes Herz und einen vitalen physischen Körper an. Im Tantra wird dem Herz-Chakra als charakteristische Qualität Bewegung zugesprochen.

Dieses Chakra steht mit den höheren Dimensionen des Bewusstseins und mit dem eigenen Seinsgefühl in Verbindung und zeigt, wie schon oben erwähnt, eine enge Beziehung mit den zwölf goldenen Blütenblättern im Herzen des Scheitel-Chakras. Das Herz-Zentrum registriert die Qualität und Kraft der Liebe im Leben des Einzelnen. Wenn ein Mensch die persönlichen Wünsche, Begierden und Leidenschaften umgewandelt hat in ein weiteres, universelleres Mitgefühl und Liebe zu seinen Mitgeschöpfen, dann wird sein Herz der Brennpunkt von Energien, die früher im Bereich des Solarplexus konzentriert waren. In der Meditation ist der Schüler aufgerufen, sich im Herz-Zentrum zu sammeln, um dessen Verbindung mit dem Kern des Scheitel-Chakras zu festigen. Dies führt einen Zustand wahrer Ausgeglichenheit im Körper herbei, denn das Herz-Zentrum ist in Wirklichkeit der Punkt der Integration in das ganze Chakra-System und hat deshalb eine wichtige, allgemein ausgleichende Wirkung. Das Herz-Zentrum wirkt als primärer Faktor bei der spirituellen Transformation.

Im physischen Körper besteht eine Beziehung zwischen dem Herz-Chakra und der Thymus-Drüse und dadurch mit dem Immunsystem. Dieses Zentrum ist natürlich auch mit der Funktion des physischen Herzens verbunden.

Das Solarplexus-Chakra

Das Solarplexus- (*Manipura-*) Chakra liegt im Bereich des Nabels. Es hat zehn Blütenblätter und ist unter normalen Bedingungen vielfarbig, wobei Hellrot und Grün überwiegen. Fluktuationen im Rhythmus, Überaktivität und Störungen der Farbmuster dieses Zentrums zeigen einen Menschen an, der sich zu sehr mit seinen Emotionen identifiziert und seine Gefühle nicht leicht unter Kontrolle halten kann.

Dieses Chakra ist das wichtigste in Bezug auf seine Verbindung mit dem Emotionalfeld, da an diesem Punkt die Astralenergie in das Ätherfeld eintritt. Es ist auch eng verbunden mit dem Herz- und dem Kehl-Chakra.

Im Leben eines durchschnittlichen Menschen ist das Solarplexus-Chakra vermutlich das wichtigste und aktivste aller Chakras, da es sehr viel mit dem Gefühlsleben zu tun hat. Es ist aktiv bei einem Menschen mit starken Begierden und spielt eine wichtige Rolle bei der Projektion personaler Energie. Deshalb lassen Beeinträchtigungen des Verdauungssystems durch Stress oder emotionale Probleme auf eine Störung des Solarplexus-Bereiches schließen. Wie zu erwarten, gehen die physischen Verbindungen dieses Chakras in erster Linie zu den Nebennieren und der Bauchspeicheldrüse, aber auch zu Leber und Magen. Es ist das Zentrum, durch das die meisten Trance-Medien arbeiten, und es ist auch bei vielen weniger hoch entwickelten Typen von Hellsichtigkeit beteiligt.

Das Milz-Chakra

Die Beschreibungen der Chakras sind unterschiedlich, und in manchen Traditionen wird das Zentrum über der Milz als eines der sieben Hauptchakras aufgeführt, bei anderen dagegen als Nebenchakra genannt. Bei DKs Beobachtungen wird das Milz-Chakra nicht als Hauptchakra wahrgenommen, aber als eines, das dennoch eine wichtige Rolle im Chakra-System spielt.

Dieses Zentrum zeigt sechs Blütenblätter, die ein ganzes Spektrum von Farben darstellen, wobei Gelb und Rosarot vorherrschen. Seine wichtigste Funktion ist die Aufnahme von Vitalität aus dem allgemeinen Feld, ihre Modifizierung und dann die Verteilung zu den anderen Zentren. Man nimmt an, dass jede der Farben in diesem Chakra eine schwingungsmäßige Verwandtschaft zu den anderen Chakras besitzt, in dem die jeweilige Farbe dominiert (z. B. Gelb mit dem Herzen, Rosarot mit dem Solarplexus usw.), und dass dadurch die anderen Chakras kontinuierlich vitalisiert werden.

Das Milz-Zentrum befindet sich auf der linken Seite des Oberbauchs, gerade unterhalb der zehnten Rippe, und ist verbunden mit der Milz im physischen Körper. Es erscheint im Allgemeinen als strahlend und glühend. Da es der Hauptüberträger von Prana oder Lebensenergie für den physischen Körper ist, besteht seine wichtigste Aufgabe in der Fähigkeit, Vitalität aufzunehmen und zu verteilen.

Das Sakral-Chakra

Im indischen Tantra – der Quelle, aus welcher der größte Teil unseres Wissens über die Chakras stammt – heißt es, im Körper gebe es sechs Hauptchakras und dazu den »tausendblättrigen Lotos« oder *sahasrara padma*, den wir als Scheitel-Chakra bezeichnet haben. Darüber hinaus gebe es viele Nebenchakras. Nach diesem System gibt es auch ein Zentrum (das *Svadhisthana*-Chakra) in der Kreuzbein-Region, das die Sexualität beherrscht. Verbunden mit seinen sechs Blütenblättern, deren Farbe überwiegend Rot ist (weiß im tibetischen Tantra), sind sechs *vritti* oder Bewusstseinszustände: Leichtgläubigkeit, Verdacht, Hochmut, Verblendung, falsches Wissen und Unbarmherzigkeit.

Laut DK hat dieses Zentrum – wie das Milz-Chakra – wichtige Funktionen, ist aber kein Hauptchakra, das das ganze Feld in der Art beeinflusst wie die übrigen sechs. Da der Hauptgegenstand der Untersuchungen, die sie und Shafica Karagulla gemeinsam unternahmen, die medizinischen Interessensbereiche SKs waren, beschäftigte man sich nur wenig mit dem Sakral-Chakra.

Das Chakra an der Basis der Wirbelsäule

Das Wurzel-Zentrum (*Muladhara*-Chakra), das an der Basis der Wirbelsäule liegt, hat vier Blütenblätter klaren Orangerots. (Laut tantrischer Literatur ist es verbunden mit dem Element Erde, dem ebenfalls die Farbe Gelb zugeordnet wird.) Dieses Zentrum wird als die Quelle oder der Sitz des Kundalini-Feuers bezeichnet, das beim gewöhnlichen Menschen gleichsam im Schlafzustand ist. Die beiden Kanäle der Energie, *Ida* und *Pingala*, die zu beiden Seiten des Rückenmarkkanals – *Sushumna* – aufsteigen, haben ihren Ursprung in diesem Zentrum.

Um den besonderen Charakter dieses Zentrums zu verstehen, sollte man etwas über die drei Spinalkanäle sagen, wie sie aus der Sicht der indischen Tantra-Tradition betrachtet werden. Es wurde bereits erwähnt, dass die fünf Chakras, die im Rumpf lokalisiert sind, durch ihre Wurzeln im Zentralkanal der Wirbelsäule miteinander verbunden sind. Dieser Zentralkanal, die *Sushumna*, geht von der Basis der Wirbelsäule aus und reicht bis zur Medulla oblongata, dem verlängerten Rückenmark an der Gehirnbasis; er verarbeitet die einströmende Energie aus dem Ätherfeld. Die beiden anderen Kanäle, *Ida* und *Pingala*, haben ebenfalls ihren Ursprung an der Wirbelsäulen-Basis und enden an der Schädelbasis; sie werden mit dem Hinausfließen von Energie assoziiert.

Ida und *Pingala* überqueren wiederholt, hin und zurück, die *Sushumna* an den Punkten, an denen die fünf mittleren Chakras sitzen. Dieses Überkreuzen sieht aus wie ein lebendiger, vibrierender Merkurstab, das antike Symbol des Arztes und der Heilkunst, das auf eine verborgene Wahrnehmung des Musters der Gesundheit spendenden Energien hinweist.

Das Zentrum an der Basis der Wirbelsäule steht deshalb also insbesondere mit der Lebensenergie in Verbindung. Es heißt, dass es auf jenen Aspekt des Selbst anspreche, der häufig als Willen bezeichnet wird, das heißt auf die grundlegende Intentionalität des Selbst. Bei der entwickelten Person steigt diese Energie namens Kundalini auf, wird umgewandelt und verbindet sich dann mit dem Scheitel-Chakra.

Nebenchakras

Zusätzlich zu den Hauptchakras soll es noch einundzwanzig dieser untergeordneten Verteilungszentren geben. Wir werden sie nicht im Detail besprechen, obgleich es für den Interessierten hilfreich sein könnte, über ihre Existenz zu wissen. Diese Nebenzentren unterscheiden sich von den echten Hauptchakras darin, dass sie in erster Linie Konzentrations-Sammelpunkte an den Stellen sind, wo ein stärkerer Energiefluss vorliegt. Sie werden nicht mit bestimmten Drüsen assoziiert. Die einzigen Nebenzentren, die im Zusammenhang unserer Arbeit hervorzuheben sind, sind jene in den Handflächen und an den Fußsohlen, da diese wichtig in der Praxis des Heilens oder des »Therapeutic Touch« sind.

Das Chakra-System

Der Lebensprozess ist reich und verwickelt, ein dynamisches Vermischen von vielen Energien und Bewusstseinsebenen. Der physische Körper, der die letzte Verdichtung und Konsolidierung all dieser Kräfte darstellt, ist so komplex wie die Energien, die ihm Gestalt und Leben schenken. Einige Anzeichen vom Spiel dieser Energien und ihrer Auswirkung auf die physische Gesundheit und Krankheit sollen nun Gegenstand unserer Beschäftigung sein.

In der Physiologie wird anerkannt, dass die Funktionen des Körpers ein fein geordnetes und integriertes System bilden. Wenn man das Energiemuster des ganzen Ätherkörpers einschließlich seiner Chakras beobachten könnte, würde man diesen ebenfalls als ein komplexes, aber wunderbar integriertes, mathematisch koordiniertes System betrachten. Wenn wir also diese Idee der Ordnung und Integration auch auf die Chakras und ihre Energien als Teil des körperlichen

Funktionierens ausdehnen können, wäre unser Bild von dem, was ein menschliches Wesen ausmacht, viel vollständiger.

6

Der Astralkörper und die Emotionen

Der Astralkörper ist das individuelle Feld, der Bereich des *Fühlens*, und als solcher dient er als Brücke zwischen dem menschlichen Geist und dem physischen Körper. Der Begriff »astral« wurde als Bezeichnung für das Äther- oder Vitalfeld aufgrund seiner leuchtenden oder funkelnden Erscheinung erstmalig von Paracelsus im 16. Jahrhundert verwendet. Doch im Laufe der Zeit wandelten sich der Gebrauch und Sinn dieses Wortes, und inzwischen wird es mit der Ebene der Emotionen oder der von Gefühlen bestimmten Gedanken verwendet.

Wir wissen, dass es auf der physischen Ebene viele Arten von Energien gibt, die den gleichen Raum durchdringen und durchziehen, ohne einander zu stören. Es gibt elektromagnetische Wellen wie Licht- und Radiowellen, Schallwellen und viele andere. Wenn das Wort »höher« im Zusammenhang mit Wellenphänomenen gebraucht wird, bedeutet es nicht »besser« oder »feiner«; es zeigt einfach an, dass die jeweiligen Energien durch eine höhere Frequenz oder Schwingungsrate charakterisiert sind. Das ist ungefähr wie der Unterschied zwischen dem mittleren C und dem hohen C auf dem Klavier. Ähnlich sind auch die Wörter »darüber« und »darunter« im Grunde nicht angebracht als Beschreibung eines Zustandes, in dem ätherische, emotionale und mentale Felder einander an jedem Punkt durchdringen.

Jedes dieser Felder hat seine eigenen, spezifischen Eigenschaften. Zum Beispiel sind alle unsere Emotionen, Stimmungen und Eindrücke möglich, weil wir eingebettet sind in ein universelles Feld, das wir astral nennen, und dessen Zustand das *Fühlen* ist. Diese Aussage wird jene nicht überraschen, die sich mit der Vorstellung vertraut gemacht haben, dass alles Leben von einem Grad bewussten Ansprechens auf die Umwelt begleitet wird, das es dem Lebewesen ermöglicht, Informationen zu verarbeiten und damit zu wachsen und sich zu entwickeln. Solches bewusstes Ansprechen ist immer mit Gefühlen verbunden, ob sie angenehm oder schmerzlich sind, anziehend oder Furcht einflößend.

Das Astral- oder Emotionalfeld ist also tatsächlich universell. Es ist eine fluidische Welt rasch bewegter Energien, schimmernd von Farben und voll von Symbolen und Bildern, die uns mit ihrer Schönheit anrühren oder mit Angst und Furcht erfüllen, denn es kann ebenso auf falsche und negative Ideen ansprechen wie auf solche, die edel und erhebend sind. Auf jeden Fall jedoch ist das Emotionalfeld ein fester Bestandteil des menschlichen Lebens, der als das verstanden und angenommen werden muss, was er ist.

Innerhalb des universellen Feldes besitzt jede Person ihr individuelles Emotionalfeld, manchmal auch Aura oder Astralkörper genannt.[10] Wir alle schreiben die Geschichte unseres Lebens – eine Aufzeichnung von Liebe und Hass, Erfolg und Enttäuschung, Mut, Opfer und Streben – in dieses individuelle Feld der Emotionen. Da gibt es Narben vergangener Wunden, aber auch die strahlenden Aufzeichnungen erfüllter Hoffnungen. Während die individuelle Aura ein Bild alles dessen ist, was man fühlt und gefühlt hat, ist es doch ein bewegtes Bild, kein statisches, denn es reflektiert sowohl verwirklichte Potenziale als auch unerfüllte Möglichkeiten, aber auch die Dynamik des Hier und Jetzt. Menschen, die dem Tod nahe waren, bezeugen, dass in einem einzigen Augenblick ihr ganzes Leben im Rückblick vor ihren Augen ablief; das zeigt, dass unsere Vergangenheit jederzeit auf irgendeine Weise in uns gegenwärtig ist.

Das Emotionalfeld wird von Energie durchdrungen wie auch die

10 DK wird in einem weiteren Buch unterschiedliche Muster in Auren beschreiben und ihre Bedeutung besprechen. (Vgl. Dora Kunz, Die Aura, Grafing 1992)

physischen Felder, aber in diesem Fall bewegt sie sich viel rascher und wird deshalb als eine höhere Oktave von Farbigkeit und Klang wahrgenommen. Die Gestalt des individuellen Emotionalfeldes (des Astralkörpers, der Aura) hat gewisse strukturelle Merkmale, die jenen des Ätherfeldes und des physischen Körpers entsprechen. Dem hellsichtigen Blick erscheint es als eine vielfarbige Aura, die sich circa vierzig bis fünfundvierzig Zentimeter über die Oberfläche des physischen Körpers hinaus ausdehnt. Sie ähnelt einer ovalen, leuchtenden Wolke, die den Körper umgibt, als hänge oder schwebe der Mensch im Inneren einer halbdurchsichtigen Sphäre wechselnder Farben und Muster.

Diese Farben zeigen nicht nur die Qualität, sondern auch die Intensität der Gefühle an, gleich ob sie gewohnheitsmäßig oder momentan sind. Innere Konflikte können also anhand der Unterschiede von Schattierung, Reinheit und Position der Farben wahrgenommen werden. Im Laufe der Jahre hat DK gelernt, die Bedeutungsnuancen von vielen Farbtönen und Reinheitsgraden oder Mischungen mit anderen Tönen zu unterscheiden.

Die Beschaffenheit des »Astralkörpers« ist flexibel – häufig als fluidisch beschrieben – und hat die Fähigkeit, sich in beträchtlichem Maß auszudehnen. Die Peripherie ist deutlich markiert, auch wenn das Material unmerklich in das umgebende Astralfeld übergeht. Der Rhythmus der Aura ist ebenfalls von Bedeutung, da er Grad und Art der Interaktion mit Äther- und Mentalfeld anzeigt. Bei guter Gesundheit ist die Gestalt gleichförmig und wohlbegrenzt, nicht ausgefranst oder wellig an den Kanten. Der Abschnitt über dem Zwerchfell zeigt im Allgemeinen das Potenzial des Individuums an – manchmal entwickelt, manchmal nicht – und die Farben in diesem Teil der Aura sind gewöhnlich heller und weniger intensiv. Der Teil unterhalb des Zwerchfells zeigt andauernde und aktive Erlebnisse an, und hier sind die Farben gewöhnlich dunkler, die Beschaffenheit schwerer und körniger. Man kann noch nicht sagen, ob das universelle Gesetz der Schwerkraft in der Astralwelt wirkt oder nicht, aber es ist eine Tatsache, dass die schwereren oder gröberen Gefühle in den unteren Bereich des Astralfeldes zu »sinken« scheinen, während sich die höheren, expansiveren Gefühle oberhalb der Herzgegend ansiedeln.

Alle diese Charakteristika sind Anzeichen individueller Idiosynkrasien und offenbaren das Vorhandensein von Anomalien. Bei unseren Untersuchungen verwendeten wir regelmäßig eine Checkliste, mit deren Hilfe wir unsere Beobachtungen aufzeichneten. Dazu gehörten sieben Kategorien:

Qualität (Energie-Typ, Dichte der Substanz, Reinheit des Tones), *Beschaffenheit, Gestalt* (ob symmetrisch oder asymmetrisch), *Farbe* (und ihre Lokalisierung innerhalb der Aura), *Bewegung* (ob rhythmisch oder turbulent), *Beziehung* (zum Ätherkörper und Mentalkörper) und *Helligkeit*.

Das Hauptcharakteristikum der Aura ist Dynamik: Sie ist ein kaleidoskopisches Muster von Farben, deren Abstufung und Brillanz die Eigenschaften der Emotionen anzeigen. Beim durchschnittlichen Individuum wechseln sie nach Stimmung. Deshalb nehmen die Farben zu und ab, werden heller und dunkler, und die Energien, die sie erzeugen, sind in ständiger Bewegung. Ein Individuum beispielsweise, das glücklich in der Gesellschaft eines guten Freundes ist, wird ein harmonisches Muster von Farben zeigen, durchzogen von lieblichem Rosarot; in der Meditation oder im Gebet herrschen die Farben Blau und Gold vor. Zorn und Wut schlagen wie rote Blitze durch die Aura, und Trauer hüllt das ganze Feld in eine graue Wolke.

Es gibt jedoch Grundfarben, die die angeborene emotionale Verfassung oder Kapazität des Individuums charakterisieren, und diese verändern sich im Allgemeinen nur sehr langsam. Auch Emotionen, die über einen langen Zeitraum hinweg genährt werden, erweisen sich in der Aura als recht dauerhaft. Wenn sie negativ sind – wie zum Beispiel Depression oder Groll – können sie den Energiefluss beeinträchtigen, und dies hat lang anhaltende Auswirkungen auf den Zustand des Äther- und Emotionalkörpers. Angstzustände beispielsweise erscheinen als gräulich-blaue Wolken im Astralfeld, lokalisiert rund um die Körpermitte im Bereich des Solarplexus-Chakras. Dies bedingt, dass die Astralenergie nach innen zum Körper hin fließt und eine normale, freie Zirkulation durch das Emotionalfeld behindert wird. Je näher am physischen Körper die graublaue Farbe ist, desto bedenklicher ist der Grad der Verängstigung und damit auch seine Auswirkung auf die Gesundheit. Wenn diese Farbe zur Peripherie der Aura tendiert, zeigt dies an, dass das Individuum auf dem Weg ist, sich von seiner Ängstlichkeit zu befreien. Die Aktivität im Feld des Emotionalkörpers kann man vergleichen mit den wechselnden Zuständen in der Erdatmosphäre, anhand derer man mittels Wettersatelliten die Gebiete identifizieren kann, in denen Wirbelstürme wüten. Auf weitgehend gleiche Weise vermag der Hellsichtige die emotionalen Stürme wahrzunehmen, die ein Individuum beunruhigen, da sie seine Aura stören.

Die Farben im Bereich unterhalb des Zwerchfells zeigen die gewöhnlicheren, sinnlich wahrnehmbaren Gefühle an, die im alltäglichen Leben eine Rolle spielen, während die Tönungen oberhalb dieser Ebene, besonders in Bereich um den Kopf, intellektuelle und spirituelle Qualitäten anzeigen.

Wenn die Gefühle nicht unter der Kontrolle oder Führung des Selbst sind oder ethischen Prinzipien unterliegen, können sie wild und chaotisch werden. In solchen Fällen ist die Person, hauptsächlich mit ihren Emotionen, unter Umständen auf Gedeih und Verderb den Stürmen und Spannungen ausgesetzt, die zwischen Extremen wie Liebe und Hass, Freude und Kummer, Glück und Qual wechseln.

Jeder Mensch ist ständig dabei, Wellen und Strömungen emotionaler Energie zu erzeugen, durch die Art und Weise, wie er auf die Welt um sich reagiert oder anspricht. In unserer unmittelbaren Umgebung »bevölkern« wir den Raum mit unseren emotionalen Bildern, seien sie positiv, negativ oder neutral. Diese Bilder wiederum stürmen auf uns ein und ermutigen uns, die gleichen Gefühle zu wiederholen, die sie ins Leben gerufen haben. So entwickeln wir emotionale

Gewohnheitsmuster. Das Material der Astralwelt ist sehr empfänglich für Eindrücke und spricht rasch auf die Gedankenformen oder Bilder an, die wir mit unseren Gefühlen tränken. Solche Bilder können wie Schnee in der Sonne schmelzen und verschwinden, andere wiederum können dauerhafter sein und lange um uns bleiben; diese werden von Hellsichtigen häufig bei ihrem Urheber gesehen.

Wenn wir davon ausgehen, dass wir dynamische Systeme sind, die ständig Energie empfangen und ausstrahlen, dann können wir verstehen, inwiefern Menschen auf die gegenseitigen Emotionalfelder einwirken – was natürlich von der inneren Stabilität und Integration des Individuums abhängig ist. Wenn jemand sich mit seinen Emotionen identifiziert, spricht er natürlich bereitwillig auf die Emotionen anderer an. Er mag ein warmherziger, liebevoller Mensch sein, aber auch den emotionalen Störungen anderer zum Opfer fallen.

Im Laufe der Jahre hat die Menschheit eine große Menge »Smog« oder Abfälle in der emotionalen Atmosphäre produziert. Die Gewalt zum Beispiel, die in der Welt von heute so beherrschend ist, trägt ständig zu der Verseuchung unserer Lebensatmosphäre bei. Jene, deren emotionale Haltung auf derart negative Frequenzen anspricht, werden durch solche störenden Einflüsse leicht aus dem Gleichgewicht geworfen, sodass ihre Neigung zur Gewalt noch verstärkt wird. Auf der positiven Seite jedoch können wir das emotionale Klima der Welt von heute betrachten und der vielen konstruktiven Kräfte gewahr werden, die am Wirken sind. Die Sehnsucht nach Weltfrieden, das Bemühen um soziale Gerechtigkeit, das Mitgefühl für die Opfer natürlicher oder wirtschaftlicher Katastrophen, die Suche nach Wegen zur Verhütung von Krankheiten und zur Linderung des menschlichen Leides – all diese Gefühle räsonieren mit den Heilungskräften im universellen Emotionalfeld und helfen, Harmonie und Ordnung zu erzeugen.

Wir könnten also sagen, dass der Astralkörper eines jeden von uns das Ergebnis sowohl individueller emotionaler Aktivität – sei sie bewusst ausgerichtet oder nicht – als auch der Interaktion mit anderen

Energien innerhalb des allgemeinen Astralfeldes ist. Jeder steht in ständigem Austausch mit anderen Menschen und mit der Umwelt. Dieser offene Austausch ist von entscheidender Relevanz für die Gesundheit, denn selbst eine negative Umwelt braucht nicht schädigend zu sein, wenn die betroffene Person die Verbindung offen hält. Das Astralfeld – wie alles Übrige – ist universell, und deshalb gibt es darin keine wirklichen Barrieren, obwohl örtliche Gegebenheiten seinen Fluss unterstützen oder behindern können. Es gibt also in jeder Umgebung immer reinigende und energetisierende Elemente, selbst an Stätten wie Krankenhäusern und Gefängnissen, denn das Individuum kann sich über seine unmittelbaren Umstände hinweg der Ganzheit in der Natur zuwenden.

Trotzdem ziehen wir jene Elemente der Umgebung an, an die wir uns gewöhnt haben, denn Gleiches zieht Gleiches an. Bewusste emotionale Aktivität baut Interaktionsmuster auf, die – im Laufe eines Menschenlebens – die Aura des Individuums zu verändern vermögen. Die personale Aura, der Astralkörper, wird ebenfalls von der Wirkung der vielen Arten von Emotionen beeinflusst, die auf ihn einstrahlen. So übt unsere astrale Umgebung ihren subtilen, aber deutlichen Einfluss aus.

Emotional-Energie ist eine mächtige Kraft, die konstruktiv oder destruktiv sein kann, je nachdem, wie sie eingesetzt wird. Ist sie vom Selbst kontrolliert und gelenkt, kann sie zu einer wirklich schöpferischen Kraft für Wandlung und Wachstum werden. In der gegenwärtigen Phase der menschlichen Entwicklung betrachtet man sie gewöhnlich nicht unter solchen Aspekten, aber das derzeitige Interesse an Meditation vermittelt uns einen Eindruck von der Macht positiver Emotionen wie der Liebe, die die Selbsttransformation begünstigen können.

Hellsichtige, wie DK, sind fähig, die Astralaura im Detail wahrzunehmen; viele andere Sensitive vermögen die Astralwelt auf allgemeinere Weise zu erleben. Manchmal ist solche Sensitivität unkontrolliert; das kann zu Schwierigkeiten führen. Zum Beispiel vermag sich jemand so stark auf die Gefühle einer anderen Person einzustellen, dass er körperlich den Schmerz und die Not des anderen spürt.

Viele Krankenschwestern und angehende Heiler öffnen sich auf diese Weise, indem sie sich einfühlen und die Gefühle des Patienten aufnehmen. Wenn die Ursachen solcher Umstände nicht erkannt werden, verkennt man diese Menschen allzu leicht als Hypochonder, weil die physischen Symptome sich ständig verändern können. Andererseits könnten solche Fähigkeiten für einen Arzt bei der Diagnose der Ursache einer Krankheit von beträchtlichem Wert sein. So wäre eine störende Fähigkeit, die emotionale Erschöpfung bewirken kann, in ein kostbares Talent zu verwandeln, wenn man erkennt, dass sie eine Art höhersinnlicher Wahrnehmung darstellt, die unter Kontrolle zu bringen ist.

Die astralen Chakras

Im Astralkörper befinden sich sieben Hauptchakras, die jenen auf der ätherischen Ebene entsprechen. Wie die ätherischen Chakras Energien aus dem universellen Ätherfeld beziehen, so sind diese astralen Zentren offen für den großen Ozean astraler Energie, in den alle Lebewesen eingetaucht sind.

Die Astralenergie, die aus dem universellen Feld durch diese Zentren ein- und ausfließt, energetisiert und organisiert den Astralkörper, die Astralaura. Diese astralen Chakras sind in ihrer Gestalt ähnlich den ätherischen, indem sie blütenblättergleiche Strukturen darstellen, die sich um einen zentralen Kern ordnen. Wie im Ätherischen, strömt auch hier die Energie in den Kern, zirkuliert durch die Blütenblätter und fließt wieder hinaus in den Ozean der Astralenergie. Im Fall des einzelnen Menschen hängt die Qualität des Astralkörpers oder des individuellen Feldmusters von dem emotionalen Tonus und dessen Qualität ab. Es ist, als ob man durch die Interaktion mit dem universellen Feld jene bestimmten Energien absorbierte, mit denen man harmoniert, und jene ausfiltert, die einem fremd sind – wie ein Lebewesen nur solche Information verarbeitet, die es nutzen kann. So hinterlassen wir alle einen Eindruck unserer Emotionen in der Astralwelt und beeinflussen dadurch den Charakter des universellen Feldes, auch wenn dieses nur ein unendlich kleines Detail im Verhältnis zum Ganzen ausmacht.

Die astralen Chakras dienen auch als Zwischenverbindungen zu jenen auf der ätherischen Ebene; so integrieren sie die beiden Felder. Abhängig von der Entwicklung und dem Grad der Integration des Einzelnen, zeigen diese Zentren einen harmonischen, rhythmischen Energiefluss – oder, im Gegenteil, ein gestörtes, disharmonisches Muster, das auf irgendeine Art emotionaler Labilität deuten lässt. Chronischer Kummer erzeugt zum Beispiel auf emotionaler Ebene eine Störung im Solarplexus-Chakra, diese wiederum zieht eine Störung im entsprechenden Chakra auf ätherischer Ebene nach sich, die den Verdauungstrakt und die Leber unmittelbar beeinträchtigt.

Die astralen Chakras sind immer heller als jene auf ätherischer Ebene, aber zugleich ist es schwieriger, sie auch in Bezug auf solche Qualitäten wie etwa Beschaffenheit genau zu beschreiben. Wenig oder keine Variationen sind hinsichtlich der Elastizität zu beobachten, die konstant zu sein scheint. Zuweilen besteht eine gute Verbindung zwischen ätherischen und astralen Zentren, doch das mentale fällt aus der Harmonie. Wenn die Farbe Grau in einem astralen Zentrum dominiert, zeigt dies an, dass eine Blockade zwischen dem Emotional- und dem Mentalfeld besteht.

Bei der Beurteilung der astralen Chakras achtet DK – über die Feststellung hinaus, ob ein Zentrum rascher oder langsamer als die anderen rotiert – besonders auf den Grad der Harmonie zwischen den Zentren. Wenn der Astralkörper generell gestört ist, wird die Energie zu einem bestimmten Chakra fließen, gewöhnlich zum Solarplexus.

Es ist ebenfalls wichtig für die Gesundheit, dass Harmonie zwischen den astralen und den ätherischen Zentren besteht. Wenn ein gleichmäßiger, harmonischer Rhythmus zwischen den astralen und ätherischen Chakras herrscht, spricht dies für eine gute innere Verbindung, wohingegen Disharmonie und Dissonanz zu Krankheit führen können.

Ein Bruch in den Blütenblättern oder im Kern eines der astralen Zentren, der zu einem Energieverlust führt, wird dazu neigen, dieses Zentrum und die Energieversorgung des entsprechenden Körperaspektes verletzlicher zu machen; dies kann unter Umständen zu Krankheit oder irgendeiner Art ernster körperlicher Beschwerden führen.

Das Scheitel-Chakra

Im Unterschied zum Ätherkörper besitzt der Astralkörper keine sichtbaren Entsprechungen der physischen Organe, wie eine Milz oder einen Verdauungstrakt. Es gibt jedoch einen Energieaustausch. Wenn der Strom astraler Energie im Scheitel-Chakra gedämpft ist, kann man ernste mentale Störungen bis hin zu extremen mentalen Unzulänglichkeiten erwarten. Wenn andererseits die Äther- und die Astralebene einander in Farbe und Brillanz gleichkommen, ist dies ein Zeichen dafür, dass die Denkprozesse klar und lebendig sind. Die Reflexion der Epiphyse kann als eine goldene Farbe im Astralkörper erscheinen, aber ein Gegenstück zu diesem Organ gibt es eigentlich nicht.

Das Kehl-Chakra

Dieses Zentrum steht besonders in Verbindung mit Rhythmus und Klang. Bei jenen, die hellhörend sind oder sensitiv für solche Töne, die normalerweise für das physische Ohr unhörbar sind, werden die Blütenblätter dieses Zentrums größer und leuchtkräftiger sein als im Durchschnitt. Bei der Diagnose ist bei diesem Zentrum als Hauptfaktor sein Grad an Harmonie mit dem ätherischen Chakra zu beachten.

Das Herz-Chakra

Bei Personen, die regelmäßig meditieren, ist das Herz-Zentrum größer als gewöhnlich, denn es dehnt sich leicht aus. Es neigt auch dazu, leuchtkräftiger zu sein, und seine rhythmische Bewegung beschleunigt sich. Die Verbindungen mit den höheren Bewusstseinsebenen, wie sie in Kapitel VII beschrieben wurden, sind auch offensichtlicher.

Das Solarplexus-Chakra

Dieses ist bei den meisten Menschen das aktivste Zentrum der Emotional-Energie. Es bildet die Brücke zwischen den Emotionen und dem Physisch/Ätherischen; seine engste Verbindung im Körperlichen besteht zum Magen und dem ganzen Magen-Darm-Trakt. DK vermutet, dass das astrale Solarplexus-Chakra als Puffer zwischen der Aufnahme von Astralenergie und deren Verteilung über den Körper wirkt.

Die Farben dieses Chakras sind variabel: Bei einer integrierten Person zeigt Grün Ausgeglichenheit an, eine etwas andere Tönung bezieht sich auf Mitgefühl oder Anpassungsfähigkeit; eine Mischung aus Gelb und Grün zeigt Interesse an der Verwirklichung von Ideen im äußeren, physischen Bereich. Erfinder und Designer zeigen häufig diese Farbenkombination. Es gibt auch eine ganz andere Schattierung von unansehnlichem Gelblichgrün, das auf Eifersucht hinweist, während ein Gelb/Grau-Gemisch Frustration im Bereich der Arbeit bedeutet.

Das Chakra an der Basis der Wirbelsäule

Dieses Zentrum steht in enger Verbindung mit dem Scheitel-Chakra und wird deshalb mit der spirituellen Entwicklung des Einzelnen assoziiert. Bei weitgehender Integration zwischen diesen beiden Zentren steigt die Energie vom Wurzel-Chakra ohne Behinderung oder Störung auf, besonders in den Emotional- und Mentalfeldern.

Astrale Wirbelsäule und Gehirn

Die Astralenergie fließt normalerweise über das Solarplexus-Chakra in das individuelle Feld und bewegt sich dann in eine von zwei Richtungen, was davon abhängig ist, ob sie bei ihrem Fluss längs der astralen »Wirbelsäule«, in der die Chakras ihre Wurzeln haben, auf ein Hindernis stößt oder nicht. Im normalen, gesunden Zustand fließt die Astralenergie aufwärts zum Kopf hin, aber wenn dieser Weg blockiert ist, wendet sie sich um, fließt nach unten und verstärkt die sexuelle Aktivität. Zugleich wird es zu einer Verminderung der Astralenergie im Gehirn kommen, die zu einer Störung in der Ausgeglichenheit der Kontrolle führt.

Die astrale Wirbelsäulenenergie steigt – wie ihr ätherisches Pendant – vom Chakra an der Basis der Wirbelsäule auf und fließt in drei Strömen, die *Ida*, *Pingala* und *Sushumna* entsprechen, nach oben zur Medulla oblongata. DK hat diese folgendermaßen beschrieben: Der Strom auf der rechten Seite der astralen Wirbelsäule steigt auf von der rechten Seite des Kerns des Chakras an der Basis der Wirbelsäule und fließt nach oben an den Hinterkopf wie ein Strom von annähernd einem Zentimeter Breite. Seine Farbe ist Blassblau (seine ätherische Entsprechung dagegen Blaugrün). Der Strom auf der linken Seite der Wirbelsäule dupliziert den auf der rechten, aber seine Farbe ist Rosa (während der ätherische von dunklerem Gelbrot ist). Die Energie, die durch den zentralen Teil der astralen Wirbelsäule fließt, steigt aus der zentralen Mitte des Basis-Chakras auf, bewegt sich nach oben und gabelt sich im Bereich der *Medulla oblongata*. Die beiden Zweige überkreuzen sich; die Energie des rechten geht in die linke Hirnhälfte, und jene von der linken Seite in die rechte Hemisphäre. Dieser zentrale Wirbelsäulenstrom ist heller als die beiden anderen Ströme, opalisierend und vielfarbig, mit sehr viel Gelb und Orange. Wenn er sehr hell ist und die Farbe Gelb vorherrscht, lässt dies auf einen gesunden Zustand schließen.

In Bezug auf das Gehirn ist die Energie auf astraler Ebene anders strukturiert als die ätherische, und es scheint eine Verbindung zwischen dem Kleinhirn, der Epiphyse und dem Scheitel-Chakra zu geben. Normalerweise befindet sich auf astraler Ebene eine ungeheure Energie-Menge im Gehirn.

Dem Leser wird ohne Zweifel auffallen, dass wir nicht die Funktion aller astralen Chakras beschrieben haben. Das hängt damit zusammen, dass unsere Forschungen sich auf die Gebiete des Körpers beschränkten, die mit bestimmten Chakras zusammenhängen, die wir oben nannten. Es gibt andere, die wir nicht beschrieben haben.

7

Höhere Dimensionen des Bewusstseins

Der dritte Aspekt, die dritte Facette des personalen Selbst, ist das Instrument, durch das der menschliche Geist Ausdruck findet; in der theosophischen und esoterischen Literatur wird es traditionell als Mentalkörper bezeichnet. Wie die emotionale oder astrale Ebene eine höhere Frequenz, einen subtileren Zustand der Materialität besitzt als das Ätherische, so ist die mentale noch feinstofflicher und rascher schwingend als das Astrale. Man sollte jedoch im Sinn behalten, dass das Mentalfeld sowohl das astrale als auch das ätherische in jedem Punkt durchdringt. Der Mentalkörper gleicht diesen Körperlichkeiten also auch in seiner Struktur. Die mentale Dimension befindet sich zeitlebens in ständigem Austausch mit den anderen Aspekten der Persönlichkeit, und ihre Energie durchzieht jedes Erlebnis, auch wenn wir nicht intellektuell aktiv sind oder auch nur bewusst denken.

Die Energie, die aus dem unerschöpflichen Reservoir des universellen Mentalfeldes in die mentalen Chakras fließt, zirkuliert durch das mentale Chakra-System weitgehend auf die gleiche Weise, wie wir sie von der astralen und ätherischen Ebene bereits kennen. Aber der Verstand des Menschen ist komplexer als das Fühlen. Er besitzt zwei Hauptaspekte oder -funktionen, die seine Subtilität, Originalität und begriffliche Kraft überhaupt erst ermöglichen – aber er kann uns auch zu falschen Schlussfolgerungen und Selbsttäuschungen verleiten. Aufgrund seiner facettenreichen Wesensart können die Gewohnheiten und Denkmuster auf den Krankheitsprozess nachteilig Einfluss nehmen; es vermag aber auch eine mächtige Kraft für Gesundheit, Wachstum und Wandlung zu sein.

Auf der Ebene des alltäglichen Erlebens ist der menschliche Verstand das Instrument, das den Strom von Sinneseindrücken integriert und interpretiert, der von allen Seiten auf uns einfließt. Alle diese Informationen werden verarbeitet, bewertet und in Beziehung zu unserem Verhalten gesetzt. Dieser Aspekt der Denkaktivität macht den gesunden Menschenverstand möglich, den wir alle für die Geschäfte des täglichen Lebens brauchen und der die Beziehungen zwischen Dingen, Menschen und Geschehnissen wahrnimmt und diesen Phänomenen ihren Zusammenhang und Sinn verleiht.

Das begriffliche oder abstrakte Denken arbeitet mit Sinneinheiten höherer Ordnung: Ideen, die Geschehnissen ihre Bedeutung geben; Maßeinheiten, die den Variablen des Lebens zugrunde liegen; Struktur, Proportion, Ausgeglichenheit, Harmonie, Ordnung und Gesetzmäßigkeit der Natur; Beziehungen zwischen menschlichem Leben und der Erde, aber auch zwischen Individuum und Menschheit. Diese Dimension des Mentalen ist ein universelles menschliches Attribut, auch wenn es nicht in jedem von uns in gleichem Maß entwickelt scheint.

Der menschliche Mentalkörper ist ein Ovoid wie der Astralkörper, aber beträchtlich größer und weniger verdichtet. Seine Farben und Qualität sind gute Indikatoren der Interessen und mentalen Kräfte des Individuums – ob latent oder aktiv – denn manchmal gelangen die Fähigkeiten, mit denen wir geboren werden, nicht im Laufe unseres Erdenlebens zur Reife. Alles dies zeigt sich im Mentalkörper, während die astrale Aura genau das Gefühlsleben widerspiegelt.

Weil Mental- und Emotionalfeld so eng miteinander verbunden sind, wird das Denken von Emotion gefärbt, wie auch die Gefühle vom Denken bedingt werden. Dies ist ein universelles Merkmal; wenn es aber unausgeglichen oder außer Kontrolle ist, kann dieser Zustand pathologisch werden. Wird das Denken nicht von emotionalen Belastungen behindert, ist es ein feines und flexibles Instrument zur Integration und Aufnahme aller Ebenen des persönlichen Erlebens: mental, emotional und physisch.

Das physische Gehirn arbeitet weitgehend wie ein Supercomputer; es registriert, speichert und erinnert, was der menschliche Geist entdeckt oder hervorbringt. Das Bild vom Verhältnis Denken/Gehirn, das aus unseren Untersuchungen hervorgeht, unterscheidet sich sehr von dem, das vom größten Teil unserer heutigen psychophysiologischen Theorien unterstützt wird. Die Sinn-Gewinnung und die Erlebnis-Interpretation betrachten wir als von einer tieferen Ebene des Selbst herrührend – und das ist alles andere als ein Produkt der Gehirnaktivität.

Solche Einsichten werden sodann rational vom Denken entwickelt und mit anderem Wissen in Beziehung gesetzt, während das Gehirn als Instrument oder physischer Partner des menschlichen Geistes die Information registriert. Das Denken ist nur für seinen physischen Ausdruck vom Gehirn abhängig, aber es übersteigt zugleich dessen Mechanismus und kann seine Mängel in gewissem Maß kompensieren.

Der Mentalkörper dehnt sich etwa neunzig Zentimeter über die Peripherie des physischen Körpers hinaus aus und durchdringt sowohl den Äther- als auch den Astralleib. Das Individuum, das sein »Ich« eher im Sinne seiner Gedanken als seiner Gefühle wahrnimmt, hat gewöhnlich einen Mentalkörper, der heller, vitaler und von feinerer Beschaffenheit ist als im Durchschnitt. Wenn ein solcher Mensch von seinem Denken Gebrauch macht, fließt die Energie leicht durch die mentalen Chakras ein und aus, und der ganze Mentalkörper wird lebendiger und leuchtender.

Die Geschwindigkeit, mit der die Energie sich durch die Chakras bewegt, die Leuchtkraft der Farben, der Rhythmus und der Helligkeitsgrad der verschiedenen Chakras – sie alle zeigen die Qualität des Mentalkörpers und jener Bereiche an, die besonders gut entwickelt sind.

Wenn eine harmonische Beziehung von der mentalen Ebene über die emotionale zur ätherischen besteht, zeigt sich der Energiefluss durch die Chakras rhythmisch und unbehindert. Leider sind die meisten Menschenwesen von Zeit zu Zeit mentalen oder emotionalen Stürmen und Belastungen ausgesetzt, und diese zeigen ihre Auswirkungen im Ätherkörper und im physischen Körper.

Die Energien auf der Mentalebene werden mit rascherer Geschwindigkeit und viel leichter entladen als die niedereren Energien. Wenn Energie aktiv ein- und ausfließt, erhellt dies das Feld um das Individuum regelrecht und beeinflusst seine Umgebung direkt proportional zu der Kraft seiner Gedanken. So beeinflussen Ideen, die mit mentaler Kraft geladen sind, andere Individuen stark. Hier könnte ein direkter Zusammenhang mit der Wahrheit der Ideen an sich bestehen: Große Ideen halten sich über die Jahrhunderte und Geschichte hinweg und tragen zum Wachstum der menschlichen Kultur bei; irrige Vorstellungen können große Gruppen von Menschen dominieren, wenn sie mit großer Kraft und Überzeugung ausgestrahlt werden – wie es sich zum Beispiel im Deutschland des Nationalsozialismus erwies.

Die transformative Kraft des von Überzeugung gestärkten Denkens ist wohlbekannt. Die religiöse Bekehrung ist hier ein Beispiel. Auf einer elementareren Ebene ergibt sich die Fähigkeit, kraft des Denkens mit lange bestehenden Gewohnheitsmustern – zum Beispiel dem Rauchen – zu brechen und Verhaltensformen zu wandeln. Wir glauben heute nicht mehr an den Satz: »Ich denke, also bin ich«, aber wir erkennen den starken Einfluss dessen, was wir denken – sei es als Individuum, Mitglieder von Organisationen oder Bürger eines Staates. Tatsächlich sind nationale Zielsetzungen und Charakteristika weitgehend abhängig von der Art, wie ein Volk über sich selbst denkt.

Wie werden solche weit verbreiteten Ideen vermittelt? Zum Teil erreichen sie ihre Wirkung durch schriftlich dargelegte Argumentation und Rede, in größerem Maß aber durch eine vielen Menschen gemeinsame Vision oder Weltanschauung, die auf einem starken mentalen

Bild beruht. Solche mentalen Bilder wurden unter dem Begriff Gedankenformen bekannt. Die Verbreitung von Ideen wird erzielt durch die Fähigkeit des menschlichen Geistes, im mentalen Bereich ein mächtiges und wohldefiniertes Bild zu konstruieren und es dann mit Klarheit und Intensität auf sein Ziel zu projizieren. Diese Fähigkeit, Gedanken klar auszurichten, ist ein wichtiger Faktor, bei erfolgreicher Lehrtätigkeit ebenso wie im politischen Leben. Das Vermögen, starke Gedankenformen zu bilden, kann aber auch negativ auf uns zurückwirken, denn wenn sie zu starr werden, können die Vorstellungen uns wie Gefängnismauern unseres eigenen Denkens umgeben, es begrenzen und so das Einfließen von neuen Ideen und frischer mentaler Energie verhindern. Dann werden wir zu Ideologen oder Fanatikern, die alles ablehnen – außer ihren eigenen Interpretationen der Wahrheit.

Einige Hellsichtige sind imstande, Gedankenformen im Mentalkörper eines Menschen wahrzunehmen. Eine Diskussion mit der inzwischen verstorbenen Phoebe Payne Bendit, die als kompetente und ausgebildete Hellsichtige anerkannt war, half, diesen Punkt zu klären. Sie erzählte den Fall eines Mannes, der zu ihr kam und klagte, von mehreren großen Musikern besessen zu sein, was auch andere Hellsichtige bestätigt hätten. Als Phoebe Bendit ihn genau betrachtete, stellte sie fest, dass diese Gestalten ganz und gar nicht jene längst verstorbenen Musiker waren, sondern eher die Manifestationen des Wunschdenkens des Mannes, der sein Denken mit seinen eigenen Hoffnungen und tiefsten Wünschen befrachtet hatte. Sie warnte seine Angehörigen, dass er auf eine schwere mentale Krankheit zusteuere, die sich leider wenige Monate später materialisierte. Der Patient wurde als paranoider Schizophrener diagnostiziert und in eine psychiatrische Klinik eingewiesen.

Als Phoebe Bendit gefragt wurde, wie sie die Gedankenformen des Mannes von einer echten astralen Wesenheit unterscheide, antwortete sie: »Wie würdest du zwischen einer lebendigen Person und einer

Statue unterscheiden? Ist nicht die eine offenkundig lebendig und die andere nicht? Die gleichen Wahrheiten gelten auch auf astraler und mentaler Ebene. Eine wirkliche Person, auch wenn sie tot ist, hat etwas Vitales an sich; sie bewegt und verändert sich und spricht an auf das, was um sie herum geschieht. Eine Gedankenform dagegen ist leblos und statisch, und ihre Energie kommt aus dem Astral- und Mentalfeld des Individuums, das sie beherbergt.«

Der große Vorteil einer solchen Fähigkeit, Gedankenformen zu sehen, besteht darin, dass wir dessen gewahr werden, was wir selbst erzeugen, und es so in konstruktivere Bilder umwandeln können. Aber selbst wenn wir sie nicht hellsichtig zu schauen vermögen, beginnen wir – sobald wir erkennen, dass unsere Gedanken andere direkt beeinflussen und durch unsere Emotionen noch verstärkt werden – eine gewisse Verantwortlichkeit auch für unser Denken zu spüren, die wir bisher nur auf unser Tun bezogen haben. So gelangen wir in der Tat an den Punkt, an dem wir anerkennen, dass Gedanken in gewisser Hinsicht wirklich Taten sind und unser Verhalten beeinflussen.

Die Wirkung von Visualisierung

Die Fähigkeit, von unserem Denken konstruktiv Gebrauch zu machen, um gute Gesundheit und persönliche Transformation zu erreichen, ist Thema von buchstäblich Hunderten von Büchern, die dem Publikum zurzeit angeboten werden. In den meisten werden Methoden empfohlen, die auch mit einem gewissen Maß an Erfolg benutzt werden können, denn die bloße Überzeugung, persönliche Veränderung und Wachstum bewirken zu können, ist genug, um den Prozess in Gang zu setzen. Aufgrund des Interesses an unterschiedlichen Techniken, die Visualisierung und verschiedene Formen von Entspannung und/oder Meditation einsetzen, führten wir eine Befragung durch, um zu ermitteln, wie Studenten manche dieser Techniken nutzen.

Wir fanden heraus, dass nur wenige Mitglieder der Gruppe, mit der wir uns beschäftigten, gar keine Fähigkeit besaßen, sich ein mentales Bild vorzustellen. Wenn sie die Augen schlossen, nahmen sie nichts weiter als Leere und Dunkelheit wahr. Die meisten der Studenten jedoch waren imstande, vor ihrem inneren Auge den Gegenstand zu halten, den sie sich vorstellen sollten, zum Beispiel das Antlitz eines Freundes oder eine einfache, farbige geometrische Figur. Wenn man sie fragte, wie sie dieses mentale Bild wahrnähmen, antworteten die meisten, dass sie das Objekt in einem Abstand von circa zwanzig Zentimetern vor ihren Augen visualisierten, als läsen sie in einem Buch. Andere berichteten, sie visualisierten den Gegenstand innerhalb ihres Kopfes (gewöhnlich in den vorderen Abschnitten des Gehirns), während einige wenige sagten, sie sähen es im Hinterkopf. Es gab auch eine sehr kleine Gruppe von Menschen, die meinten, nicht nur an den Gegenstand denken, sondern ihn auch als Bild wahrnehmen zu können, das vor ihren Augen ohne spezielle Lokalisierung aufblitze.

In den meisten Fällen blieb das mentale Bild, das aufgebaut wurde, statisch. Obwohl das Festhalten eines solchen Bildes möglicherweise eine hervorragende Übung in mentaler Konzentration ist, wird es wenig Wirkung auf Mental-, Astral- und Ätherfeld haben, solange es nicht energetisiert und dynamisch wird. Wenn jemand zum Beispiel emotional erregt ist und aufgefordert wird, sich eine grüne Scheibe über dem Solarplexus-Bereich vorzustellen, die ihm zur Beruhigung verhelfen soll, muss diese als ein grünes Licht wahrgenommen werden, das in seinen Solarplexus fließt und von hier aus den ganzen Bauchraum harmonisiert. Mit anderen Worten: Wenn die Gedankenform eine Wirkung zeitigen soll, muss sie ihre Dynamik aufrechterhalten.

Bei einem anderen Experiment wurde DK gebeten, die Wirkung auf VPNs (Viola Petitt Neals) Kehl-Chakra zu beobachten, während diese bestimmte geometrische Formen und Farben betrachtete. DK erfuhr nicht, um welche Symbole es sich jeweils handelte, sondern sollte nur deren Wirkung auf dieses Chakra beobachten.

Zuerst visualisierte VPN ein tief blauviolettes, diamantförmiges Muster, einige Zentimeter groß und vor dem Kehl-Chakra lokalisiert. DK meldete keine Wirkung. Das zweite visualisierte Symbol war ein goldenes, diamantförmiges Objekt. DK meldete, dass das Bild das Kehl-Chakra ganz leicht beschleunige, aber die Wirkung sei deutlicher auf astraler Ebene als auf der ätherischen festzustellen, auf der das Symbol den Kern des Zentrums nicht zu treffen schien. Als ein silberblauer Diamant visualisiert wurde, beeinflusste dieser ebenfalls das astrale Chakra, aber nicht das ätherische. Daraus kann man wohl schließen, dass eine Visualisierung, die eine rein mentale Übung bleibt, die Chakras nicht beeinflusst. Andererseits sprechen diese auf die Visualisierung eines Symbols an, das eine Wichtigkeit oder innere Bedeutung für den Übenden hat, wie der wirkungsvolle Gebrauch von Visualisierungen bei Patienten zeigt.

Die mentalen Chakras

Die Chakras im Mentalkörper entsprechen jenen auf astraler und ätherischer Ebene; sie verarbeiten Energie und wirken als Vermittler beim Austausch mit dem universellen Mentalfeld.

Jedes mentale Chakra ist auch eng verbunden mit seinem höher frequenten Pendant auf intuitionaler (buddhischer) Ebene. Alle zusammen bilden ein eng integriertes System, das man sich als ein vierdimensionales Gitter vorstellen könnte, in dem sich die Energien lateral durch jedes Chakra-System und auch vertikal zwischen den verschiedenen Ebenen bewegen. Die Energie auf der Mentalebene fließt rascher und mit einer höheren Frequenz als auf der Emotionalebene – so wie die emotionale höher ist als die ätherische.

Die Energie des Mentalfeldes wird heruntertransformiert, wenn sie durch die Chakras fließt, und kann auf diese Weise eine direkte Wirkung auf den physischen Körper haben, wenn sie nicht – was manchmal der Fall ist – auf emotionaler Ebene blockiert wird.

Die Frequenz der Energie, die in die Chakras fließt, hängt ab von der mentalen Entwicklung des Individuums. Wenn eine Störung in einem der mentalen Zentren besteht, wird sie weitergeleitet auf die emotionale und ätherische Ebene; aber es geschieht häufiger, dass die Störung auf astraler Ebene vorliegt. Eine astrale Störung wird nicht nur das ätherische Chakra beeinträchtigen, sondern auch die Energie behindern, die von der mentalen Ebene hereinkommt. Der ganze Prozess ist sehr komplex.

Wenn eine harmonische Beziehung zwischen den verschiedenen Aspekten der Persönlichkeit herrscht, fließt die Energie rhythmisch und frei von Ebene zu Ebene. Leider ist eine solche Ausgeglichenheit recht selten, da der Mensch die Harmonie auf vielfältige Weise unterbricht: Durch Stress, Ängstlichkeit, starres Denken und emotionale Stürme, um nur einige wenige zu nennen. Wenn solche Umstände andauern, wird der physische Körper schließlich nachteilig beeinflusst.

Wie bei den astralen Chakras, zeigen auch hier die Geschwindigkeit (mit der die Energie durch die Wirbel ein- und ausströmt), die Leuchtkraft der Farben, der Rhythmus und die Helligkeit der verschiedenen Zentren alle die Qualität und Kraft des mentalen Aspektes sowie die Bereiche spezieller Entwicklung oder Befähigung an.

Der Kausalkörper

Obwohl der Kausalkörper nicht Gegenstand unserer Untersuchungen war, konnte DK es nicht vermeiden, gelegentlich auf ihn zu sprechen zu kommen, da die fundamentale Wirklichkeit in jedem Menschen das ist, was wir als Selbst bezeichnen, das auch als Seele oder Geist bekannt ist. Die höchste Hülle des Selbst, auch als *buddhi* bezeichnet (Einsicht, Weisheit, »klares Sehen« oder *prajna*), wird »kausal« genannt, weil sie – so die Esoterik – die fundamentale Intentionalität des Selbst zu *sein* in sich trägt, und diese ist letztlich die Ursache unserer Existenz.

Gleichgültig, bei welchem Namen wir sie nennen, ist diese wirkliche, beständige Dimension des wahren Seins in jedem von uns; sie ist das, was über alle Veränderungen und Widrigkeiten des Lebens hinweg fortdauert und diesem Sinn und Kontinuität verleiht.

Diese spirituelle Dimension ist die Quelle von allem Guten in uns und kann einen sehr starken Einfluss in Richtung Wachstum und Selbsttransformation ausüben. Nach der Reinkarnationslehre markieren jene Früchte der Erfahrung, die wir in fortdauernde Eigenschaften verwandelt haben, das Wachstum oder die Evolution des individuellen Selbst. Sie werden von Leben zu Leben innerhalb des Kausalkörpers bewahrt, der so zu einer Sammlung der höchsten Qualitäten des Selbst wird: Einsicht, Intuition oder direktes Wissen, Kreativität, Zielgerichtetheit, Streben nach Gott und dem Guten und die reinsten Formen von Liebe und Mitgefühl. Man kann es als das wahre Gefäß des Selbstgewahrseins bezeichnen, und darunter verstehen wir universelles Bewusstsein, das sich im individuellen Selbst sammelt.

Hellsichtig betrachtet, ist der Kausalkörper blass und ätherartig, mit Farben, die wie in einer Seifenblase schillern und irisieren. Von den Griechen wurde er *augoeides* genannt, die leuchtende Ausstrahlung des geistigen Selbst, von der das inkarnierte Leben nur ein Schatten ist. Aber er wird auch »kausal« genannt, weil in ihm die Früchte unserer langen Bemühungen und Kämpfe und Opfer für das Wachsen im Verstehen gesammelt sind; in diesen liegen die wahren Ursachen für das, was wir hier und jetzt sind – die Saat unserer Qualitäten in Kopf und Herz. Auf dieser Ebene ist das Selbst nicht begrenzt durch die gewöhnlichen Barrieren von Zeit, Raum und Kausalität, sondern imstande, die Universalität des Lebens zu erfahren und Sinnzusammenhänge wahrzunehmen, die uns während des physischen Daseins so oft verborgen sind.

Der Kausalkörper löst sich nach dem Tod nicht auf – wie es der Astral- und der Mentalkörper am Ende tun – sondern besteht weiter von Leben zu Leben. In Tibet sagt man, Tulkus oder »Inkarnationen« seien Heilige oder Lehrer, die wieder und wieder geboren werden und immer den Zugang behalten zu den gleichen Erinnerungen und Fähigkeiten, die sie schon früher besaßen. Obwohl solche Fälle selten sind, gibt es innerhalb der kausalen Dimension die Quintessenz aller irdischen Erlebnisse, und weil sie immer gegenwärtig ist, ist diese Aufzeichnung erreichbar für den, der die Fähigkeit hat, sie wahrzunehmen.

Im Falle einiger unserer Patienten war es offensichtlich für DK, dass die Probleme, auf die sie stieß, in Ebenen wurzelten, die jenseits der physischen, der emotionalen oder gar der mentalen liegen, deshalb suchte sie tiefer nach deren Ursache, in der kausalen Dimension.

Teil III

Hellsehen als diagnostische Methode

8

Die Grundlage hellsichtiger Untersuchungen

Die bisher zugänglichen Ergebnisse hellsichtiger Forschungen dieses Jahrhunderts sind mager, und was wir haben, sind zumeist die Früchte persönlicher Initiativen, bei denen nicht viel Augenmerk auf die Notwendigkeit wissenschaftlicher Verifizierung gerichtet wurde. Obwohl einiges an Literatur über hellsichtige Untersuchungen zur Verfügung steht, ist diese also nicht von der Art, dass sie die Aufmerksamkeit der Wissenschaft auf sich ziehen könnte. Dennoch ist es wichtig anzumerken, dass die Fähigkeit zum Hellsehen zwar selten ist, aber keinesfalls ein isoliertes Phänomen darstellt. Aus diesem Grund mag uns ein kurzer Überblick über historische Quellen den Kontext für die hier dargelegte Arbeit bieten.

Wir werden uns dabei auf Vertreter der westlichen Welt beschränken, die sich durch ihr Leben und Wirken zu paranormalen Fähigkeiten bekannt haben, und gehen nicht auf Eingeweihte des Ostens ein. Diese sind natürlich weitaus zahlreicher, aber da sie in Kulturen eingebettet sind, die die Existenz unsichtbarer Kräfte und höherer Dimensionen der Wahrnehmung schon immer akzeptierten, wurden bislang kaum systematische Anstrengungen unternommen, solche Aussagen mit empirischen Beweisführungen zu verknüpfen.

Im Osten gelten paranormale Fähigkeiten als etwas Selbstverständliches, als Begleiter oder Nebenprodukt bei der Ausführung von Yoga-Praktiken, und deshalb liegt die Betonung immer auf geistiger Entwicklung statt auf der Aneignung von Kräften zum Selbstzweck. Yogis sind in der Lage, ihre Lebensfunktionen tage- oder gar wochenlang abzuschalten, praktisch ohne Nahrung zu leben und ihre Körpertemperatur aufrechtzuerhalten, während sie auf einer Schneewehe sitzen. Sie können sogar ihren physischen Körper nach Wunsch verlassen oder zur Levitation bewegen – all dies, ohne dabei großes Aufsehen zu erregen oder jemandes Interesse zu wecken, solche Praktiken zu dokumentieren oder zu untersuchen.

Im Westen jedoch galten paranormale Fähigkeiten traditionell als verdächtig, wurden schlimmstenfalls mit dem Ruch von Hexerei oder Dämonismus behaftet, bestenfalls aber als Halluzination oder Selbsttäuschung angesehen. Allein die Heiligen und Seher waren davon ausgenommen, da ihre visionären Erlebnisse durch das religiöse Umfeld geheiligt wurden. Mit Beginn der Aufklärung im 18. und der materialistischen Wissenschaft im 19. Jahrhundert blieb in der Weltanschauung des Westens nur noch wenig Raum für etwas, das man nicht im Sinn einer physisch-materiellen Realität erklären konnte.

Das ausgehende 19. Jahrhundert jedoch erlebte das Ende des alten Physikalismus. Die Entdeckung von Röntgenstrahlen und Radioaktivität kam bald, nachdem eine Welle von Interesse an psychischen Phänomenen, Medialität und Kommunikation mit Verstorbenen über England und Amerika hinwegrollte. Trance-Medialität, Materialisationen, Apporte, mediale Fotografie, das Überleben des Astralkörpers nach dem physischen Tod und ähnliche Phänomene wurden durch Menschen von Ruf und kritischem Urteilsvermögen gründlichen Untersuchungen unterzogen. Wohlbekannte Namen wie Sir William Crookes und Arthur Conan Doyle und die „Britische Gesellschaft für psychische Studien“ assoziierte man mit den umfangreichen Forschungen, die man auf vielen verschiedenen Gebieten des Paranormalen unternahm. Einige jener Pionier-Persönlichkeiten in diesem unerforschten Kontinent sind heute für uns von großem Interesse, wenn wir den Versuch unternehmen, die derzeitigen Forschungen in einen Zusammenhang zu stellen, damit sie nicht als unwiederholbares Phänomen abgetan werden können.

Wir werden diese kurze und zugegebenermaßen unvollständige Liste mit einem Arzt beginnen, mit Theophrastus Bombastus von Hohenheim – besser bekannt unter dem Namen Paracelsus – der zu Beginn des 16. Jahrhunderts lebte und praktizierte. Gewiss war er der erste Nach-Renaissance-Schriftsteller, der den siebenfachen Aufbau des menschlichen Wesens darstellte sowie über erdgebundene Geister und das Wesen der höheren Körper schrieb. Ihm haben wir den Begriff »astral« zu verdanken, der »sternenhaft« bedeutet – wenngleich Paracelsus ihn auf das bezog, was wir heute als das Äther- oder Vitalfeld bezeichnen. Aus seinen Schriften geht klar hervor, dass er das Ätherfeld sehen konnte und seine Wahrnehmungen in Medizin und Heilkunst einsetzte. Solche Praktiken brachten ihm Ruf und Verruf, und man nimmt an, dass er an einer Vergiftung infolge seiner unorthodoxen Vorstellungen starb.

Emanuel Swedenborg, am besten bekannt durch seine Anhänger, die noch heute eine Gemeinde bilden, war ein begabter und vielseitiger Wissenschaftler, namhafter Paläontologe, Physiker und Physiologe, der die Funktionen des Gehirns und der endokrinen Drüsen studierte. In der Mitte des Lebens kehrte er den physischen Untersuchungen zugunsten psychischer Forschungen den Rücken und äußerte, dass er schon seit langem durch Träume instruiert worden sei, Visionen geschaut und geheimnisvolle Gespräche vernommen habe – was zeigt, dass seine Begabungen auch Hellsehen und Hellhören umfassten. Nach einem außergewöhnlichen spirituellen Erlebnis widmete er sein Leben der Theologie und dem Studium christlicher Schriften, die er im Licht seiner Einsichten interpretierte.

Das bemerkenswerteste Medium jüngerer Zeit ist zweifellos Helena Petrovna Blavatsky, die Gründerin der modernen theosophischen Bewegung. Von Geburt an war sie der Brennpunkt außerordentlicher Ereignisse und mysteriöser Phänomene. Obgleich sie kein Medium im landläufigen Sinn war (und die Medienpraxis, wie wir sie heute kennen, sogar scharf angriff), konnte sie doch als bewusstes Instrument und Kanal zur Übermittlung der Lehren ihrer Meister wirken, denen sie als Schreibwerkzeug zur Aufzeichnung vieler bemerkenswerter Werke diente – darunter *Die Geheimlehre*, die zum Referenzwerk aller späteren theosophischen und esoterischen Schriften wurde. Ihre erstaunlichen Kräfte wurden von zahlreichen Menschen bestätigt, die zugegen waren, wenn sie Gegenstände materialisierte, mit Unsichtbaren kommunizierte, Elementargeister befehligte und andere Daseinsdimensionen schilderte, während sie sich bei vollem Wachbewusstsein befand.

In ihren umfangreichen Schriften hob sie wiederholt die Tatsache hervor, dass es nichts »Übernatürliches« im Universum gebe und paranormale Fähigkeiten das Eingehen auf Naturgesetze und Kräfte seien, die die Wissenschaft lediglich noch nicht entdeckt habe. In den Achtzigerjahren des 19. Jahrhunderts sagte sie voraus, dass der vorherrschende Materialismus noch vor Ende des Jahrhunderts ins Wanken geraten und sich ein neues Bild vom Wesen der Materie entwickeln werde. Viele ihrer Aussagen, die der Wissenschaft jener Tage völlig unannehmbar waren, haben mittlerweile längst Eingang in das Weltbild unserer Zeit gefunden. Zu ihren prophetischen Äußerungen zählte auch der Gedanke, dass jede Zelle des Körpers einen Bauplan des Ganzen enthalte und Leben im Grunde in aller Materie wirke und dann spontan erscheine, wenn die Umstände passend seien.

Blavatskys größter Beitrag zur Entstehung eines neuen Weltbildes war eine umfassende Metaphysik, die die Zweiteilung zwischen Bewusstsein und Energie überwinden konnte, die den Westen so lange geplagt hatte, indem sie zeigte, dass beides einander ergänzende Aspekte einer einzigen, zugrunde liegenden Wirklichkeit sind. Diese Hypothese bekräftigt den Rahmen, in dem die subtileren und problematischeren Aspekte der Natur und des Menschen integriert werden können, was unseren Hoffnungen auf eine ganzheitliche Weltanschauung mehr Wahrscheinlichkeit schenkt.

Diese Metaphysik hat in Verbindung mit der neuen Physik die Grundlage für die Beschreibung der höheren Dimensionen des menschlichen Bewusstseins als universelle Felder geliefert – eine Entwicklung, die wir F. L. Kunz verdanken, dem Gründer des *Center for Integrative Education* und dessen innovativer Zeitschrift *Main Currents in Modern Thought*. Als eine Folge – obwohl dieser Bereich der Forschung noch kaum angeschnitten wurde – wird es nun möglich, Phänomene zu systematisieren und zu erklären, die bislang schwer zu vereinbaren waren mit wissenschaftlichen oder medizinischen Entdeckungen. Unabhängig davon, ob Blavatskys Beiträge allgemeine Anerkennung finden werden oder nicht, kann man doch sagen, dass alle späteren Entwicklungen im Bereich des Paranormalen ihren Ursprung in ihrem revolutionären Werk haben.

Eine weitere bemerkenswerte Frau, die von ihrem Interesse an Blavatskys Schriften in die theosophische Bewegung gezogen wurde, war Dr. Annie Besant. Die Sozialreformerin, die mit Charles Bradlaugh in der Fabian Society eifrig für die Sache der Menschlichkeit arbeitete, wurde Präsidentin der Theosophischen Gesellschaft und zog nach Indien, wo sie eine Reihe von Bildungseinrichtungen ins Leben rief, die bekannte Zeitschrift *New India* begründete und von den Briten wegen ihrer Bemühungen um die Unabhängigkeit Indiens hinter Gitter gebracht wurde. Sie entwickelte ihre Hellsichtigkeit, als sie sich bereits dem Alter von fünfzig Jahren näherte, und arbeitete zusammen mit C. W. Leadbeater an mehreren Büchern über ihre Beobachtungen, darunter *Okkulte Chemie, Gedankenformen* und *Der Mensch und seine Körper*. Als sie später ganz in ihrer Öffentlichkeitsarbeit in Indien aufging, stellte sie ihre medialen Fähigkeiten bewusst ab und ging ihren hellsichtigen Forschungen nicht weiter nach.

Charles W. Leadbeater wurde bereits als ein erstaunlich begabter Hellsichtiger erwähnt, der sehr viel über seine Beobachtungen schrieb, besonders in Bezug auf nachtodliche Zustände. Seine Schilderungen der subtileren Dimensionen des Menschen – wie in *Die Chakras*, das nach wie vor eines der am meisten gelesenen Bücher zu diesem Thema ist, und in *Der sichtbare und der unsichtbare Mensch*, in dem die

Einzelheiten der menschlichen Aura beschrieben werden – wurden zu Klassikern auf dem Gebiet der paranormalen Literatur.[11] Sein Buch *Gedankenformen*, aus dem hervorgeht, dass der menschliche Geist die Fähigkeit besitzt, greifbare Gestalten zu erschaffen, die für Sensitive auch wahrnehmbar sind, übte einen beträchtlichen Einfluss auf viele Künstler aus, zum Beispiel auf Mondrian und Kandinsky.

Zu den bedeutenden Hellsichtigen gehört ferner Geoffrey Hodson, der am besten bekannt ist durch seine Bücher über das Engelreich, darunter *The Kingdom of the Gods*. Er unternahm auch umfangreiche medizinische Forschungen; einige ihrer Resultate hat er in seinem Buch *An Occult View of Health and Disease* wiedergegeben.[12] Vielleicht gerade, weil er nicht hellsichtig geboren wurde, sondern die Fähigkeit erst im Erwachsenenalter entwickelte, widmete er dem Prozess selbst beträchtliche Aufmerksamkeit.

Phoebe Payne Bendits Hellsichtigkeit galt in erster Linie der ätherischen Ebene. In Zusammenarbeit mit ihrem Mann, dem Arzt Laurence Bendit, schrieb sie etliche auf ihren Beobachtungen basierende Studien über Gesundheit und Krankheit. Sie veröffentlichte auch ein Buch mit dem Titel *Man's Latent Powers*, in dem sie die Unterschiede beschrieb, die sie zwischen bewusster Hellsichtigkeit und Trance-Medialität feststellte.

Es gibt noch eine Reihe weiterer Persönlichkeiten, bei denen okkulte Untersuchungen eine wichtige Rolle gespielt haben; ihre Beiträge sind aber in erster Linie philosophischer und theoretischer Natur. Zu den prominentesten gehört Rudolf Steiner, der Gründer der Anthroposophischen Gesellschaft. Diese Bewegung hat viele Gedanken mit der Theosophischen Gesellschaft gemeinsam, bringt aber spezielle Neuerungen und Akzente, zum Beispiel die Anwendung der Meta-

---

11 Siehe: Charles W. Leadbeater: *Das höhere Selbst*, Aquamarin, Grafing 1987², und: *Das Leben in der Geistigen Welt*, Aquamarin, Grafing 1989 (Anm. d. Hrsg.).

12 Auf deutsch: Geoffrey Hodson: *In den Sphären des Lichtes*, Aquamarin, Grafing 1985, *Die Engel und die Entwicklung des Lebens*, Grafing 2004 und *Krankheit aus esoterischer Sicht*, Grafing 2012.

physik auf Mathematik, Erziehungswesen und Künste. Steiner, ein bemerkenswert vielseitiger Mann, war ein Wissenschaftler, der seine Hellsichtigkeit einsetzte, um die Natur zu studieren. In der Folge entwickelte er Theorien über Pflanzenverträglichkeit, die zum Kombinationsanbau zur Vorbeugung von Krankheiten und Schädlingsbefall führten. Seine Empfehlungen werden in landwirtschaftlichen Betrieben (z. T. mit Unterstützung der Anthroposophischen Gesellschaft) heute noch befolgt. Seine Erziehungsgrundsätze sind die Basis der erfolgreichen Rudolf-Steiner- und Waldorf-Schulen, aber auch der großartigen Arbeit, die die Gesellschaft für geistig Zurückgebliebene und Behinderte leistet.

Alice Bailey war eine weitere, im Bereich der Esoterik immer noch einflussreiche Lehrerin, deren telepathische Fähigkeiten breite Anerkennung fanden. Sie ist am besten bekannt durch ihre umfangreichen Schriften, die sie nach eigener Aussage telepathisch von einem tibetischen Adepten namens Djwal Khul empfangen hatte. Diese Schriften bauen auf dem Werk H. P. Blavatskys auf, unterscheiden sich von diesem aber in zahlreichen Einzelheiten. Sie müssen, wie die Autorin selbst sagte, eher nach ihrer Qualität beurteilt werden als nach ihrer Quelle der Inspiration.

Eine etwas andere Art paranormaler Begabung war diejenige von Nikola Tesla. Dieser Vorreiter in der Entwicklung elektrischer Instrumente zeichnete eine Vision auf, wie Elektrizität aus Wasserfällen gewonnen werden könne. Im Jahre 1896, zwanzig Jahre später, wurde diese Vision durch einen Dynamo in den Niagara-Fällen verwirklicht. Es heißt, dass Tesla imstande war, Erdbeben und bis zu vierzig Meter lange Lichtblitze zu erzeugen. Einmal brachte er zweihundert elektrische Lampen in einer Entfernung von vierzig Kilometern zum Leuchten, ohne irgendwelche Leitungen. *The American Encyclopedia* schildert ihn folgendermaßen: »Er hatte eine Art, intuitiv verborgene wissenschaftliche Geheimnisse zu erspüren und setzte seine erfinderische Begabung ein, um seine Hypothesen zu beweisen.«

Wenden wir uns Wissenschaftlern zu, die den Bereich des Paranormalen auf verschiedene Weisen erforschen, müssen wir das Werk von Baron Karl von Reichenbach erwähnen. Er war Chemiker und Entdecker von Paraffin und Kreosot, eine Autorität auf dem Gebiet der Meteoriten und ein Industrieller, dessen Reich sich zwischen den Flüssen Donau und Rhein erstreckte. Im Jahre 1850 veröffentlichte er sieben kontroverse Abhandlungen mit dem Titel »Untersuchungen über die Dynamide des Magnetismus, der Elektrizität, der Wärme, des Lichts usw. in ihren Beziehungen zur Lebenskraft«, in denen er Beweise für die Existenz des von ihm sogenannten »Od-Lichtes« aufführte. Er schilderte sorgfältige und detaillierte Beobachtungen von Versuchspersonen, die imstande waren, dieses Licht wahrzunehmen, das dem Vitalfeld ähnlich war – doch sein Werk stieß in den Wissenschaftler-Kreisen Europas auf Ablehnung, obwohl es von dem Arzt William Gregory akzeptiert und ins Englische übersetzt wurde.

Sir William Crookes (1832-1919), englischer Chemiker und Physiker, entdeckte das Element Thallium, konstruierte das Radiometer und entwickelte aufgrund seiner Forschungen seine Theorie der »strahlenden Materie« oder Materie in einem »vierten Zustand«. Seine Untersuchungen der seltenen Erden, besonders des Yttriums, führten ihn zu der These, dass sich alle Elemente durch die Evolution aus einem einzigen Urstoff entwickelt hätten. Er zeigte ein reges Interesse an psychischen Phänomenen, wie er in seinem Werk *Researches in the Phenomena of Spiritualism* bezeugte, und forschte nach einem Zusammenhang zwischen dem Paranormalen und den gewöhnlichen physischen Gesetzen.

Andere, die wegen ihres Beitrags zur wissenschaftlichen Beschäftigung mit psychischen Phänomenen genannt werden sollten, sind Walter J. Kilner, Dr. Alexis Carrel, Professor T. Fukurai von der kaiserlichen Universität Tokyo (der seine Stellung aufgrund seines Interesses an diesem Gebiet verlor), Joseph Banks Rhine, dessen Erforschung der Telepathie und Hellsichtigkeit sich auf statistische Auswertungen gründete, Oscar Bagnall, ein Biologe der Universität Cambridge, der die menschliche Aura studierte, und Sir George Hubert Wilkins, ein Forscher, der mit Telepathie experimentierte. Besonders zu erwähnen wäre ferner Edgar Cayce, dessen außerordentliches medizinisches Werk noch heute Gegenstand von Forschungen und wissenschaftlichen Arbeiten ist.

Eine Reihe von Forschern haben ernste Anstrengungen unternommen, um psychische Phänomene durch verschiedene Arten von Testmethoden zu bestätigen. Evelyn M. Penrose war eine Sensitive, die für die Regierungen Kanadas und Australiens arbeitete, um Wasserquellen, aber auch mineralische und archäologische Fundstätten zu finden. Dr. Andrija Puharich und Dr. Karlis Osis von der *Society for Psychical Research* haben ausführlich die paranormalen Fähigkeiten einer Reihe von Medien dokumentiert. Die Regierungen der Vereinigten Staaten wie der Sowjetunion sind insgeheim Möglichkeiten nachgegangen, die bis heute unerkundeten Kräfte des Denkens zu erforschen, Laserstrahlen abzulenken, Magnetfelder zu beeinflussen, über große Entfernungen hinweg zu sehen und Gegenstände zu bewegen. Sheila Ostrander und Lynn Schroeder dokumentierten die russischen Arbeiten auf diesem Gebiet in ihrem Buch *PSI – die Geheimformel für die wissenschaftliche Untersuchung und praktische Nutzung übersinnlicher Kräfte des Geistes* (Scherz, Bern/München/Wien 1983), während Russell Targ und Harold Puthoff in *Mind Reach* 1977 über amerikanische Forschungen berichteten; inzwischen (1984) veröffentlichte Targ gemeinsam mit Keith Harary *The Mind Race*.

In jüngeren Jahren haben eine Reihe von Menschen, die mit verschiedenen Aspekten höhersinnlicher Wahrnehmung begabt sind, mit Forschern auf etlichen Gebieten zusammengearbeitet. Stephan A. Schwartz schildert in seinem Buch *The Alexandria Project*, wie Medien mit der Begabung des »Fern-Sehens« zum Erfolg seines archäologischen Projektes beitrugen; ihre Eindrücke wurden durch die Arbeit an der Ausgrabungsstätte bestätigt. Andere haben die gleichen

Fähigkeiten genutzt, um Schätze in versunkenen Schiffen zu finden. Auf einem anderen Gebiet schilderte John Taylor, ein Physiker und Mathematiker am Londoner Kings College, in *Superminds* (1975), wie sich auf paranormalem Weg zerbrochene Metalle in ihrer Struktur von herkömmlich zerbrochenen Metallen unterscheiden.

Auf dem Gebiet von Gesundheit und Heilkunst beschäftigte sich Dr. Bernard Grad von der McGill Universität in Montreal, Kanada, mit den wohltuenden Wirkungen heilender Energien auf Pflanzen und Mäusen im Laboratorium. Er beschrieb die Wirkungen, die Oberst Oskar Estabany, ein bekannter Heiler, bei der Beschleunigung der Wundheilung bei Mäusen und beim Keimen verletzter Pflanzensamen erzielte. Alle diese Tests wurden unter kontrollierten Bedingungen durchgeführt. Dr. Grad fand auch heraus, dass Blumen in Gesellschaft deprimierter Patienten rascher welkten, als wenn sie den Raum mit normalen Personen teilen.

In Fortführung dieser Forschung entwickelte Schwester Justa Smith ein Projekt mit dem Ziel, die Aktivität des Enzyms Trypsin, das durch Handauflegen von Oberst Estabany behandelt wurde, mit anderen Proben zu vergleichen, die einem Magnetfeld ausgesetzt waren. Der Oberst wurde gebeten, seine Hände maximal fünfundsiebzig Minuten um eine verkorkte Glasflasche zu legen, die die Enzymlösung enthielt. Die Resultate wurden von Schwester Justa in einer Abhandlung mit dem Titel »Paranormal Effects on Enzyme Activity« veröffentlicht, in dem sie zu dem Schluss kam, dass »das vorgelegte Material anzeigt, dass eine Trypsin-Lösung, die man der Heilungskraft des Handauflegens aussetzte, wie es von Oberst Estabany praktiziert wurde, qualitativ und quantitativ vergleichbare Veränderungen zeigt wie aufgrund der Wirkung, die durch ein Magnetfeld herbeigeführt werden kann«. Die Forschung ergibt also, dass biologische Veränderungen eintreten können, wenn Kontakt mit den Händen einiger Heiler besteht, obwohl nicht alle Heiler imstande sind, das von Oberst Estabany Erreichte zu wiederholen (siehe Kap. XVI).

Um diese kurze Übersicht abzuschließen, sollten wir die Wichtigkeit sich verändernder Einstellungen erwähnen, die sich allmählich auch in wissenschaftlichen Kreisen zeigt, die sich inzwischen mehr für die Erforschung des Übersinnlichen öffnen. Am revolutionärsten ist hierbei die Anerkennung des Umstandes, dass Bewusstsein eine entscheidende und beherrschende Rolle in der physischen Existenz spielt. Da viele Wissenschaftler noch nicht bereit sind, diese Rolle in ihre Überlegungen einzubeziehen, würden wir gerne einige Aussagen anführen, die sie bestätigen.

Prof. George Wald, Nobelpreisträger der Physik, sagte in einem Vortrag 1985: »Es wird nie möglich sein, das Vorhandensein oder Fehlen von Bewusstsein physisch festzustellen ... [Es ist] ein zeitloser und durchdringender Besitz, ein ergänzender Aspekt aller Realität.« Auf die berühmte Frage über den grundlegenden Dualismus von Materie und Geist, die schon Descartes aufwarf, antwortete Eric Jantsch in *The Self-Organizing Universe*: »Der Geist ist immanent ... in dem Prozess, in dem das [lebendige] System sich organisiert und erneuert und entwickelt.« (S. 162) Im gleichen Sinn äußerte der Quantenphysiker Erwin Schroedinger in *What Is Life*?: »Bewusstsein ist assoziiert mit dem *Lernen* der lebendigen Substanz.« (S. 103) Lawrence Le-Shan und Henry Margenau zitieren in ihrem Buch *Einstein's Space and Van Gogh's Sky* A. S. Eddington, einen Physiker, der 1926 schrieb: »Die Teilung der äußeren Welt in eine materielle und eine spirituelle Welt ist oberflächlich.« (S. 236) In der Besprechung von Charakteristika des Bewusstseinsbereichs kommen sie zu der Folgerung, dass »das Wahrnehmbare hinsichtlich seiner Schärfe und Unterscheidbarkeit anders sein wird als das im sinnlichen Bereich. Es gibt auf diesem Gebiet keine ›Dinge‹ nur ›Vorgänge‹. Auch ist das Wahrnehmbare nur ›beschränkt zugänglich‹ – d. h. nur von einer Person wahrzunehmen – im Gegensatz zu dem ›öffentlich Zugänglichen‹ von Wahrnehmbarem in vielen anderen Bereichen.« Diese Aussagen haben gewiss ihre Bedeutung für das Material unserer Studie.

Schließlich nehmen wir das folgende Zitat aus dem Werk *Die implizite Ordnung* von David Bohm, das die beste zeitgenössische, vernunftmäßige Erklärung für unsere Forschung bietet:

»So wird dieser leicht zugängliche, explizite Bewusstseinsinhalt von einem viel weiteren, impliziten Untergrund erfasst. Dieser wiederum muss offenbar in einem noch weiteren Untergrund enthalten sein, der nicht nur neurophysiologische Prozesse auf Ebenen umfassen mag, derer wir uns gar nicht allgemein bewusst sind, sondern auch einen noch weiteren Untergrund unbekannter (und in der Tat letztlich unerkennbarer) Tiefen der Innerlichkeit, die jenem ›Meer‹ der Energie analog sein mögen, das den sinnlich als ›leer‹ wahrgenommenen Raum erfüllt.«[13]

Unsere Untersuchungen unterstützen diese Sicht gewiss. Das Faktum, dass neurophysiologische Prozesse begleitet (oder sogar oft eingeleitet) werden durch Veränderungen im Bewusstseinsinhalt, ist ein wichtiger Schluss, der aus diesen Studien zu gewinnen ist; doch sogar noch frappierender ist vielleicht das »Meer von Energie«, das den »leeren« Raum nicht nur durchdringt, sondern auch von jenen Organen des Bewusstseins, die man Chakras nennt, konzentriert und verarbeitet wird.

Die Vorstellung, dass Bewusstsein und Materie untrennbare Begleiterscheinungen des Daseins sind, ist ein esoterischer oder theosophischer Gedanke, der dazu hilft, sowohl einen Zusammenhang als auch ein erklärendes Prinzip für paranormale Phänomene zu liefern. Die Untersuchungen, die hier angeboten werden, haben eine zweifache Rolle: Sie prüfen die Stichhaltigkeit der außersinnlichen Wahrnehmung – aber, noch wichtiger, sie offenbaren darüber hinaus manche Bewusstseinsdimensionen und den Austausch zwischen diesen Dimensionen und jenen der physischen Realität.

13 David Bohm: *Die Implizite Ordnung*, Crotona, Amerang 2018.

9

Hellsichtigkeit in der Forschung

In Kapitel II deuteten wir an, dass die höhersinnliche Wahrnehmung ein vollständigeres Bild des Menschen bieten kann als das bisher verfügbare, und auch, dass solche Wahrnehmungen in den Fundus des anerkannten Wissens aufgenommen werden sollten, wenn sie nur den Prüfungen empirischer Beweisführung standhalten. In unserer Arbeit bemühten wir uns ständig, die Forschung anhand medizinischer Aufzeichnungen zu kontrollieren und zu prüfen, aber es liegt auf der Hand, dass diese Kontrolle alles andere als perfekt war. Da jedoch solche explorativen Verfahren notwendig sind, um ein neues Feld zu erschließen, wollen wir dem Leser einige Einzelheiten darüber mitteilen, wie wir zusammen arbeiteten und welchen Problemen wir begegneten.

Während der beiden ersten Jahre unserer Forschung beobachteten wir »wahrscheinlich gesunde« Menschen, um eine allgemeine Vorstellung von dem zu gewinnen, was DK wahrnimmt. Mit wachsender Zahl von Untersuchungen wurden viele Störfaktoren erkennbar, die im Krankheitsfall vorhanden sind. Dies half, unser Wissen über die Charakteristika der Chakras und der Felder, zu denen sie gehören, zu mehren.

Vor unserer Zusammenarbeit hatte DK hauptsächlich dann Patienten untersucht, wenn sie von deren Ärzten um ihren Befund gebeten wurde. Die Betonung lag in erster Linie auf Beobachtung des Astralkörpers der Patienten, um die Ursachen der emotionalen Probleme zu entdecken, die ein Faktor in ihrer Erkrankung waren. Bei unserer gemeinsamen Arbeit jedoch wurde DK aufgefordert, ihre Hellsichtigkeit vor allem auf die ätherische Ebene zu richten, um die Struktur und Funktion der endokrinen Drüsen und der sie kontrollierenden Chakras zu beobachten. Die Genauigkeit ihrer ätherischen Sicht sollte festgestellt werden durch den Grad der Übereinstimmung ihrer Beobachtungen mit dem Inhalt der Krankenblätter der Patienten.

DK stellte an sich keine Diagnose, da sie kein umfassendes medizinisches Wissen besaß oder mit den geeigneten Begriffen vertraut war, um zu benennen, was sie sah. Aber ihre Beobachtungen von Anomalien in den ätherischen Chakras und den dazugehörigen endokrinen Drüsen ließen an Genauigkeit nichts zu wünschen übrig. Im Laufe der Zeit wurden ihr viele seltene medizinische Fälle vorgestellt, zum Beispiel Patienten, bei denen die Hypophyse zu therapeutischen Zwecken operativ entfernt worden war, da sie unter Brust- oder Schilddrüsen-Krebs litten. (Seinerzeit bevorzugte man diese Methode.) Die meisten der medizinisch dokumentierten Fälle stammten aus der endokrinologischen Ambulanz eines renommierten Lehrkrankenhauses in New York, andere aus Kalifornien.

DK wurde aufgefordert, die Chakras und die mit ihnen zusammenhängenden endokrinen Drüsen zu beobachten, gleichgültig, ob sie normal oder abweichend schienen. Wir entwickelten ein Formular, um DKs Feststellungen einzutragen, und folgten dieser Vorgehensweise konsequent.

DK sprach nie mit einem Patienten. Ihre Position im Hintergrund des Wartezimmers, etwa sechs Meter von den Kranken entfernt, machte es ihr oft genug sogar unmöglich, deren Gesichter zu sehen. Im Laufe eines Vormittags wurden ihr zwei oder drei Patienten willkürlich zur Untersuchung zugewiesen. Sie wurde aufgefordert, zwei oder drei der ätherischen Zentren sowie die dazugehörenden endokrinen Drüsen zu beobachten und eine Aussage über das allgemeine Ätherfeld der Patienten zu treffen. Alle Chakras auf allen Existenzebenen eines Patienten zu untersuchen, hätte in der Regel zwei bis drei Stunden gedauert.

Wir gingen folgendermaßen vor: DK füllte das Formular[14] mit ihren Beobachtungen aus, während es SK oblag, die medizinischen Aufzeichnungen der betreffenden Patienten zu erlangen und die relevanten Daten zu notieren. Wenige Stunden später verglichen wir dann die Notizen und stellten die Zusammenhänge fest.

In der ambulanten Praxis zu arbeiten, war für DK keine leichte Aufgabe, da sie sensitiv anspricht auf jene, die schmerzgeplagt und angsterfüllt waren. Aber wir hatten keine andere Wahl, wenn wir die Dokumentation erarbeiten wollten, die notwendig war. In den Fällen, die wir privat außerhalb der Krankenhausatmosphäre sahen, war die Arbeit jedoch wesentlich leichter. Man sollte erwähnen, dass wir im Laufe dieser Forschungen nie von jemandem ein Honorar verlangten, unabhängig davon, ob wir ihn privat oder in der Klinik sahen. Unsere Arbeit wurde unterstützt durch Spenden von Stiftungen oder Freunden. Wenn man auf neuen und unorthodoxen Gebieten arbeitet, ist es wesentlich, frei von äußerer Kontrolle zu bleiben und finanzielle Gewinne konsequent zurückzuweisen.

Die Mechanik der hellsichtigen Wahrnehmung

Relativ viele Menschen können die groben Umrisse des Ätherkörpers sehen, die die Konturen des physischen Körpers um ungefähr fünf Zentimeter überragen; aber nur wenige haben die Fähigkeit, die Einzelheiten des ätherischen Energiefeldes und seiner Zentren wahrzunehmen.

Manche Sensitive gebrauchen verschiedene Techniken, um ihr Gewahrsein zu konzentrieren. Frances Farrelly zum Beispiel, die ein ganzes Spektrum psychischer Fähigkeiten besitzt, gebraucht einen Mechanismus, den sie die »Haftung« nennt (siehe eine ausführliche-

14 Dieses Schema erscheint bei den Fallstudien, die im Anhang des Buches wiedergegeben werden.

re Darstellung der Errungenschaften dieser Sensitiven in Kap. XVI). Wenn sie ihre Finger auf einem Stück Holz oder Plastik reibt und sich dabei gleichzeitig auf eine Klientin konzentriert, für die sie eine Antwort sucht, bekommt sie das Gefühl von Haftung oder Klebrigkeit, wenn die Antwort bejahend ist, aber keine Veränderung, wenn sie negativ ist. Die gleiche Methode benutzte sie, wenn sie über einer Karte mutete, um Wasserquellen oder Minerale zu finden. Da die Antwort nur Ja oder Nein lauten kann, muss sie bei ihrer mentalen Fragestellung sehr präzise sein.

Dieses »Klebrigkeits«-Gefühl wurde gar in den Rang einer »wissenschaftlichen Sprache« erhoben, der man im *Stanford Research Institute*, einem Forschungszentrum der US-Regierung, den Namen DER = *Digital Excitation Response* (»Fingerreiz-Reaktion«) gab. Es wurde demonstriert, dass keines der sogenannten Radionik-Instrumente, die ebenfalls von diesem Phänomen Gebrauch machen, funktioniert, solange der Bedienende nicht ein gewisses Maß außersinnlicher Wahrnehmungsfähigkeit besitzt; deshalb wurde die Anwendung solcher Instrumente für diagnostische Zwecke in den Vereinigten Staaten für illegal erklärt. Unser Hauptinteresse galt der Entdeckung des Mechanismus, der die »Klebrigkeit« produziert. Aufgefordert, auf das Phänomen zu achten, beobachtete DK, dass ein Anwachsen der ätherischen Energie an den Fingerspitzen bestand, aber dass diese von der mentalen Ebene ausgehe, denn ohne konzentrierte Gedanken stellte sich das Klebrigkeitsgefühl nicht ein. Offenbar wurde diese Art außersinnlicher Wahrnehmung durch das Reiben mit den Fingern über einen Gegenstand aktiviert.

Hellsichtige wie DK, die Chakras im Ätherkörper wahrnehmen können, arbeiten jedoch nach einer ganz anderen Methode. Bei ihnen bildet die Verbindung von ätherischem Stirn-Chakra und Scheitel-Chakra das Wahrnehmungsorgan für ätherische, astrale und mentale Energien. Selbst bei Sehern, die die ätherische Vision gut entwickelt haben, gibt es Unterschiede in Klarheit, Präzision und Detailreichtum des Geschauten. Es ist schwierig, jemanden von DKs Befähigung zu finden, der auch noch bereit ist, sich für zeitaufwendige Forschungen zur Verfügung zu stellen, die konzentrierte Aufmerksamkeit und genaueste Aufzeichnungen erfordern. Der Hellsichtige muss seine Konzentration ständig von Neuem »an- und abstellen«, um das Beobachtete zu berichten. Das ist sehr anstrengend, und drei Stunden sind das zeitliche Höchstmaß, um solche Arbeit ohne Ermüdung effektiv durchzuführen.

Die Mechanik hellsichtiger Wahrnehmung ist für die Seher selbst ebenso verblüffend wie für die Forscher. Für die entsprechend Begabten ist der Gebrauch ihrer Fähigkeit gewissermaßen automatisch; aber alle, ohne Ausnahme, finden es sehr schwierig, sie zu analysieren – so wie es der mit gewöhnlichem Sehvermögen ausgestattete Zeitgenosse wohl unmöglich fände, die Mechanik seines Sehens zu erklären. Die fortgesetzte Beobachtung von Hellsichtigen beim Einsatz ihrer Fähigkeit ergab jedoch einige interessante Fakten.

Als sie DK beim »Anschalten« ihrer Hellsichtigkeit beobachtete, bemerkte SK eine plötzliche Veränderung im Ausdruck ihrer Augen. Die Gesichtszüge ließen darauf schließen, dass das Bewusstsein nach innen gekehrt war. Weitere Untersuchungen dieses Phänomens führten zu einer interessanten neurologischen Entdeckung.

Die Pupillen des Sehers werden während der ganzen Zeit in der von der Hellsichtigkeit Gebrauch gemacht wird, leicht *erweitert* und *starr*. Richtet man ein Blitzlicht auf ihre Augen, schließen sich die Pupillen nicht auf die übliche Weise.[15] Wenn die Hellsichtigen aber zu ihrem normalen Sehvermögen zurückkehren, reagieren ihre Augen sofort mit dem bekannten Lichtreflex, und die Pupillen verkleinern sich. Die Seher haben keine Kontrolle über dieses neurologisch veränderte Reflex-Geschehen und sind sich dessen auch nicht bewusst. Ja, sie waren überrascht, als man es ihnen demonstrierte.

15 SK nahm während der hellsichtigen Arbeit zahlreiche Fotos von DKs Augen auf, aber leider gingen alle diese Bilder nach SKs plötzlichem Tod verloren.

Wenn Seher sich auf ihre Hellsichtigkeit konzentrieren, bleiben sie dennoch bei vollem Wachbewusstsein. Im Test konnten sie ausnahmslos und detailliert angeben, wo ihre Haut leicht mit Watte berührt wurde, während sie sich im hellsehenden Zustand befanden.

Wie schon gesagt, wurden zu Beginn durchschnittlich gesunde Menschen untersucht, um einen Ausgangspunkt für DKs Beobachtungen der Energiefelder und ihrer Zentren zu schaffen. Später wurden medizinisch dokumentierte Fälle studiert. Als die Vielfalt der Krankheiten zunahm, wurden auch viele weitere Typen ätherischer Energiefelder beschrieben, und die Forschungsmethode gewann an praktischer Erfahrung.

Um einige der Probleme zu zeigen, auf die wir stießen, und die Schwierigkeiten, die der Hellsichtige bei der Analyse seiner eigenen Wahrnehmungen hat, sollen hier Auszüge aus einem Gespräch zwischen DK und SK wiedergegeben werden:

SK: Wie siehst du die inneren Organe des Körpers?

DK: Ich denke, ich sehe zwei Muster; eines davon ist das Energiemuster. Ich kann auf den ersten Blick sagen, ob eine Disharmonie in diesem Muster auftritt, und es zeigt mir auch, wo die Störung liegt. Dann wende ich mich aus verschiedenen Perspektiven der Störung zu. Zum Beispiel betrachte ich das Chakra ganz genau, das mit diesem Gebiet in Verbindung steht. Ein andermal untersuche ich nur das gestörte Gebiet. Wenn ich eine Störung im Energiemuster sehe, kann ich gewissermaßen meinen Brennpunkt verändern und das Doppel der physischen Organe im Ätherkörper sehen. Wie genau das Doppel oder meine Deutung ist, weiß ich nicht, aber ich denke, ich kann die Dinge unterscheiden, die mir vertraut sind, zum Beispiel Blut und Muskeln.

SK: Ist die Farbe des Blutes anders als das Ätherische, das im Allgemeinen als gräulich-blau angegeben wird?

DK: Das ist die Farbe der ätherischen Ebene. Aber wenn ich ein

Organ wie den Magen in der, wie ich es nenne, »Nahaufnahme« betrachte, dann sehe ich das Blut als rot.

SK: Nehmen wir einmal ein Blutgefäß. Wie würdest du es auf ätherischer Ebene sehen, und wodurch wäre es vom Energiemuster zu unterscheiden?

DK: Das Energiemuster ähnelt Elektrizitätslinien innerhalb des gräulich-blauen Ätherkörpers, und es besitzt auch einen Rhythmus. Aber ein Blutgefäß sieht aus wie ein transparenter Glas- oder Plastikschlauch, durch den eine rötliche Flüssigkeit strömt.

SK: Wenn du eine Vene auf meinem Handrücken betrachtest – wie sieht sie für dich aus?

DK: Sie gleicht einem Kanal, der direkt unter der Haut verläuft; er ist von einer schwachen, aber reinen gelben Farbe.

SK: Wenn du die Venen eines älteren Menschen betrachtest, der vielleicht Veränderungen in den Blutgefäßen aufweist, wären sie anders?

DK: Das Gefäß wäre nicht so fest und straff; es wäre weiter. Der Tonus ist dann eher »weich«, und es wären Partikel in der Strömung, aber auch kleine Hindernisse. Material, das fast ein bisschen »holzig« aussieht, denke ich, wird wohl Cholesterin sein.

SK: Wirbelt dieses Material umher?

DK: Nein. Es gibt Verwirbelungen auf der Energie-Ebene, aber die Ebene, von der ich spreche, ist ein Doppel der physischen Welt. Es ist viel schwerer, sich auf diese ätherischen Details zu konzentrieren, als die energetischen Aspekte zu betrachten, weil du im letzteren Fall aufgrund des Gesamtbildes sehr rasche Urteile abgeben kannst, die recht akkurat sind.

SK: Welche Ebene des Ätherischen würde das Blut im Verhältnis zur allgemeinen Energie-Ebene darstellen?

DK: Vermutlich die niederste ätherische. Die Energie findet sich auf einer höheren Ebene.

SK: Kannst du schildern, wie du ein Magengeschwür siehst?

DK: Am Rande des Magens klebt Blut. Das Geschwür erzeugt Material, das sowohl den Magen selbst als auch das Blut beeinträchtigt, das durch den Magen fließt. Manchmal kann ich sehen, dass viel Blut in die große Magenhöhle läuft, die dann an ihrer Wand sehr roh aussieht.

SK: Wie nimmst du die Ursachen des Geschwürs wahr?

DK: Geschwüre resultieren aus emotionaler Spannung, aber sie hängen auch weitgehend vom Temperament des Einzelnen ab. Der eine kann extrem gespannt sein und doch überhaupt kein Magengeschwür haben; er wird nie ein Geschwür bekommen. Meine persönliche Theorie ist, dass manche Menschen mit gewissen ätherischen Tendenzen geboren werden – zum Beispiel einer Schwäche im Solarplexus. Ein solches Individuum wird Dinge sehr stark empfinden, aber vielleicht auch versuchen, diese Emotionen zu unterdrücken und ruhig zu bleiben. Damit baut er Druck im Verdauungssystem auf und wird mehr und mehr gespannt; dies führt dazu, dass er sich, ätherisch gesprochen, sozusagen »lichtet«, dass er also nicht genug Energie aufnimmt. Ich habe die Anfänge eines Geschwürs gesehen, als es noch im Säuglingsstadium war, und beobachtet, wie es im Laufe der Zeit größer und größer wurde.

SK: Aus deiner Schilderung scheint hervorzugehen, dass zuerst ein Vitalitätsverlust im betreffenden Gebiet eintritt– sozusagen ein Erbleichen, als werde es devitalisiert.

DK: Das ist richtig; die Spannung beginnt zuerst.

SK: Wie sieht ein heilendes Geschwür aus?

DK: Die Farbe des Blutes normalisiert sich, und die Energie nimmt zu.

SK: Kannst du regelrecht sehen, wo das Geschwür sich befindet?

DK: Ich habe einen ulzerösen Zustand sehen können, der noch nicht das Stadium der Blutung erreicht hat. Die Blutgefäße sehen locker aus und weiten sich im Gebiet des beginnenden Geschwürs.

Nach diesem Dialog wurde DK gebeten, einige unbelebte Gegenstände aus ätherischer Sicht zu betrachten, um herauszufinden, ob das, was wir »unbelebt« nennen, möglicherweise ein gewisses Maß an Vitalität besitzt. Sie hatte bereits einige Untersuchungen an Kristallen durchgeführt und gesehen, dass sie eine kleine Menge ätherischer Energie besitzen. Sie erhielt ein kleines Stückchen Myrrhe und wurde gebeten, es mit den Kristallen zu vergleichen. Ohne recht zu wissen, was sie da in der Hand hielt, berichtete sie Folgendes:

»Dies ist kein Kristall, weil es keine scharfen Linien und Energie-Winkel besitzt. Es scheint zu wachsen, aber dieses Wachsen beruht eher auf so etwas wie Zellspaltung, als dass es kristallinem Wachstum gliche. Es wächst mehr an der Oberfläche als im Kern. Es scheint auf etwas anderem zu wachsen und Energie aus dieser Quelle zu beziehen. Insgesamt ist es lebendiger als ein Kristall, aber nicht so scharf begrenzt. Wenn ich das Stückchen in der Hand halte, empfange ich mehr ätherische Interaktion mit ihm als im Fall eines Kristalls, und dieser Austausch ist in der Handinnenfläche deutlicher als im Bereich der Finger. Die Substanz fühlt sich poröser an als ein Kristall, und in Bezug auf die Wärme meiner Hand scheint es mehr Energie aufzunehmen, als es ausstrahlt.«

Um ihre Beobachtung von Kristallen weiterzuführen, wurde DK gebeten, einen zylindrischen weißen Kristall zu untersuchen, der von Dr. Puthoff von der Stanford Universität geschickt worden war. Der Kristall war mit irgendeiner Art von Energie bombardiert worden, und Dr. Harold Puthoff wollte wissen, ob die kristalline Struktur sich verändert habe. DK stellte fest, dass das ätherische Energiefeld beeinflusst und das normale Energiemuster infolgedessen zerbrochen sei, sodass der Energiestrom sich teilte und in verschiedene Richtungen ging. Die Energie fühle sich an, als sei etwas unter Druck geraten. Diese Einschätzung sollte sich als korrekt erweisen.

Nach DK besteht zwischen Kristallen, Edelsteinen und menschlicher Energie eine weitaus größere Interaktion, als den meisten Menschen klar ist. Irgendwie vermag die kristalline Struktur ätherische Energie aufzunehmen, zu konzentrieren und über lange Zeit hinweg auf eine Weise zu speichern, die sie uns zugänglich und nutzbar erhält; dabei können sie als Brennpunkt zur Aussendung von Heilungsenergie dienen.

Solche Beobachtungen zeigen, dass es nicht nur ein Ätherfeld bei belebter Materie gibt, sondern dass darüber hinaus alle natürlichen Substanzen ein gewisses Maß von Vitalität oder »Leben« enthalten. Unsere Forschung brachte uns in dieser Richtung zwar nicht sehr weit, aber sie zeigt die Wahrheit von V. A. Firsoffs Aussage: »Wir kommen hier sehr nahe der Grenzlinie zwischen Leben und Nicht-Leben, falls es eine solche Grenze gibt. Das wiederum mag nichts weiter sein als eine Frage der Definition.«[16]

16 V. A. Firsoff: *At the Crossroads of Knowledge*. Ian Henry Publications, Ltd., 1977.

Teil IV

Beobachtungen des Krankheitsprozesses

10

Veränderungen im Ätherfeld

Eines der vornehmlichen Ziele unserer Forschungen war die klare und präzise Beschreibung des Ätherkörpers unter normalen, gesunden Umständen sowie die Feststellung von Veränderungen, die bei beginnender oder drohender Krankheit eintreten. Ebenso wichtig war es, bei jeder sich bietenden Möglichkeit zu beobachten, wie Heilung erreicht wurde – ob spontan oder mithilfe von Medikationen, Heilern oder anderen therapeutischen Maßnahmen – und welche Veränderungen dadurch in den Vitalfunktionen bewirkt wurden.

Nach einem Jahr der Vorarbeit entwickelten wir ein Schema, das alle Charakteristika des Ätherkörpers auflistete, die von diagnostischer Bedeutung sind.

1.	**Farbe**	Normalerweise ein blasses Violett oder Blaugrau.
2.	**Helligkeit**	Kann wechseln von stark leuchtend bis trüb, sollte aber durchweg gleichmäßig sein.
3.	**Bewegung**	Sollte im ganzen Feld rhythmisch sein, Tempo kann zwischen rasch, durchschnittlich und langsam schwanken.

4. **Gestalt** Größe, Form und Symmetrie sind wichtige Faktoren.

5. **Winkel** Der Ätherkörper sollte rechtwinklig vom physischen Körper abstehen; wenn er teilweise oder insgesamt »schlaff hängt«, ist dies ein Zeichen angeschlagener Gesundheit.

6. **Elastizität** Die Fähigkeit des Ätherkörpers, sich zu strecken und auszudehnen, ist ein Zeichen von Gesundheit.

7. **Beschaffenheit** Die Qualität sollte fest und recht fein sein; wenn sie grob, porös, schwammig, dünn oder unterbrochen ist, sollte man darauf achten, ob dieser Zustand generalisiert oder nur auf einen Teil, einen Abschnitt des ätherischen Feldes beschränkt ist, denn er zeigt Krankheit oder Anomalie an.

Alle diese Charakteristika bieten Schlüssel zum allgemeinen Gesundheitszustand und zeigen an, ob wir mit dem Aufkommen körperlicher Probleme rechnen müssen, und ob sie sich bald oder erst später im Laufe des Lebens manifestieren werden.

Schließlich betrachteten wir die generelle *Funktion* des ätherischen Feldes insgesamt, also die Qualität der Interaktionen innerhalb des ganzen Chakra-Systems, aber auch den Energiefluss durch den Ätherkörper.

Zu Vergleichszwecken stellten wir einen Maßstab auf, anhand dessen wir jeden Patienten prüften:

Der durchschnittliche gesunde Ätherkörper sollte folgende Charakteristika zeigen:

Farbe:	blasses Violett-Grau
Leuchtkraft:	mäßig
Beschaffenheit:	fest und recht fein
Elastizität:	mäßig
Gestalt:	symmetrisch
Rhythmus:	rhythmisch, mäßige Geschwindigkeit

Spezielle Zeichen

Gewisse Züge des Ätherischen sind – so die Erfahrung von DK – Anzeichen für Funktionsstörungen oder einen Krankheitsprozess. Wenn die Konturen des Ätherkörpers einigermaßen stabil sind und nicht gezackt oder unterbrochen, so ist dies ein Zeichen für Gesundheit. Wenn ein Mensch krank ist, wird die Grenze des Ätherkörpers uneben, der normale Energiefluss durch die Chakras wird reduziert. Dies beeinträchtigt den Energiefluss der verschiedenen Körperorgane, die am Krankheitsprozess beteiligt sind.

Wenn das Energiemuster geschlossen und dicht ist, besitzt es eine sehr gute Widerstandskraft gegen Eindringlinge von außen; ist es aber aufgelockert und porös, kann es leichter durchdrungen werden und disponiert den Menschen, in seinen Organismus aufzunehmen oder hereinzulassen, was auch immer in der Umgebung vorhanden ist. Nach DKs Meinung erzeugen Impfungen oder Infektionen, gegen die wir Immunität entwickeln, Veränderungen im Zyklus des Energiefluss-Musters, auch wenn sie nur sehr leicht sind.

Der Blutstrom und das Lymphsystem sind ebenfalls wichtig. Hellsichtig betrachtet, erscheint das Lymphsystem schwammig und locker. Ätherisch scheint das Lymphsystem eine Minus-Ladung zu haben, während das Blut eine Plus-Ladung besitzt. Dies ist aus der Beobachtung zu folgern, dass das Blut mehr »Funken« ätherischer Energie erkennen lässt als die Lymphe, die als blasser, leicht gräulich und weniger kräftig auszumachen war. Die Lymphe schien in ihrer Interaktion mit dem Blutstrom eher rezeptiv, da unerwünschte Stoffe als Haltepunkte für gewisse Energien wahrgenommen wurden, die das Blut zurückwies.

Das Lymphsystem scheint die Energie des Ätherkörpers auszugleichen, indem es die Blutmenge kontrolliert, die in die verschiedenen Bereiche fließt.

Veränderungen im Ätherkörper aufgrund paranormaler Fähigkeiten

Bei Menschen, die über höhersinnliche Wahrnehmungsmöglichkeiten – besonders Telepathie – verfügen, scheint der Ätherkörper in seiner Beschaffenheit feiner zu sein als im Durchschnitt, auch etwas größer und rhythmischer.

Im Fall von Heilern ist die Erscheinung des ätherischen Feldes unterschiedlich. Die Mehrzahl jener, die ihre Hände bei Heilbehandlungen benutzen, gebrauchen in gewissem Maß ihr eigenes Ätherfeld, um dem Patienten zu helfen, wenngleich auch Energien aus dem universellen Feld mit zum Tragen kommen. Infolgedessen scheinen ihre ätherischen Felder mehr Elastizität zu besitzen als der Durchschnitt, was es ihnen ermöglicht, Energie auf den Patienten zu übertragen. Eine Ausnahme dieser Praxis war der Fall der bekannten Heilerin Kathryn Kuhlman (siehe Kap. XVI), die eine Art von Energie vermittelte, die nicht direkt mit ihrem eigenen ätherischen Feld zusammenhing. Sie fungierte dabei gleichsam wie ein Blitzableiter, indem sie als Vermittler wirkte, durch den ätherische und/oder astrale Energien des allgemeinen Feldes aktiviert und weitergeleitet wurden. Bei so herausragenden Heilern wie Kathryn Kuhlman spielen noch andere Faktoren mit, die im Kapitel XVI ausführlicher besprochen werden sollen.

Bei einem Volltrance-Medium weicht der Ätherkörper in einigen Punkten von der Norm ab. Wenn das Medium häufig und über einen langen Zeitraum hinweg in Trance geht, treten gewisse Veränderungen ein. Die Beschaffenheit des Ätherkörpers wird zunehmend schwammig und porös, und seine Verbindung mit dem physischen Körper lockert sich. Aus solchen ätherischen Veränderungen können sich physische Probleme im Bereich der Nieren, Nebennieren und des Wasserhaushaltes entwickeln und aufgrund der Schwankungen des Körpergewichts Anomalien manifestieren. In vielen Fällen von Trance-Medialitat ist der physische Körpertyp schwer und hält Flüssigkeiten zurück. Wiederholte Trance-Zustände ziehen auch eine Lockerung der Verbindungen von Astral- und Mentalfeld mit dem ätherisch-physischen Körper nach sich. Manche Medien erreichen den Austritt aus dem Körper durch beschleunigtes Atmen, jedoch nicht auf normalem Weg durch das Scheitel-Chakra, sondern über das Solarplexus-Chakra. Dies trennt den Ätherkörper von Astral- und Mentalfeld und verhindert, dass das Medium sich an das erinnert, was während der Trance geschah. Es ist auch die Ursache der folgenden Ermattung und Erschöpfung.

Beobachtungen eines Mediums in Trance

Im Jahre 1958 beobachteten wir B. Mc., die schon seit vielen Jahren professionell als Trance-Medium arbeitete. Ihr Ätherfeld zeigte folgende Merkmale: Die Farbe war verschwommen, grauer als durchschnittlich und trübe. Der Ätherkörper war von durchschnittlicher Helligkeit und Rhythmik, aber die Bewegungsgeschwindigkeit war verlangsamt und nahm im Trance-Zustand zu. Der Ätherkörper war etwas größer als durchschnittlich und überragte den physischen Körper. Statt aufrecht, erschienen die Energielinien matt, und an der linken Kopfseite zeigte sich eine Senkung. Die Elastizität war exzellent, die Beschaffenheit aber porös und schwammig; über dem Solarplexus-Gebiet war sie unterbrochen und zerfurcht. Diese Auflockerung und Porosität waren die auffälligsten ätherischen Charakteristika.

DK beobachtete B. Mc. sowohl vor als auch während des Trance-Zustandes. Unmittelbar bevor B. Mc. in Trance ging und das Bewusstsein verlor, begann ihr Solarplexus-Chakra zu vibrieren; in dieser Phase nahm sie Energie aus den entsprechenden Chakras jener Anwesenden auf, für die sie ein »Reading« gab, um so die Verbindung herzustellen.

Als sie sich dem Astral-Bewusstsein öffnete, wurde ihr ganzer Ätherkörper matt und schwach. Die Atmung beschleunigte sich, was das Gehirn beeinflusste, und sie gab die bewusste Körperbeherrschung selbst auf. Als der Kern ihres Scheitel-Chakras sich öffnete und elastischer wurde, öffnete sie sich selbst für das astrale Bewusstsein. Dieser Prozess dauerte einige Minuten, in denen Harmonie und Koordination zwischen ihr selbst und dem Puls dieser neuen Astralenergie hergestellt wurde.

Kurz darauf ging B. Mc. in einen Volltrance-Zustand über und verließ ihren Körper. Ihr Bewusstsein wurde völlig ruhig, als die Harmonie mit dem astralen Bewusstsein ganz hergestellt war. Dessen Rhythmus legte sich über ihren und erlaubte so den Gebrauch von einem Teil ihres Gehirnmechanismus, der sich in dem Augenblick änderte, als sie den Zustand der Trance erreichte. Das ätherische Gehirnmuster beschleunigte sich, wurde aber zugleich auch undeutlicher. So wurde sie ein Brennpunkt für andere Einflüsse, sprach laut und gab mit veränderter Stimme Botschaften durch. Während der Trance beschleunigten sich sowohl Scheitel- als auch Solarplexus-Chakra. Der Kern des Kehl-Chakras und der des Solarplexus-Chakras öffneten und weiteten sich. Der Kern des Solarplexus-Chakras jedoch war am meisten betroffen: Während er sich weitete, wurde er elastischer und arrhythmischer, und dies verstärkte sich während der Trance. Auch die rötliche Farbe des Chakras wurde intensiver.

B. Mc.s Solarplexus-Chakra war das am stärksten entwickelte ihrer Zentren, was sie für die Gefühle anderer Menschen empfänglich machte, aber zugleich auch einen nachteiligen Effekt auf ihre Nebennieren ausübte.

Dieser Fall wurde hier aufgenommen, weil er recht typisch ist für das Phänomen der Trance-Medialität. Die körperlichen Sinne werden getrübt; die Person ist sich im Allgemeinen dessen, was geschieht, nicht bewusst und erinnert sich nicht an das, was sie während ihrer Trance gesagt hat. Das Bewusstsein ist ganz auf einer anderen Ebene konzentriert.

Heute gibt es viele Menschen, die offen für Eindrücke von der Emotional- oder Astral-Ebene sind. Aber diese Art von Sensitivität gehört nicht zur gleichen Kategorie wie die Trance-Medialität, die ein recht seltenes Phänomen ist, das sich gewöhnlich schon recht früh im Leben entwickelt.

11

Die Chakras und die endokrinen Drüsen

Im Laufe unserer Erforschung der Rolle, die die Chakras in Gesundheit und Krankheit spielen, wurden mehr als zweihundert Fälle hellsichtig untersucht; bei einer großen Zahl von ihnen stellte sich ein Zusammenhang zwischen Krankheit und endokrinen Drüsen heraus. Bei einer kleinen Gruppe von Patienten wurden sowohl die astralen als auch die ätherischen, bei einzelnen Personen auch die mentalen Chakras untersucht.

Wir hatten das große Glück, die Verbindung mit einigen Versuchspersonen noch eine Zeit lang aufrechterhalten zu können – in manchen Fällen über viele Jahre hinweg. Bei denen, die wir noch lange Zeit verfolgen konnten (mehr als fünfundzwanzig Jahre), war es möglich festzustellen, dass DKs ursprüngliche Diagnose von Anomalien durch den später erfolgenden Ausbruch der angekündigten Krankheit verifiziert wurde. Bei unserem derzeit beschränkten Wissensstand in diesem ganzen Bereich der hellsichtigen Forschung vermögen wir nicht zu sagen, ob es möglich sein wird, jene von der Norm abweichenden Zustände in den ätherischen Zentren zu beeinflussen, bevor die Krankheit sich manifestiert, und damit deren Ursachen zu beseitigen.

Untersuchungen der ätherischen Chakras haben gezeigt, dass bei allen Abweichungen von Farbe, Rhythmus, Bewegungsrichtung, Helligkeit, Gestalt, Elastizität und Beschaffenheit ein ernster Zustand vorlag, der vermutlich zur Entwicklung einer Krankheit führte, sei es der endokrinen Drüsen, die mit dem jeweiligen Zentrum in Verbindung stehen, oder in dem Teil des Körpers, den das Zentrum mit Energie versorgt.

Das Chakra-System

Name	**Farbe**	**Lokalisierung**	**Drüse**
Scheitel	Kern: gold Blätter: violett/ gold	über dem Kopf	Epiphyse
Brauen	rosa/gelb blau/purpurn	zwischen den Augen	Hypophyse
Kehle	silbrig-blau	Hals-Basis	Schilddrüse/ Nebenschild-drüsen
Herz	goldgelb	Mitte zwischen den Schulterblättern	Thymus
Solarple-xus	vielfarbig: rot und grün	Nabel	Nebennieren/ Pankreas
Wurzel	orangerot	Wirbelsäulenbasis	Wirbelsäule/ Drüsensys-tem

Nebenchakras

Milz	vielfarbig: gelb und rosarot dominieren	linker Oberbauch, unter 10. Rippe	Milz/Leber
Sakral	zinnoberrot	Genital/ Wirbelsäulen-Bereich	Eierstöcke/Hoden

Untergeordnete Chakras

Handflächen, Fußsohlen

Die Harmonie der Chakras im Äther-, Astral- und Mentalfeld ist ein wichtiger Faktor, denn Dissonanzen können Erkrankungen in dem Teil des Körpers nach sich ziehen, der vom jeweiligen Chakra versorgt wird. Untersuchungen der Chakras auf diesen drei Ebenen haben einige Information über die Harmonie des Chakra-Systems erbracht. Nehmen wir beispielsweise an, die Geschwindigkeit des ätherischen Zentrums sei Eins, dann sollte die Rotationsgeschwindigkeit des astralen Zentrums doppelt-, die des mentalen viermal so groß sein, das heißt die Umdrehungsgeschwindigkeiten zeigen ein Verhältnis von 1:2:4. In Wirklichkeit sind diese Raten natürlich viel höher, aber dieses Verhältnis zeigt an, dass die Chakras harmonisch zusammenwirken. Wenn jedoch die Rate eines astralen Zentrums höher ist als die des mentalen, zum Beispiel 1:5:3, kann dies ein Hinweis auf die Möglichkeit von Dissonanz und Krankheit im Bereich dieses Astral-Zentrums sein. Auf jeden Fall zeigt es, dass die Emotionen eines Patienten – nicht sein Denken – seine körperlichen Funktionen und Reaktionen beherrschen.

Es lohnt sich zu erwähnen, dass manche Ärzte heute Visualisierungen empfehlen, die den Patienten helfen sollen, die Wirkungen gewisser Krankheiten – wie zum Beispiel Krebs – zu überwinden, die von der emotionalen Ebene herrühren – obgleich die Ätiologie der Krebskrankheit sehr komplex ist und viele Kausalfaktoren hereinspielen. Wenn Visualisierung zuträglich ist, dann mag dies sein, weil sie den Fluss mentaler Energie steigert und die Emotionen ausgleicht und beruhigt.

Unsere Beobachtungen ergaben, dass bei Veränderungen in den Zentren in Form von Rhythmusstörungen – besonders wenn es eine Umkehrung der Bewegung vom Uhrzeigersinn zum Gegenuhrzeigersinn gab – die Erkrankungswahrscheinlichkeit sehr ausgeprägt war. Gingen damit noch andere Veränderungen einher – zum Beispiel in Farbe, Helligkeit, Gestalt oder Beschaffenheit – war die Funktionsstörung noch verstärkt. Wenn der Kern des Zentrums ein widersprüchliches, gegensätzliches Bewegungsverhalten zeigte, wenn also die Rotation sowohl im Uhrzeigersinn als auch im Gegenuhrzeigersinn festzustellen war – bestand zusätzlich die Wahrscheinlichkeit, dass der Patient binnen weniger Jahre einen Tumor (vermutlich Krebs-) im Bereich der Körperteile entwickelte, die von diesem Zentrum versorgt werden. Diese These stützt sich auf eine Reihe von Fällen, in denen entsprechende Beobachtungen schon Jahre vor dem Ausbruch einer Krankheit gemacht worden waren.

Bei schweren körperlichen Anomalien – wenn etwa die zum Chakra gehörenden Drüsen operativ entfernt waren – wurde festgestellt, dass die Abweichung im Zentrum selbst durch den chirurgischen Eingriff nicht behoben wurde. Dass diese weiterhin bestand, mag als Erklärung dafür dienen, weshalb die Krankheit dazu neigt, in nur teilweise entfernten Körperorganen – zum Beispiel der Schilddrüse – erneut aufzutauchen.

Ein kurzer Auszug aus den Diskussionen, die zu unserer Kategorisierung von Anomalien in den Chakras führte, mag von Interesse sein:

SK: Wie nimmst du einen »Sprung« oder ein »Leck« in einem ätherischen Zentrum wahr?

DK: Jedes Mal, wenn das Zentrum bei seiner Rotation an die gleiche Stelle gelangt, wo ein Leck ist, entsteht eine Störung im Rhythmus. Es ist, als werde die Energie gestört, während sie in den Körper ausfließt.

SK: Was nimmst du wahr, wenn ein kleines Leck in einem Zentrum ist?

DK: Es kommt zu einer entsprechenden Störung im Rhythmus, aber nicht unbedingt zu einer Störung der Ausrichtung.

SK: Was verstehst du unter einer guten Ausrichtung in den Chakras?

DK: Bei einer guten Ausrichtung besteht in der Regel keine Störung von Rhythmus oder Farbe. Aber wenn eine Störung vorliegt, dann achte ich auf Arrhythmien und auf die Ausrichtung. Wenn Rhythmus und Farbe sich im Bereich des Normalen bewegen, gibt es keine Störung der Ausrichtung, obwohl sich die Chakras möglicherweise nicht ganz in Harmonie befinden.

Zurzeit sind wir dabei zu lernen, welche Teile des Körpers von den verschiedenen Chakras mit Energie versorgt und damit kontrolliert werden; wir wissen aber noch nicht genau, welche Faktoren bestimmen, wo eine Krankheit sich zeigen wird, wenn in einem Chakra Anomalien auftreten. Wenn beispielsweise das ätherische Kehl-Chakra solche Abweichungen in der Farbe zeigt – zum Beispiel Rot in Kern oder Blütenblättern – dann wissen wir noch nicht, ob dies besagt, dass eine Erkrankung in der Schilddrüse selbst auftauchen wird oder ob Brust oder Brustkorb betroffen sein werden. Alle diese Gebiete werden vom Kehl-Chakra mit Energie versorgt. Wir wissen auch noch nicht, ob die Funktionsstörung hormoneller Art sein oder zu einem Tumor – einer gutartigen oder bösartigen Geschwulst – führen wird. Andererseits wurde noch nie eine mit einem ätherischen Chakra zu assoziierende Krankheit entdeckt, wenn das Zentrum selbst absolut normal war.

Eine weitere Beobachtung ist von weitreichender Bedeutung: Auch genetische Defekte zeigen sich in den Chakras!

Alle diese Aspekte lassen uns hoffen, dass in der Zukunft neue Techniken entwickelt werden, die das Verhalten der ätherischen Chakras aufspüren können, sodass wir Anomalien schon entdecken, bevor physische Symptome erscheinen. Dies wäre ein riesiger Schritt in Richtung auf eine echte Präventiv-Medizin. Dieser Gedanke scheint im Augenblick vielleicht noch weit hergeholt, aber nur wenn wir uns mit den Ursachen und Ursprüngen der Krankheit befassen, können wir hoffen, ein Mittel zu ihrer Verhütung zu finden.

Anhaltende Anomalien in den Zentren sind vielleicht mit der Inkubationszeit bei Infektionskrankheiten vergleichbar. Wir wissen, dass bei manchen Krankheiten die Inkubationszeit zwischen drei und sieben Tagen oder zwischen zwei und drei Wochen schwankt. Daraus ergeben sich einige Fragen: Welche Faktoren bestimmen diese Zeit zwischen der Ansteckung und dem Ausbruch der Krankheitssymptomatik? Warum gibt es eine bestimmte Kombination oder Reihe von Symptomen, die für jede Krankheit charakteristisch ist?

Die Antworten auf diese und andere schwierige Fragen könnten in der Harmonie innerhalb des Chakra-Systems liegen.

Jede Bemerkung und Folgerung, die wir in diesem Buch machen, basiert auf experimentellen Ergebnissen, die wir aus Fallstudien beziehen, in denen der Krankheitsprozess sich durch Anomalien sowohl in Feldern als auch in Chakras zeigte. Mancher Leser mag den Wunsch haben, diese Unterlagen selbst zu studieren; andere würden dies ermüdend finden und ziehen es vor, sich mit unseren Schlussfolgerungen zu beschäftigen. Deshalb folgt unserem Text ein Anhang, in dem detaillierte Fallstudien vollständig wiedergegeben werden. Im fortlaufenden Text selbst jedoch verallgemeinern wir unsere Beobachtungen für den Leser so weit, wie wir es für vertretbar halten.

Damit diese Verallgemeinerungen jedoch einen Sinn haben, sollte der Leser wissen, wie wir zu ihnen gelangten; darüber hinaus müssen die Entsprechungen zwischen den einzelnen Chakras und den verschiedenen endokrinen Drüsen erklärt werden. Die Fallstudien im Anhang, die sich am eingehendsten auf das jeweilige Chakra beziehen, sind gekennzeichnet. Weil jedoch alle Chakras miteinander interagieren, ist in manchen Beispielen eine umfassendere Information über das ganze Chakra-System notwendig; in solchen Fällen sind die Angaben detaillierter und enthalten eine Beschreibung anderer Chakras und/oder des ganzen Feldes, in einigen wenigen Fällen sind auch die astralen Chakras beschrieben.

Man sollte erneut betonen, dass DK die medizinische Diagnose vor ihrer Untersuchung der Patienten nicht kannte, außer in solchen Fällen, bei denen es sich um einen wiederholten Besuch handelte.

Das Scheitel-Chakra

Wie in Kapitel V bemerkt, ist das Scheitel-Chakra das größte und wichtigste Zentrum. Es beeinflusst die Funktion des ganzen Gehirns, steht aber besonders in Verbindung mit der Epiphyse. Aufgrund seiner Verbindungen mit den anderen Drüsen spiegelt sich jede Störung im Bereich des Scheitel-Chakras auch in den meisten anderen Chakras wider.

Die Epiphyse ist ein rötlich-graues Organ, hat die Größe einer Erbse und die Form eines Tannenzapfens. Sie liegt tief in der Kopfmitte (oberhalb und hinter der *Commissura posterior*, zwischen den *Colliculi superiores* der *Lamina quadrigemina*, auf denen sie ruht, und unterhalb des hinteren Randes des *Corpus callosum*).

Lange Zeit hielt man die Epiphyse für ein rudimentäres Organ ohne Funktion oder Nutzen. Im 17. Jahrhundert jedoch behauptete der Philosoph Descartes, dass sie der Sitz der Seele und der einzige Ort sei, an dem menschlicher Geist und Körper sich träfen, denn an allen anderen Stellen des Organismus seien sie hoffnungslos voneinander getrennt, da sie – so sein Argument – aus zwei völlig unterschiedlichen Substanzen beständen. Seine Schriften sagten ferner, dass auch die Augen eine Rolle bei diesem Mechanismus spielen könnten. Viele Menschen machten sich über jene Äußerungen lustig, aber heute, dreihundert Jahre danach, wird die Epiphyse von der medizinischen Wissenschaft aktiv erforscht, selbst wenn man den kompromisslosen cartesianischen Dualismus zugunsten einer einheitlicheren Sicht der Realität verwirft.

Im Jahre 1959 kam es zu einem größeren Durchbruch im Verständnis der Funktion dieser Drüse, als Lerner, ein Dermatologe, erfolgreich das Hormon Melatonin isolierte, das von der Epiphyse produziert wird. Man fand heraus, dass die Melatonin-Produktion während der Nachtstunden hoch und während der Tagstunden reduziert war; dieser zirkadiane Rhythmus ist wichtig im Zusammenhang mit den biologischen Uhren des Körpers. Ähnliche Zusammensetzungen fand man in der Netzhaut des Auges.

Die zeitgenössische Forschung bestätigt, dass die Epiphyse Hormone produziert, die andere biologische Rhythmen kontrollieren, und dass sie etliche endokrine Verbindungen besitzt. 1960 entdeckte Kappers, dass die Nerven, die die Epiphyse versorgen, ihren Ursprung nicht im Gehirn haben, sondern im sympathischen Nervensystem (insbesondere in sympathischen Zellverbänden in den oberen Zervikalganglien – vgl. *The New Scientist* vom 25. Juli 1985 und *Science News* vom 9. November 1985).

Krankheiten in Verbindung mit dem Scheitel-Chakra

Von den vielen Fallstudien, die sich besonders auf Anomalien im Scheitel-Chakra beziehen, haben wir die von CT ausgewählt, einem Methodisten-Prediger und Heiler im Alter von fünfundsiebzig Jahren, der ab dem 5. Juli 1958 eine Lähmung der rechten Körperhälfte und Schwierigkeiten beim Sprechen entwickelte (Aphasie und Apraxie). Als wir ihn im April 1959 sahen, war eine gewisse Besserung festzustellen (vgl. Anhang).

Die Untersuchung seines allgemeinen Feldes ergab, dass graue Flecken über den Ätherkörper verstreut waren; um den Kopf herum ließen sich dunklere Grautöne feststellen. Die Helligkeit war überdurchschnittlich, aber innerhalb des Feldes fanden sich trübe Stellen. Die Bewegung zeigte sowohl rhythmische als auch arrhythmische Muster; im Bereich des Kopfes war sie verlangsamt, auch die Elastizität war reduziert. Darüber hinaus war der Ätherkörper auf der rechten Seite des Kopfes erschlafft. Auf der linken Seite schien er in feine Körnchen gebrochen, was auf eine Schädigung des Gehirns deutete. Die ätherischen Finger der rechten Hand waren verlängert und zeigten eine Befähigung zum Heilen.

SK bemerkte zu diesen Beobachtungen, nachdem sie die ärztliche Diagnose studierte hatte, dass die Übereinstimmung von DKs Beschreibung und dem medizinischen Befund exzellent war. Der grundsätzliche Schaden wurde bestätigt durch die feine Granulation des Ätherkörpers auf der linken Seite des Gehirns, und die Erschlaffung auf der rechten Seite stimmte mit der halbseitigen Lähmung überein.

Das Scheitel-Chakra zeigte eine Abweichung, nämlich eine große Diskrepanz von Farbe, Leuchtkraft, Bewegungsrate, Elastizität und Beschaffenheit zwischen Kern und Blütenblättern. Während die Luminosität der Blütenblätter auf Meditationspraxis schließen ließ, zeigte die Trübheit des Kerns einen Krankheitsprozess. DKs Beschreibung dessen, was sie ätherisch im Gehirn wahrnehmen konnte, war interessant. Sie stellte fest, dass der Teil des Gehirns, der mit der Mechanik des Hörens in Verbindung steht, dem entspricht, was sie als »Resonanzboden« bezeichnet. Die elektrischen Impulse, die normalerweise als dieser Resonanzboden wirken, waren hier beeinträchtigt, und dies wiederum störte den Mechanismus des Hörens. Der »Monitor der Sprache« innerhalb des ätherischen Gehirns fehlte. Auch eine Arrhythmie und eine Verlangsamung des Energiestromes in den vorderen Gehirnabschnitten lag vor. Die Energie im hinteren Teil des Gehirns war im Vergleich zu den vorderen Bereichen zerklüftet. SK nahm an, dass das Gebiet der reduzierten Energie auf der linken Seite über dem Kern des Chakras vermutlich mit dem Schaden in der linken Gehirnhemisphäre zusammenhing.

Eine weitere Krankheit, die besonders in den Bereich des Scheitel-Chakras fällt, ist die Epilepsie. Wir sahen eine beträchtliche Zahl solcher Fälle, von denen wir jedoch nur eine repräsentative Darstellung bringen können (zusätzliches Material im Anhang dieses Buches).

MJ, einundzwanzig Jahre, zeigte beidseitig Abweichungen in den EEG-Aufzeichnungen; die eine Seite schien mehr gestört zu sein als die andere. Im Jahre 1952 konsultierte sie Dr. Wilder Penfield am neurologischen Institut in Montreal zum ersten Mal; epileptische Anfälle hatte sie von Kindheit an gehabt. Die vorausgehenden Warnzeichen, die sogenannte »Aura«, waren eine Wahrnehmung im Kopf, Herzklopfen, starrer Blick, unwillkürliche Bewegungen der Kaumuskeln und eher automatische als spontane Reaktionen. Auf diese kleineren Anfälle folgten manchmal, aber nicht immer, stärkere mit Bewusstlosigkeit.

MJ trug ein großes Muttermal auf der rechten Seite von Gesicht, Stirn und Kopfhaut. Ihr Verhalten war unberechenbar und manchmal gefährlich. Von Zeit zu Zeit zeigte sie heftige Temperamentsausbrüche, Eifersucht und aggressives Verhalten; sie schlug nach ihrer Mutter, zerbrach Gegenstände oder warf sie um sich. Sie verlangte ständig Aufmerksamkeit und hatte einen sehr starken Willen.

Der medizinische Bericht erwähnte Anzeichen für Gehirnschäden (isolierte epileptiforme Störung, ausgehend von der linken Schläfenregion, obwohl der Hauptanteil der Entlastung deutlich der rechten Seite zuzuordnen war). Dr. Penfield führte zwei chirurgische Eingriffe am rechten Hinterkopf durch (rechte posterio-temporale Lobektomie), einen im Jahre 1952, den zweiten 1953. Danach war eine fünfundsiebzigprozentige Besserung bei Anfallshäufigkeit und Verhalten festzustellen, aber Eifersucht und Wutausbrüche blieben unverändert.

DK sah die Patientin in New York City im Jahre 1957. Sie wusste absolut nichts über die medizinische Vorgeschichte und erhielt auch keine Informationen über die Patientin.

Sie berichtete, dass das allgemeine Ätherfeld der beiden Kopfseiten unausgeglichen sei. Links war das Ätherische eingezogen; auf der rechten Seite des Kopfes und des übrigen Körpers ragte der Ätherkörper ca. zwei Zentimeter weiter hervor. Die Beschaffenheit auf der rechten Seite schien dicker und drang etwa drei Zentimeter tiefer in das ätherische Gehirn ein. Außerdem schien die Energie in der rechten präfrontalen Region im Vergleich zur linken etwas unruhig zu sein.

Die Farbe der Aura des Ätherkörpers war dunkelgrau, vermischt mit etwas Dunkelrot, was nicht normal ist. Die Beschaffenheit war etwas grob, die Bewegung unstet, die Strömung verlief kreuz und quer. Die eigentliche Substanz des ätherischen Gehirns schien disharmonisch, der Energiefluss im präfrontalen Bereich war unstabil und sprunghaft.

In der Gegend hinter dem rechten Auge, tief innerhalb der Gehirnsubstanz, zeigten sich »Hindernisse« im Energiemuster. Auf der rechten Gehirnseite befand sich ein »kahler Fleck«, wo die ätherische Energie über einen leeren Raum zu springen schien. (DK zeigte auf die rechte Temporal- und Präzentral-Region, als sie diese Feststellung traf – was mit dem Teil des Gehirns übereinstimmte, der operativ entfernt worden war.) Sie sah den Bereich der Störung in der Präzentral-

Region als »einen langen, engen, grabenähnlichen Kanal«, in dem der ätherische Energiefluss nicht normal verlief.

Das Scheitel-Chakra hatte einen Durchmesser von ungefähr fünfzehn Zentimetern und befand sich etwa drei Zentimeter oberhalb des Kopfes. Die Blütenblätter auf der rechten Seite im Bereich von etwa 6 und 8 Uhr zeigten nach unten, was von der Norm abweicht, und sie wiesen auch einige kahle Stellen auf. Der Kern des Scheitel-Chakras hatte einen Durchmesser von rund zweieinhalb Zentimetern, war verlängert, erweitert, breiter und elastischer als normal, und das Energiemuster in diesem Chakra machte einen komplexen Eindruck.

Im Scheitel-Chakra war eindeutig eine Störung wahrzunehmen, die darauf schließen ließ, dass die Patientin Bewusstseinsveränderungen ausgesetzt war, die zu teilweiser oder völliger Bewusstlosigkeit führen konnten. Der Stiel des Scheitel-Chakras neigte sich nach vorn und schien einen Druck auf einige Nervenzentren zu erzeugen. Dies wiederum beeinträchtigte die Sinneswahrnehmung, und deshalb schienen die Reaktionen sprunghaft. Die rechte Seite wies offenbar kurze, unregelmäßige Wellenmuster auf, die linke Seite hatte längere Muster.

DK bemerkte, dass sich die ätherische Energie kurzschließen würde, wenn die Patientin emotional aufgeregt oder müde werde; deshalb seien ihre Reaktionen dann sprunghafter, der Gleichgewichtssinn gehe verloren und sie werde verwirrt.

Das ätherische Stirn-Chakra maß rund sieben Zentimeter im Durchmesser und überragte die Stirn frontal um einen Zentimeter. Seine Bewegung war sehr langsam, und dies beeinträchtigte den Stirnhirn-Bereich.

Das Kehl-Chakra hatte einen Durchmesser von etwa vier Zentimetern und ragte einen Zentimeter vom Hals nach vorn. Es zeigte, dass die Patientin über lange Zeit sehr viel Spannung ausgesetzt war, die ihr das Gefühl vermittelte, eingeschlossen und bedrängt zu sein, dadurch wiederum entstand weitere innere Spannung, die den Fluss ätherischer Energie verlangsamte. DK bemerkte jedoch, dass eine deutliche Besserung im Vergleich zum früheren Zustand vorliegen musste. Dies stimmte mit den ärztlichen Aufzeichnungen überein.

Im Februar 1958 sahen wir die Patientin wieder. DK stellte fest, dass es innerhalb des Gehirns im Bereich von 7 und 9 Uhr immer noch Zickzack-Energiemuster gab. Die Blütenblätter des Scheitel-Chakras zeigten eine gewisse Besserung und wiesen weniger nach unten. DK bemerkte, dass bei der Patientin von Zeit zu Zeit ein Energieüberschuss auftrat, der sich in ihr aufbaute, ohne nach außen zu finden. Deshalb würde die leichteste emotionale Störung zu einem Ausbruch führen und sie toben lassen. DK schlug vor, eine konstruktive Möglichkeit zum emotionalen Ausdruck zu finden – besonders etwas Rhythmisches wie Musik, Tanz oder Chorgesang –, um die innere Spannung erleichtern zu helfen.

Wegen des überdurchschnittlich elastischen und geweiteten Scheitel-Chakras war die Patientin besonders während Zeiten unberechenbaren Verhaltens offen für unerwünschte Einflüsse.

DKs Interpretation und Kommentare über das, was sie im Bereich des Scheitel-Chakras und der linken Seite des ätherischen Gehirns wahrnahm, stimmten genauestens mit den Folgen der operativen Entfernung von Teilen des Gehirns überein. Ihre Schilderung der emotionalen Störung der Patientin und der heftigen Ausbrüche war erstaunlich akkurat.

Das Stirn-Chakra

Das Stirn-Chakra steht besonders mit der Hypophyse in Verbindung. Diese ist ein kleines, ovales, rötlich graues, gefäßreiches Organ, wiegt etwa ein Gramm und ist zwölf bis fünfzehn Millimeter groß. Sie sitzt in einer Knochenhöhlung (namens *Sella turcica* = Türkensattel) in der Schädelbasis, rund sechs Zentimeter hinter dem Punkt zwischen den Augenbrauen. Die Drüse ist durch das *Infundibulum* mit der unteren Fläche des Gehirns, dem Hypothalamus, verbunden. Anatomisch und funktionell besteht sie aus zwei Lappen, die durch eine fibröse Platte oder Schicht voneinander getrennt sind. Der vordere, anteriore Teil ist größer und von länglicher Form; seine Rückseite ist etwas konkav, um die Rundung des Hypophysen-Hinterlappens (HHL) aufzunehmen. Die beiden Lappen unterscheiden sich in ihrer Entwicklung, Struktur und hormonellen Funktion.

Der HVL (Hypophysen-Vorderlappen) ist von rötlich brauner Farbe und ähnelt in seiner mikroskopischen Struktur dem Schilddrüsen-Gewebe. (Embryologisch hat er sich aus dem ektodermalen Mundhöhlendach entwickelt.) Die HVL-Hormone unterstehen durch Vermittlung der Neurohormone, die von neurosekretorischen Zellen produziert werden, der Kontrolle des Hypothalamus. Der HVL schüttet folgende Hormone aus, die wiederum weitere Drüsen im Körper beeinflussen:

ACTH	(Corticotropin, wirkt auf die Nebennierenrinde)
TSH	(wirkt auf die Schilddrüse)
FSH	(wirkt auf die Eierstöcke bzw. Hoden)
LH	[ICSH] (wirkt auf Gelbkörper [bzw. Hoden])
STH	(Wachstumshormon)
PRL	(Prolaktin, wirkt auf Milchdrüsen)

Der Hypophysen-Hinterlappen hat sich im Embryonalstadium aus einer Ausstülpung des Gehirns entwickelt und verbindet sich bei Säugetieren mit dem Vorderlappen. Er produziert folgende Hormone:

ADH	(Adiuretin, regt die Wasser-Reabsorption in den Nieren an)
Oxytozin	(unterstützt Kontraktion des Uterus bei der Geburt und regt Milchbildung an)

Krankheiten in Verbindung mit dem Stirn-Chakra

Da die Hypophyse die Kontrollinstanz über die Hormone anderer Drüsen ist, ging die medizinische Welt davon aus, dass eine Entfernung der Hypophyse das Wachstum von Krebs-Metastasen (Tochtergeschwülsten) verzögern oder verhindern würde. Bei sieben von neun Fällen massiver hypophysärer Störungen, die wir im New Yorker Ambulanz-Zentrum untersuchten, war die Hypophyse aus therapeutischen Gründen chirurgisch entfernt worden. Äußere Anzeichen dafür gab es nicht. In fünf Fällen hatte man diese Operation bei Patientinnen mit metastasierendem Brustkrebs vorgenommen. In zwei Fällen wurde die Hypophyse wegen schweren Stoffwechselstörungen (Hans-Schuller-Christiansche Krankheit bzw. Pagetsche Krankheit) entfernt.

In allen neun Fällen stellte DK beim ätherischen Stirn-Chakra deutliche Anomalien fest. In sieben Fällen sprach sie vom Fehlen ätherischer Energie im Kern der Hypophyse – eine plausible Beobachtung, da die Drüse selbst operativ entfernt worden war. In zwei Fällen sehr seltener Knochenkrankheiten beschrieb sie genau die Veränderungen der Knochenstruktur, obwohl die beiden Fälle recht gegensätzliche Krankheitszeichen manifestierten. In keinem einzigen Fall nahm sie eine kranke Hypophyse als normal wahr.

Zu Beginn wusste DK nicht, dass es überhaupt möglich war, die Hypophyse operativ zu entfernen, aber ihre Betrachtung der ätherischen Entsprechung der Drüse war akkurat: sie nahm sie als trüb und energielos wahr. Operationen in diesem Bereich des Schädels sind nicht ganz einfach, und die Hypophyse war möglicherweise nicht restlos beseitigt worden; DK berichtete, dass der zentrale Teil fehlte. In wenigen Fällen, in denen die Operation vermutlich unvollständig geblieben war, sprach sie von kleinen Resten ätherischer Energie in der Peripherie der Hypophyse. In keinem Fall jedoch hatte das ätherische

Stirn-Chakra nach einer Hypophysen-Exzision wieder zum Normalzustand zurückgefunden.

Ein Beispiel, das besonders von Anomalien im Bereich des Stirn-Chakras handelt, ist die Geschichte einer zuckerkranken Frau; an diesem Krankheitsgeschehen ist die Hypophyse beteiligt. Ihre Symptome waren sehr starker Durst und Harnausscheidung. Die Patientin war im Allgemeinen nervös, »hibbelig« und ängstlich; sie litt unter starken Kopfschmerzen auf der rechten Seite, die zur Stirn ausstrahlten. Dies begann sechs Monate nach einer Entbindung. Danach entwickelte sie die Hans-Schuller-Christiansche Krankheit, eine Stoffwechselstörung, gegen die Röntgenbestrahlungen und Medikamente verordnet und verabreicht worden waren.

DK stellte fest, dass das ätherische Stirn-Chakra stark von der Norm abwich. Sowohl Kern als auch Blütenblätter waren grau; der Kern zeigte sich unregelmäßig und hatte ein »Leck«, und das ätherische Material war allgemein dicker und lockerer. Die Peripherie der ätherischen Hypophyse zeigte sich weicher und elastischer als normal, die Aktivität unregelmäßig: Mitte und rechte Seite der Drüse waren aktiver als der Rest. Die Knochen um den Scheitel (rund um die Fontanelle) schienen härter als normal, auch dicker zu sein, aber nicht gleichmäßig. Sie waren auch weniger elastisch.

In diesem Fall entsprachen DKs Beobachtungen genau den medizinischen Befunden, besonders die Schilderung der Knochenanomalien. (Einzelheiten dieser und anderer im Zusammenhang mit dem Stirn-Chakra zu betrachtender Fälle finden sich im Anhang dieses Buches.)

Das Kehl-Chakra

Das Kehl-Chakra steht besonders mit der Schilddrüse und den Nebenschilddrüsen in Verbindung. Die Schilddrüse ist für das Wohlergehen des durchschnittlichen Menschen von größter Wichtigkeit, denn sie kontrolliert die Stoffwechselrate und das Gleichgewicht im Organismus. Eine enge Beziehung verbindet die Nebenschilddrüsen mit den beiden Flügeln oder Lappen der Schilddrüse.

Die Schilddrüse wiegt dreißig Gramm und sitzt vorn im Hals, unterhalb des Kehlkopfes. Eine ihrer Funktionen ist die Steigerung des Sauerstoffverbrauchs, und somit reguliert sie die Wachstums- und Gewebedifferenzierungs-Prozesse. Die Drüse produziert zur Kontrolle des Stoffwechsels das Schilddrüsenhormon und zur Senkung des Blutkalziumspiegels Kalzitonin. Die Schilddrüse ist für ein normales Leben unverzichtbar, da sie die Eiweißbildung in buchstäblich allen Körpergeweben steigert.

Die Nebenschilddrüsen sind vier runde, linsengroße Organe, die an der Rückseite der Schilddrüsen-Lappen liegen. Ihre Hauptaufgabe besteht darin, den Blutkalziumspiegel im Gleichgewicht zu halten. Dies wird erreicht durch eine Anregung des Knochenabbaus, der Kalzium und Phosphat ins Blut freisetzt. Darüber hinaus wird der Kalziumspiegel erhöht durch Anregung der Kalzium-Reabsorption aus Darm und Nieren.

Die Hauptfaktoren zur Regulierung des Kalzium/Phosphor-Gleichgewichts im Körper sind das Nebenschilddrüsen-Hormon und Vitamin D. (Dieses Vitamin wird heutzutage als Hormon betrachtet.) Beim Hyperparathyreoidismus, also einer erhöhten Ausschüttung des Nebenschilddrüsen-Hormons, kommt es zu einer allgemeinen Störung des Kalziumphosphatspiegels und des Knochenstoffwechsels, die zu einer Hyperkalzämie (erhöhter Blutkalzium-Spiegel) führt.

Verschiedene Typen von Rhythmusstörungen im Kehl-Chakra

wurden beobachtet. Im Bereich dieses Chakras zeigen mehr Menschen Störungen als in jedem anderen ätherischen Zentrum. Wenn das Chakra »schlaff« und sein Rhythmus verlangsamt ist, weist dies auf eine allgemeine Schwäche und Ermüdungsneigung hin; bei Spannungszuständen jedoch wird der Kern dichter, die Blütenblätter lockerer, und die Energie ist arrhythmisch. Gelegentlich ist im Rhythmus ein Bruch zu bemerken – ähnlich einem Kratzer auf einer Schallplatte –, der auf ein kleines Energie-Leck schließen lässt. Bei einigen mentalen Störungen ist das Kehl-Chakra ebenfalls überlastet.

Krankheiten in Verbindung mit dem Kehl-Chakra

Zahlreiche Fälle mit mehr oder weniger ausgeprägten Abweichungen vom Normalzustand des Kehl-Chakras wurden untersucht. In zwölf Fällen von Krebs, in denen man die Schilddrüse operativ entfernt hatte, stellte DK fest, dass die ätherische Entsprechung der Drüse fehlte. Bei teilweisen Schilddrüsen-Resektionen berichtete sie, dass ein Teil der Schilddrüse entfernt sei. In allen untersuchten Fällen blieb das Kehl-Chakra selbst nach der chirurgischen Entfernung des Krebstumors anomal. Die Zeit, die es benötigt, um nach einer Operation wieder zu seinem Normalzustand zurückzufinden, wäre ein interessanter Gegenstand weiterer Forschungen.

In einem besonders interessanten Fall litt der Patient (RS) an der Pagetschen Krankheit; zur Symptomatik gehörte eine chronische Entzündung und Deformierung der Knochen, besonders von Hüfte, Oberschenkel, Wirbelsäule und Schädel. (Weitere Einzelheiten im Abschnitt »Kehl-Chakra« im Anhang.) DK stellte fest, dass die Funktion des Kehl-Chakras vom Normalzustand abwich, besonders im Wirbel, der sich verlangsamt zeigte. Die Schilddrüse sah »tot« aus und war vermutlich entfernt worden; die Nebenschilddrüsen funktionierten nicht normal. Die geringe Energie dieser Drüsen, die zu flackern und nicht im Gleichgewicht mit der Schilddrüse zu sein schienen, führte sie zu dem Schluss, dass der Patient eine Erkrankung der Nebenschilddrüsen gehabt haben müsse. (Die medizinische Vorgeschichte ergab, dass die rechten Nebenschilddrüsen wegen eines Adenoms entfernt worden waren, ebenso der linke Schilddrüsenflügel.)

Auf der rechten Seite schienen die Schädelknochen »ausgedünnt« zu sein; dieser Befund wiederholte sich, weniger deutlich ausgeprägt, am Hinterkopf und in den Knochen von Wirbelsäule und Beinen. Bei normalen Knochen sieht die ätherische Struktur hart und dick aus, aber bei diesem Patienten schien die Knochenstruktur »krümelig« und wie aus kleinen Stückchen zusammengesetzt. (Dies unterschied sich auffallend von dem Knochenzustand, der im vorangegangenen Fall von *Diabetes insipidus* beschrieben wurde.) Die Knochenstruktur war auf der rechten Kopfseite besonders dünn und körnig.

Bei Betrachtung der Organe hatte DK den Eindruck einer Unterfunktion der Nebennieren und einer trägen Lebertätigkeit. Die linke Niere schien normal, aber es gab Anzeichen für einen weichen Stein. Die rechte Niere funktionierte nicht normal und zeigte sich ebenso »krümelig« wie der Darmtrakt. Ein ungewöhnlicher Grauton zeigte sich im Kern des Solarplexus-Chakras, dessen Bewegung verlangsamt und aus dem Rhythmus geraten war.

In diesem Fall stimmten DKs Beobachtungen extrem genau mit der ärztlichen Diagnose überein, besonders im Hinblick auf den Zustand der Knochen.

Das Herz-Chakra

Das Herz-Chakra ist besonders eng verbunden mit dem physischen Herzen, dem Blutstrom und seinen Bahnen sowie dem elektrischen Gleichgewicht des Lymphsystems. Es steht in Kontakt mit der Thymusdrüse und – nach dem derzeitigen Informationsstand – mit dem Immunsystem.

Die Thymusdrüse besteht aus zwei seitlichen Lappen, die von Bindegewebe zusammengehalten und eingehüllt sind. Sie befindet sich in der Mitte der Brust, hinter dem Brustbein (teils im Hals, teils im oberen Mediastinum) und erstreckt sich von der Höhe des Knorpels der vierten Rippe bis zur unteren Grenze der Schilddrüse. Ihr unteres Ende reicht bis zum Herzen (Perikard).

Der Thymus ist rosa gräulich und weich, seine Oberfläche ist gelappt. Er ist etwa fünf Zentimeter lang und dreieinhalb Zentimeter breit. Bei der Geburt wiegt er rund acht Gramm, schrumpft aber bis zum Erwachsenenalter und ist im höheren Alter kaum noch erkennbar. Früher hielt man die Thymusdrüse für ein rudimentäres Organ von geringer Bedeutung; zeitweise glaubte man gar, der Thymus sei nur zur Produktion von Lymphzellen (Lymphozyten) vorhanden.

Seit 1960 jedoch hat man die wichtige Rolle des Thymus bei der Reifung eines guten Immunsystems erkannt. Sein wichtigstes Hormon ist das Thymosin (ein aktives Peptid), das zur Entwicklung des Immunsystems beiträgt; der Thymus ist also der Schlüssel zur Fähigkeit des Organismus, Antikörper zu produzieren, um mit deren Hilfe fremdes Gewebe und Zellen abzuwehren.

Anfang 1959 wurden DK viele Patienten vorgestellt, deren ätherische Zentren und mit ihnen verbundene endokrine Drüsen sie untersuchen sollte. DKs erste, unerwartete Beobachtung war, dass die Thymusdrüse etwas mit dem körpereigenen Abwehrsystem zu tun hatte. Dies war der medizinischen Welt jener Tage noch unbekannt, denn erst in den Sechzigerjahren fand diese Entdeckung ihren Weg in die ärztlichen Fachzeitschriften.

DK beobachtete, dass die ätherische Thymusdrüse bei Kindern fester, heller und weniger schwammig schien als bei Erwachsenen, und dass sie auch mehr Energie besaß. Bei körperlicher Bewegung übte der kindliche Thymus einen größeren Einfluss auf den Kreislauf aus als der des Erwachsenen. Dieser Zusammenhang war im unteren Teil der Thymusdrüse deutlicher festzustellen als im oberen.

Zwischen dem oberen Teil des Thymus und der Schilddrüse besteht eine Brücke. Wenn jemand emotional aus dem Gleichgewicht gerät, ist dies zu erkennen in den ätherischen Verbindungen zwischen dem Thymus und dem Gehirn im Bereich der Hypophyse. Die Lymphknoten scheinen auf ätherischer Ebene dichter zu sein als das Thymusgewebe, das eher locker und schwammig aussieht.

Im Physisch-Körperlichen ist das Herz-Chakra wohl in erster Linie mit seinem Einfluss auf die Tätigkeit der Herzklappen vertreten. Beim Erwachsenen wird der Herzrhythmus vom physiologischen Schrittmacher bestimmt. DK beobachtete, dass es Verbindungen zwischen Herzrhythmus und emotionaler Verfassung geben könnte, die den Thymus beeinflussen. Der Herzrhythmus wird auch durch die Wirkung der Meditation auf das astrale Herz-Chakra beeinflusst.

Krankheiten in Verbindung mit dem Herz-Chakra

MT, sechsundsiebzig Jahre, litt seit zehn Jahren unter einer drastischen Herzvergrößerung ohne die Symptome einer Insuffizienz, ohne Knöchelödeme oder Atemnot. Der Patient war sehr aktiv.

Im August 1985 entschloss man sich zu einer Drainage des Perikards und saugte dreihundert Milliliter Flüssigkeit ab. Obgleich diese klar war und die bakteriologischen Tests negativ ausfielen, erhielt der Patient zwei Wochen lang ein entzündungshemmendes Medikament. Sechs Wochen später aufgenommene Röntgenbilder zeigten, dass die schon unmittelbar nach der Perikard-Drainage festgestellte Besserung anhielt.

Im September 1985 untersuchte DK das Herz-Chakra des Patienten. Die Farbe war golden, zeigte aber eine gewisse Fluktuation; der Aktivitätsrhythmus war etwas unregelmäßig und wechselhaft, die Beschaffenheit recht grob, die Peripherie des Chakras etwas dünner als normal.

Bei Betrachtung des Herzens berichtete DK, dass eine leichte Vergrößerung vorliege, die für den Patienten normal sei. Darüber hinaus stellte sie eine Verdickung der hinteren Perikard-Membran fest – eine Anomalie, die vermutlich schon lange Zeit bestand und möglicherweise bereits von Geburt an vorhanden war. Entzündliche Prozesse schien es nicht zu geben, auch keine Anzeichen einer Infektion.

DK gewann den Eindruck, dass das Herz überdurchschnittlich groß und das Perikard etwas zu eng war. Die daraus resultierende Reibung zwischen Herz und Herzbeutel, bei der Kontraktion des Muskels, erzeugte die erhöhte Flüssigkeitsmenge im perikardialen Raum. Der allgemeine Vitalitätszustand des Ätherkörpers war sehr gut.

In diesem Fall konnten wir eine gute Übereinstimmung von DKs Beobachtungen und der ärztlichen Diagnose feststellen.

Das Solarplexus-Chakra

Das Solarplexus-Chakra ist verbunden mit den *Nebennieren* sowie mit dem Pankreas, der Leber und dem Magenbereich.

Die Nebennieren heißen so, weil diese dreieckigen Organe sich auf die oberen Pole der beiden Nieren lagern. Jede der beiden Nebennieren besteht aus einer äußeren Schicht oder Rinde und einem inneren Bereich, dem Nebennierenmark. (In der Embryonalentwicklung entsteht die Nebennierenrinde aus dem Mesoderm – wie auch die Keimdrüsen –, das Nebennierenmark aus dem Ektoderm, aus dem sich auch das sympathische Nervensystem bildet.) Die ganze Drüse wird von einer festen bindegewebigen Hülle umgeben, aus der sich Faserbündel (Trabekel) in die Rinde strecken. Die Nebennieren sind drei bis fünf Zentimeter lang, vier bis sechs Millimeter dick und wiegen durchschnittlich fünf Gramm.

Die Rinde schüttet Hormone aus, die aus Cholesterin synthetisiert werden. Es sind dies:

Glukokortikoide, die den Kohlenhydrat-Stoffwechsel regeln.
Mineralokortikoide, die den Natrium- und Kalium-Haushalt regeln.
Androgene, eine Gruppe von siebzehn Ketosteroiden, Östrogenen und Progestinen, die wichtig in der Fortpflanzungsphysiologie sind, auch für Kohlenhydrat- und Wasserhaushalt, für Muskeln, Knochen, Zentralnervensystem, den gastrointestinalen, kardiovaskularen und hämatologischen Stoffwechsel. Sie wirken auch entzündungshemmend.

Die Rinde können wir als die Quelle Leben spendender Hormone betrachten. Bei einer Nebennieren-Unterfunktion kommt es zur Addisonschen Krankheit, die zur Atrophie der Nebennierenrinde führt, den Natrium- und Chlor-Gehalt des Blutes senkt und den Kaliumspiegel erhöht, den Blutdruck senkt und zu einem Kreislaufkollaps führt und so, wenn sie nicht behandelt wird, tödlich endet.

1932 beschrieb der amerikanische Neurochirurg Harvey Cushing einen Symptomenkomplex, der unter seinem Namen in die medizinische Fachsprache eingehen sollte. Er ist die Folge einer Überfunktion der Nebennierenrinde und zeigt die charakteristischen Symptome Korpulenz, Bluthochdruck, leichte Ermüdbarkeit, Schwäche, Hirsutismus, Ödeme, Glykosurie und Osteoporose. Die Krankheit kann verursacht sein durch einen Tumor der Nebenniere oder durch eine übermäßige Anregung dieser Drüse aufgrund einer Überfunktion des Hypophysen-Vorderlappens.

Das Nebennierenmark erzeugt und speichert Dopamin, Norepinephrin (Noradrenalin) und Epinephrin (Adrenalin), ist verbunden mit dem sympathischen Nervensystem und spricht auf emotionelle Zustände an.

Krankheiten in Verbindung mit dem Solarplexus-Chakra

Es ist weithin bekannt, dass Magengeschwüre viel mit emotioneller Spannung zu tun haben, und dieser Empfindlichkeits-Zusammenhang zeigt sich deutlich im Solarplexus, der emotionelle Störungen genau registriert. Enge Verbindungen bestehen zwischen diesem Chakra und seiner astralen Entsprechung, aber auch mit dem ganzen Emotionalfeld. Beobachtungen haben ergeben, dass bei Störungen im ätherischen Solarplexus auch der astrale Solarplexus betroffen ist.

Ein sehr interessanter Fall im Zusammenhang mit dem Solarplexus-Chakra war DT, eine sehr bekannte Journalistin und Rednerin, deren Mann wenige Monate vor unserem Gespräch gestorben war. Zu jenem Zeitpunkt gab es noch keinen medizinischen Befund, da die Patientin in letzter Zeit keinen Arzt aufgesucht hatte.

Bei der Untersuchung des allgemeinen ätherischen Feldes bemerkte DK, dass Farbveränderungen im Bauchraum festzustellen waren, ferner eine überdurchschnittliche Leuchtkraft und Rhythmusveränderungen im Sinne eines Wechsels zwischen raschen und verlangsamten Bewegungen. Der Ätherkörper zeigte sich auf der linken Körperseite erweitert und schlaff, im Kopfbereich war ein Spalt zu sehen.

Bei Betrachtung des Bauches und der inneren Organe beschrieb DK eine Blockade im linken Oberbauch (in der Nähe der Milz-Flexur), deren Lokalisierung sie genau zeigte. Die Patientin hatte sich über keinerlei gastrointestinale Symptome beklagt oder irgendwelche Beschwerden angedeutet und, wie schon erwähnt, auch noch keine ärztliche Untersuchung durchführen lassen.

Die Farbe der Blütenblätter des Solarplexus-Chakras war rosa gelblich. Daraus schloss DK, dass die Patientin eine Person mit sehr starken Emotionen war, die sie der starren Kontrolle ihres Denkens und Willens unterwarf. Zuweilen zeigte sie ihre persönlichen Gefühle, wenn sie den Eindruck hatte, dass es am Platz war. So gerieten ihre Nebennieren unter dauernde Spannung, außerdem trieb sie sich selbst ständig in einem Maß und Tempo zur Arbeit an, das ihre körperlichen Möglichkeiten bei Weitem überstieg.

Nach der Untersuchung empfahl DK, dass die Patientin ihren Arzt konsultierte und sich röntgen lasse. Das Ergebnis dieser Untersuchungen ergab eine Blockierung des Dickdarmes genau an dem Punkt, den DK gezeigt hatte. Drei Tage später wurde eine Krebserkrankung des absteigenden Dickdarmteils diagnostiziert und operativ entfernt.

Einige Wochen nach dem Eingriff wurde die Patientin erneut vorstellig. DK fand heraus, dass das allgemeine Ätherfeld nun weniger schlaff, aber noch nicht zum Normalzustand zurückgekehrt war. Die Blockade des Dickdarmes war verschwunden, aber die Nebennieren litten immer noch unter Belastung.

In diesem Fall stimmte die hellsichtige Diagnose mit dem medizinischen Befund sehr genau überein, wurde aber schon vor diesem erstellt.

Das Milz-Chakra

Die Milz ist ein längliches, dunkelrotes, etwa eiförmiges Organ und liegt im linken Oberbauch, hinter und unter dem Magen.

Eine ihrer Hauptfunktionen ist die Infekt-Abwehr. Die Milz ist Produktionsstätte spezifischer Antikörper (»B-Zellen«) und dient der Beseitigung von Mikroorganismen und Zelltrümmern aus dem Blutplasma, wirkt also wie ein immunologischer Filter im Blutkreislauf. Sie besteht aus zwei Teilen: Der »weißen Pulpa« und der »roten Pulpa«. Die Aufgaben der weißen Pulpa sind die Bildung von Antikörpern, die Produktion eines Hormons namens »Tuftsin« sowie die Reifung der B- und T-Lymphozyten und Plasmazellen, die eine Rolle im körpereigenen Abwehrsystem spielen. Die Funktionen der roten Pulpa sind:

Unerwünschte Teilchen wie Bakterien oder alternde Blutbausteine zu beseitigen, als Reservoir für Blutbestandteile, Leukozyten, und Blutplättchen zu dienen und überalterte rote Blutkörperchen abzubauen.

Das Milz-Chakra stellt einen der drei wichtigsten Punkte für den Eintritt ätherischer Energie (Prana) in den Körper dar, die beiden anderen sind Lungen und Haut. DK glaubt, dass die Blutbildung weitgehend durch Querschnitt und Geschwindigkeit des ätherischen Energieflusses zwischen Milz-Chakra und Solarplexus-Chakra bestimmt wird.

Krankheiten in Verbindung mit dem Milz-Chakra

Wenn die Milz operativ entfernt wird, scheint dies keinen Einfluss auf das Erscheinen des Milz-Chakras zu haben, denn dieses bleibt so sichtbar und aktiv wie die anderen. Die körperlichen Funktionen der Milz – darunter ein Beitrag zur Blutbildung und die Speicherung von Eisen – wird, im Gegensatz zur Verarbeitung ätherischer Energie, auf die Leber übertragen. (Hier sei angemerkt, dass diese Äußerung nicht mit der derzeitigen medizinischen Meinung übereinstimmt.)

Ein Patient, dessen Milz bei einer Bauchoperation versehentlich verletzt worden war, wurde ein Jahr nach dem Eingriff untersucht. Die Menge ätherischer Energie im Chakra war normal, aber das Zentrum war bei der Aufnahme und Verteilung der Energie langsamer als gewöhnlich. Mit anderen Worten, es brauchte länger, um die Vitalität wiederherzustellen.

Wie in Kapitel V erwähnt, besitzt das Milz-Chakra starke Verbindungen zu allen anderen Chakras, die es mit zusätzlichem Prana oder ätherischer Energie aus dem universellen Feld versorgt. Im Fall eines an chronischer lymphatischer Leukämie erkrankten Patienten, dessen Milz und Leber vergrößert waren und dessen Schilddrüse einen Knoten aufwies, beobachtete DK Anomalien im Bereich von Kehl-,

Solarplexus- und Milz-Chakra. Sie bemerkte, dass das Kehl-Chakra außergewöhnlich stark mit dem Solarplexus-Chakra verbunden war, und dass die Milz eine Anomalie zeigte. Dies veranlasste sie, sich Gedanken über das Blutbild zu machen. Die Farben des Milz-Chakras waren blass und eintöniger als normal. (Der Leser wird sich erinnern, dass die Farben dieses Zentrums in der Regel die Farbtöne aller anderen Chakras wiederholen.) Die Blütenblätter, die den Solarplexus mit Energie versorgen, befanden sich in Unordnung. Das Milz-Chakra war ebenfalls leicht durcheinander und daher nicht imstande, die normale Energiemenge zu verarbeiten und an die übrigen Zentren weiter zu verteilen. Aufgrund dieser Abweichungen betrachtete DK auch das astrale Milz-Chakra und stellte fest, dass dessen rötliche Farbe blasser als üblich, seine Bewegung sprunghaft und seine Form erschlafft war; es hatte ferner die Neigung, Energie aufzunehmen und sich dann zu schließen.

Alle diese funktionellen Abweichungen und besonders die Beobachtung über das Blutbild stimmten weitgehend mit der medizinischen Diagnose überein.

Das Sakral-Chakra

Dieses Chakra ist mit den Gonaden verbunden, das heißt mit den männlichen und weiblichen Keimdrüsen.

Die Eierstöcke sind zwei Drüsen im weiblichen Organismus, die die zur Fortpflanzung notwendigen Eizellen sowie zwei bekannte Arten von Hormonen produzieren. Sie sind mandelförmige Organe, die auf beiden Seiten der Beckenhöhle liegen und durch die *Ligamenta ovarii propria* am Uterus befestigt sind. Sie sind etwa vier Zentimeter lang, zwei Zentimeter breit und anderthalb Zentimeter dick.

Die Struktur der Eierstöcke zeigt zwei Teile: Einen äußeren, die Rinde, und einen inneren, das Mark. Die Rinde produziert die Eizellen und das Hormon Östrogen. Progesteron wird von einer rötlich gelblichen Gewebsmasse namens *Corpus luteum* (Gelbkörper) ausgeschüttet. Die Aktivität der Eierstöcke wird in erster Linie von den Gonadotropinen der Hypophyse, von FSH (follikel-stimulierendes Hormon) und LH (luteinisierendes Hormon) geregelt.

Die männlichen Keimdrüsen, die Hoden, befinden sich im Hodensack und produzieren die Samenzellen und das Hormon Testosteron, ein Steroid. Jeder Hoden ist etwa vier Zentimeter lang und zweieinhalb Zentimeter breit und dick und wird von einer dichten, unelastischen fibrösen Membran umhüllt. Das männliche Sexualhormon Testosteron regt die Bildung der sekundären Geschlechtsmerkmale an und ist wichtig für ein normales Sexualverhalten.

DK beobachtete, dass das Sakral-Chakra das einzige Zentrum ist, in dem sich die Bewegungsrichtung bei Männern und Frauen unterscheidet. Das männliche ätherische Zentrum ist von viel dunklerem Rot und rotiert im Uhrzeigersinn. Das weibliche ätherische Chakra hingegen ist orangerot und dreht sich gegen den Uhrzeigersinn.

Hellsichtig betrachtet, zeigen normale Eierstöcke ein pulsierendes, funkelndes Licht. Wenn Zysten vorliegen, lässt die Helligkeit nach; wenn ein Eierstock entfernt wurde, verschwindet das Licht, ist aber im verbleibenden Ovar noch zu sehen. Bei einer Totaloperation, bei der beide Eierstöcke und die Gebärmutter beseitigt wurden, sind Veränderungen im Sakral-Chakra wahrzunehmen. Die normalerweise rote Farbe im Kern wird mehr orange und die Blütenblätter gelblicher. Die Größe des Zentrums bleibt jedoch unverändert.

Krankheiten in Verbindung mit dem Sakral-Chakra

Medizinische Lehrbücher beschreiben »Hitzewallungen« als ein Phänomen, dessen Mechanik und Pathologie geheimnisumwittert seien. Hitzewallungen sind bei Frauen in den Wechseljahren verbreitet, wenn die Ausschüttung der Ovarial-Hormone zurückgeht oder die Eierstöcke operativ entfernt worden sind. Im Allgemeinen herrscht ein subjektives Hitzegefühl vor, besonders in Brustraum, Hals und Gesicht, das sich in schweren Fällen jedoch über den ganzen Körper ausdehnen kann. Damit verbunden sind ein Erröten der Haut und ein Schweißausbruch, die einige Minuten anhalten. Die Abstände zwischen den Hitzewallungen sind von Fall zu Fall verschieden; die Symptome können stündlich oder alle sechs bis acht Stunden wiederkehren. Wenn sie während des Schlafes eintreten, entfernen die Patientinnen gewöhnlich die Bettdecke, um sich Kühlung zu verschaffen. Manche Frauen nehmen das weibliche Sexualhormon Östrogen ein, um die Hitzewallungen zu verhindern; andere lassen der Natur ihren Lauf.

DK wurde gebeten, eine Patientin zu beobachten, die von häufigen Hitzewallungen geplagt wurde. Es war in der Folge möglich, die Untersuchungen des Öfteren zu wiederholen, und bei mehreren Gelegenheiten konnte sie die Patientin betrachten, bevor irgendwelche äußerlichen Symptome auftraten.

DK berichtete, dass die ätherische Energie, die von der Hypophyse ausging, auf die Eierstöcke zuschoss, um diese zu stimulieren – was dem normalen Muster entspricht. Aber da bei der Patientin beide Ovarien entfernt worden waren, sprachen diese nicht auf die Energie an. Die Hypophyse wiederum reagierte durch eine Verstärkung des ätherischen Energiestromes in dem Versuch, die Ovarialhormone anzuregen, was natürlich erfolglos blieb. (Bekanntlich haben die Hypophysen-Hormone eine Wirkung auf den Menstruationszyklus.) In der Folge schien die Hypophyse ein starkes Signal an die Schilddrüse zu senden, um diese zur Aktivität zu rufen, die den Mangel an ovariellem Gehorsam gewissermaßen ausgleichen sollte. Die Schilddrüse wiederum, die ebenfalls die Kontrolle über die Körpertemperatur innehat, steigerte ihre Tätigkeit und bewirkte eine Gefäßerweiterung und den Schweißausbruch.

DK schilderte diesen Ablauf als pulsierendes Licht, das zu den verschiedenen endokrinen Drüsen schoss. Wenn die Drüsen darauf ansprachen, konnte sie eine funkelnde Leuchtkraft wahrnehmen. Wenn keine Reaktion der Zieldrüse erfolgte, sprach das Schilddrüsen-System auf die Stimulation von der Hypophyse an.

Eine weitere Patientin wurde uns zur partiellen Untersuchung überwiesen. Sie litt seit zwei Jahren an einem Tumor am Rektum und hatte vor einem Jahr eine Geschwulst in der Brust entwickelt. Eine Ovarialzyste auf der rechten Seite hatte der Gynäkologe diagnostiziert.

DK stellte fest, dass der Strom ätherischer Energie vom rechten Eierstock zur Hypophyse teilweise behindert war. Das Ovar schien die Größe eines Tennisballs angenommen zu haben, und seine Oberfläche sah schwammiger aus als der Kern. Der linke Eierstock schien normal. Auch die Hypophyse arbeitete auf der rechten Seite nicht so aktiv wie auf der linken.

In diesem Fall reichte DKs Betrachtung des allgemeinen Ätherfeldes und der Organe für ihre Diagnose aus – die gut mit dem medizinischen Befund übereinstimmte –, und eine detaillierte Chakra-Analyse erübrigte sich.

Das Wurzel-Chakra

Es gibt keinen Zusammenhang zwischen dem Wurzel-Chakra und einer der wichtigeren endokrinen Drüsen. DK gab jedoch an, dass sie eine sehr kleine Drüse wahrnehme, die ungefähr erbsengroß sei und sich an der Basis der Wirbelsäule befinde. Es handelt sich hierbei um den *Glomus coccygeum* an der Spitze des Steißbeins. Er wurde erstmalig von dem Anatomen Luschkas (1820-1875) beschrieben, seine Funktion ist aber nach wie vor nicht gut dokumentiert. Die Steißbeindrüse liegt bei der Spitze des Steißbeins am unteren Ende der Wirbelsäule, hat etwa zweieinhalb Millimeter Durchmesser und ist von unregelmäßig ovaler Form. Manchmal findet man mehrere kleinere Knötchen um das oder bei dem Hauptknäuel. Es gibt astrale und mentale Pendants dieser kleinen Drüse.

Das Wurzel-Chakra wird traditionell mit der Kundalini assoziiert, die im durchschnittlichen Menschen normalerweise nicht aktiviert ist. Ätherisch besitzt dieses Zentrum eine Verbindung mit Gehirn und Epiphyse, denn es hängt mit dem Scheitel-Chakra zusammen über Verbindungen, die in gewissen Bewusstseinszuständen offen sind. Außerdem trägt das Wurzel-Chakra zur Energieversorgung aller übrigen Zentren bei.

Im Laufe ihrer Untersuchungen verschiedener Personen bemerkte DK unterschiedliche Helligkeitsgrade in diesem Zentrum. Wenn die Energien des Wurzel-Chakras belebt sind, wird seine Farbe zu einem eintönigen gelblichen Orange, und die drei Spinal-Energien – Ida, Pingala und Sushumna – fließen aus seinem Kern in einem Strom hervor, der breit und hell ist. Dies ist ein Zeichen höherer spiritueller Entwicklung.

Fallstudien im Zusammenhang mit diesem Zentrum unternahmen wir nicht.

12

Krankheiten und ihr Zusammenhang mit dem Bewusstsein und den Gehirnfunktionen

In den vorausgegangenen Kapiteln wurden Informationen aus hellsichtigen Untersuchungen von Veränderungen in den Chakras und den mit ihnen korrespondierenden Bereichen der Energiefelder vorgelegt. In diesem Kapitel soll es nun um Verlagerungen und Fehlfunktionen der ätherischen Energie im Gehirn und die daraus resultierenden klinischen Störungen gehen.

Da DK keine anatomischen Kenntnisse besaß, benutzten wir ein plastisches Modell von Nasco, an dem sie ihre Befunde zeigen konnte. Es handelte sich dabei um ein nach dem Abguss eines anatomischen Präparats hergestelltes Vinylmodell des menschlichen Kopfes und Halses, das sich in der Mitte in rechte und linke Hälften aufklappen ließ. Die anatomischen Zusammenhänge wurden DK in groben Zügen demonstriert, so dass sie normale Gegebenheiten beziehungsweise Abweichungen davon leichter als solche wahrnehmen konnte. Um ihr weiteres, greifbares Wissen über das Gehirn zu vermitteln, besuchte sie die neuroanatomische Abteilung einer medizinischen Hochschule, um dort ein menschliches Gehirn im Ganzen und in Einzelteile präpariert betrachten zu können.

Viele der Beobachtungen DKs beziehen sich auf das Kleinhirn, einen Teil des Gehirns, das zwischen dem Hirnstamm und dem hinteren Großhirn liegt (siehe Abb. 1, S. 156). Es hat hauptsächlich mit der Koordination der Muskeln und dem Gleichgewicht im Körper zu tun. Um DKs Beobachtungen im Bereich von Gehirn und Wirbelsäule in den richtigen Zusammenhang zu bringen, zitieren wir folgende Darstellung aus *Gray's Anatomy*.

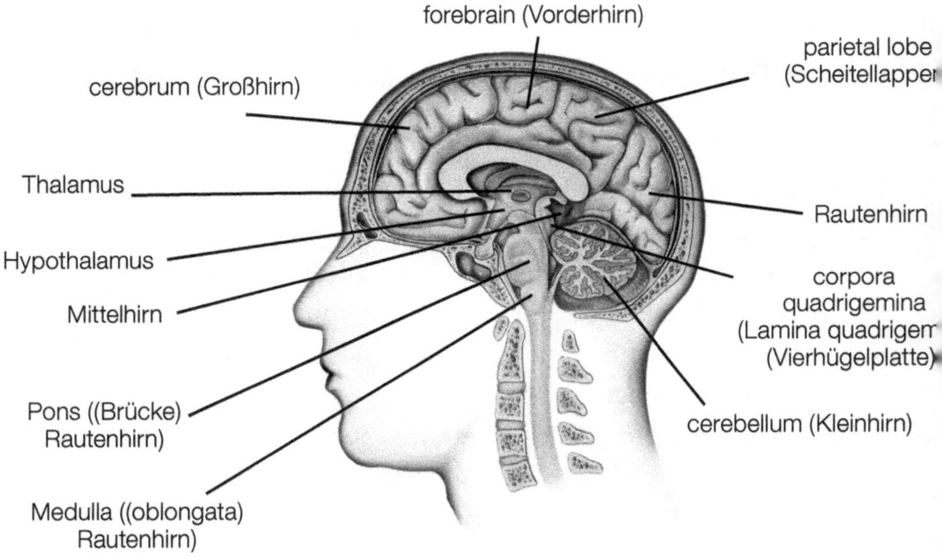

Abb. 1: Sagittalschnitt durch das Gehirn mit Angabe der ungefähren Lage verschiedener, im Text genannter Strukturen.

Anatomisch betrachtet, besteht das Kleinhirn aus einem schmalen mittleren Abschnitt, der zwischen den beiden lateral und posterior vorspringenden Kleinhirn-Hemisphären liegt, dorsal von *Pons* und *Medulla oblongata*. Es scheint als suprasegmentales Koordinationsorgan muskulärer Aktivität zu dienen, besonders für jene motorischen Funktionen, die regelmäßig aufeinanderfolgende, wiederholte oder komplexe Bewegungen erfordern. Es trägt zur Regulation des Muskeltonus und zur Aufrechterhaltung des Gleichgewichts beim Stehen, Gehen und Laufen bei.

Laut DK fließt die ätherische Energie von der Wirbelsäulenbasis in die *Medulla oblongata*, jenen Teil des Gehirns, der den Anschluss an das Rückenmark bildet (siehe Abb. 1), wo ein kleiner Energiestrudel entsteht. Dieses Zentrum scheint jedoch auf astraler Ebene wichtiger zu sein als auf der ätherischen. Das ätherische Kleinhirn ist offenbar ein rezeptives Organ und kann deshalb überschüssige Energie vom übrigen Gehirn absorbieren. Es scheint als eine Art Schwamm oder Puffer für überschüssige ätherische Energie zu dienen. Bei Kindern scheint das Kleinhirn in der Mitte aktiver als in der Peripherie, während bei Erwachsenen das Gegenteil festzustellen ist. (In diesem Zusammenhang sei darauf hingewiesen, dass Tumore des zentralen Kleinhirnteils, sogenannte Vermis-Tumore, hauptsächlich bei Kindern auftreten.)

Auf ätherischer Ebene besteht eine direkte Verbindung zwischen dem Kleinhirn und dem Scheitel-Chakra.

Der *Thalamus* (siehe Abb. 1) scheint eine positive ätherische Ladung zu tragen, die durch die negative oder Minus-Ladung im Kleinhirn aufgewogen wird. Die ätherische Energie des Gehirns scheint durch den Bereich entladen zu werden, der mit dem *Thalamus* verbunden ist. Dieser kann eine Energie-Überladung tragen, die das Kleinhirn mit seiner negativen Ladung neutralisiert.

Das Kleinhirn und der *Nucleus caudatus* (am Grunde des Seitenventrikels, der eine der mit dem Liquorraum der Wirbelsäule verbundene Höhlung darstellt) bilden ein zusammenhängendes System. DK hatte den Eindruck, dass die beiden *Nuclei caudati* und die beiden Teile des Kleinhirns zusammenarbeiten und eine ausgleichende und schützende Wirkung entfalten. Die verschiedenen Abschnitte des Gehirns stehen alle mit dem Nervensystem über die zerebrospinale Flüssigkeit in Verbindung, die als Medium für die elektrischen Entladungen dient. Sie scheint ferner als Energieleiter in Gehirn und Wirbelsäule zu wirken und kann diese Funktion auch für Energien ausüben, die höher sind als die physische.

Sowohl Scheitel-Chakra als auch Epiphyse, Pons und Mittelhirn (siehe Abb. 1) haben vermutlich mehr mit der bewussten Wahrnehmung zu tun, als man gegenwärtig annimmt.

Der Energiefluss vom Chakra an der Basis der Wirbelsäule durch die *Sushumna* oder den ätherischen Kanal nach oben zur *Medulla oblongata* (siehe Abb. 1) könnte eine Wirkung auf die zerebrospinale Flüssigkeit und ihren Energie-Zustand haben. Beim durchschnittlichen Menschen fließt dieser Strom der *Sushumna* recht langsam, bei einem spirituell hoch entwickelten Menschen ist er jedoch leicht und kräftig. Wenn die Kundalini an der Wirbelsäulen-Basis geweckt ist und die Wirbelsäule entlang zur *Medulla oblongata* aufsteigt, hat dies nicht nur auf das Gehirn, sondern auch auf die gesamte Energie-Situation des Körpers einen Einfluss.

Ätherisch betrachtet, ist das Alta major-Zentrum ein kleiner Bereich am Übergang von Schädel und Wirbelsäule. Wenn es voll entfaltet ist, bildet es ein Kommunikationszentrum zwischen der Vitalenergie der Wirbelsäule und jener von Scheitel- und Stirn-Chakra.

Dyslexie

Das Wort *Dyslexie* kommt aus dem Griechischen. Der Begriff wird in der Psychologie in Fällen erheblicher Schwierigkeiten beim Lesen von Wörtern oder Zahlen verwendet. Hierbei kann die Person trotz normalen Sehvermögens das Gelesene aufgrund einer Störung der visuellen Wahrnehmung nicht richtig deuten. In den meisten Fällen werden Buchstaben verwechselt; zum Beispiel wird *b* statt *d* gelesen, oder *p* statt *q*, oder die Buchstaben scheinen auf den Kopf gestellt – *u* statt *n*, oder *w* statt *m*. Entsprechend werden auch die Zahlen *6* als *9* oder *8* als *5* gelesen. Akustische und taktile Reize werden normalerweise richtig verarbeitet und spielen deshalb eine Rolle bei den Bemühungen, den Patienten zur Überwindung ihres Handicaps zu helfen.

DK wurde gebeten, die ätherischen Bahnen des Sehvermögens zu verfolgen, zunächst im normalsichtigen, dann im dyslektischen Gehirn, in der Hoffnung, dass die Mechanismen des Defektes zu entdecken wären. Mithilfe des Gehirnmodells konnte sie präziser die Bereiche zeigen, die sie als vom Normalen abweichend wahrnahm.

Im Allgemeinen stellte sie fest, dass bei der Dyslexie im Bereich gewisser Abschnitte der optischen Bahnen eine leichte Verschiebung des ätherischen Feldes vom Gehirnmaterial vorlag. Es kam ihr vor, als hätten sich die optischen Bahnen, wie sie es ausdrückte, der Gehirnsubstanz nicht genügend eingeprägt. Man sollte hinzufügen, dass die Dyslexie ein örtlich begrenzter Defekt ist.

Im Jahre 1973 untersuchte DK eine Frau (CT), Mutter von drei Kindern, die von Kindheit an dyslektisch war. CT fühlte eine leichte Blockierung, wenn sie die Buchstaben *b* und *d* und die Zahlen *5* und *8* oder *6* und *9* las; zudem hatte sie Schwierigkeiten, sich Zahlen zu merken. Mit einer Rechenmaschine konnte sie nicht umgehen, weil sie Probleme hatte, die richtigen Tasten zu drücken. JT, ihr fünfzehnjähriger Sohn, war ausgeprägter dyslektisch. Viele Jahre, bevor wir sie kennenlernten, erhielten Mutter und Sohn eine Therapie, um unter Zuhilfenahme ihres Tastsinnes die visuelle Behinderung überwinden zu lernen.

Als DK aufgefordert wurde, besonders das Gehirn beider Personen zu untersuchen, beschrieb sie die Anomalien als ein fluktuierendes Muster – eine leichte »zeitliche Verzögerung« – zwischen den ätherischen Impulsen von der *Lamina quadrigemina* im Mittelhirn zum Scheitellappen, dem sensorisch/motorischen Bereich des Gehirns (siehe Abb. 2). Diese Anomalie war beim Sohn deutlicher ausgeprägt als bei seiner Mutter, obwohl DK nicht wusste, dass der Junge stärker dyslektisch war. Als CT unruhig und ängstlich wurde, blockierte sie den Fluss ätherischer Energie und bremste dadurch den Mechanismus, den DK als »Deutung des Gesehenen« bezeichnet.

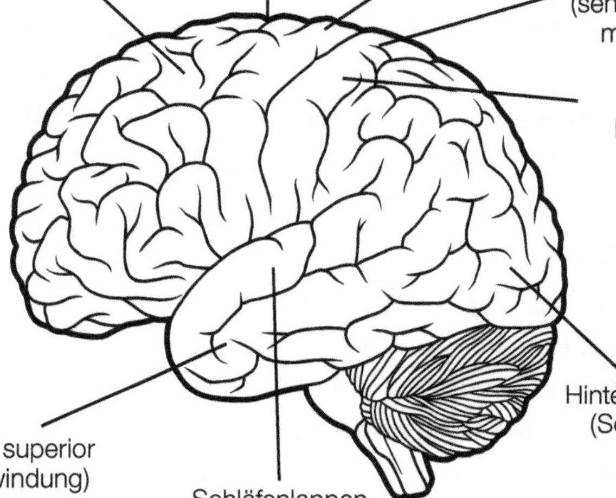

Abb. 2: Die linke Hemisphäre des Gehirns. Jede Hemisphäre ist in vier Lappen geteilt, in Stirn-, Scheitel-, Hinterhaupts- und Schläfenlappen. Jeder dieser Bereiche hat seine speziellen Aufgaben. Ein Gyrus ist eine Windung im Gehirn.

Als CT eine Seite zu lesen bekam, beobachtete DK eine leichte Verlangsamung auf beiden Seiten der Scheitellappen; als Töne hinzukamen, erhellte sich die obere Schläfenwindung, in der akustische Eindrücke empfangen und interpretiert werden (siehe Abb 2). (Diese Beobachtung stimmte mit den medizinischen Informationen überein.) Wegen dieser Helligkeit dachte DK, dass der Einsatz melodischer Klänge CT helfen könnte, das Aktivitätsmuster zu synchronisieren und die Schwierigkeit bei der Interpretation des Gesehenen zu überwinden. Ihre Empfänglichkeit für Klänge schien mehr auf der linken als in der rechten Seite des Schläfengebietes zu liegen. Da CT im auditorischen Abschnitt ihres Gehirns stärker entwickelt war als im visuellen, zeigte Musik auch eine deutliche Wirkung auf ihre Emotionen.

Wenn einzelne Ziffern auf ein Blatt Papier geschrieben und CT kurz vor die Augen gehalten wurden, war nach DKs Beobachtungen die Rezeptivität der rechten Scheitelregion nicht so gut wie auf der linken Seite, als wenn die linke Seite mehr mit Zahlen statt mit Buchstaben arbeitete. CT hatte eine Erinnerungsstörung in Bezug auf die visuelle Wahrnehmung von Zahlen, wenn es darum ging, Zahlen physisch zu sehen und sich daran zu erinnern.

Ihr allgemeines Ätherfeld war etwas locker und grob. Wenn sie auf eine Situation emotional reagierte, fühlte sie sich leicht benebelt und müde und konnte nicht mehr klar denken. Ihre Emotionen beherrschten sie aufgrund der starken Verbindungen zwischen dem lockeren Ätherfeld und dem Astralkörper, und die starken Emotionalreaktionen wiederum erzeugten Schwankungen ihrer körperlichen Stärke.

Der Astralkörper schien sehr lebhaft, und seine Bewegung war so intensiv wie rasch. Groll und Unsicherheit waren festzustellen, verbunden mit einer lange bestehenden Ängstlichkeit; CT konnte dieses Muster nicht loslassen. Musik jedoch half ihr, sich dem Griff dieser Emotionen etwas zu entwinden, was sie sehr befriedigte. Früher hatte sie öffentlich gesungen, aber als ihr empfohlen wurde, sich mit Singen besser zu entspannen, erwiderte sie: »Ich brauche ein Publikum.«

Ihr Sohn, JT, zeigte die Tendenz, beim Lesen die Buchstaben *b* mit *d* und *p* mit *q* zu verwechseln. Er hatte schon ein Training hinter sich, um dieses Handicap überwinden zu lernen.

Mithilfe des Gehirn-Modells zeigte DK, wie sie die visuellen Impulse bei einem normalen Menschen wahrnahm. Im Fall des dyslektischen Patienten stellte sie eine leichte Verlangsamung des ätherischen Gehirnmusters fest, als deren Folge die Impulse vom Sehnerv zum Bereich der *Lamina quadrigemina* leicht gebremst wurden auf ihrem Weg zur Scheitellappen-Region, zur visuellen Interpretation (siehe Abb. 1). Die Verzögerung war minimal, auch eine Asynchronizität zwischen rechter und linker Hemisphäre war feststellbar.

DK zeigte auf eine Stelle des Gehirnmodells, die ungefähr zwei Zentimeter oberhalb des oberen Schläfen-Gyrus lag. Als JT aufgefordert wurde zu lesen, beobachtete DK sein ätherisches Gehirnaktivitätsmuster und bemerkte, dass er bei den Buchstaben *b* und *d* beim Lesen leicht zögerte. Dies schien zusammenzuhängen mit der Scheitelregion, die langsamer reagierte, als ob die Bahn für die Nervenimpulse langsamer und breiter war als beim durchschnittlichen Menschen. Eine zeitliche Verzögerung im *Corpus mammillare* unterhalb des *Hypothalamus* war ebenfalls festzustellen.

Wenn einzelne Buchstaben wie *p* und *q* auf einen Zettel geschrieben und unerwartet rasch vor JTs Augen gehalten wurden, beobachtete DK eine Verzögerung von Sekundenbruchteilen, als ob die visuellen Impulse erst in andere Gehirnregionen umgeleitet würden, bevor sich JT auf sie konzentrieren und sie richtig deuten konnte. Als das Experiment jedoch mehrere Male wiederholt wurde und er wahrnehmen konnte, welche Buchstaben er sah, besserten sich seine Lese-Resultate. Es schien, als korrigierte die Konzentration seiner Aufmerksamkeit die Ablenkung der ätherischen Energie. Dies könnte erklären, wie und warum taktile und visuelle Reize im Training dyslektischer Kinder dazu beitragen können, die elektrische »Impuls-Rinne zu vertiefen« und die Aufmerksamkeit in die richtige Gegend zur Interpretation der visuellen Reize zu lenken. Wenn JT die Buchstaben *k* oder *g* visuell präsentiert wurden, schien der Übertragungsprozess innerhalb des Gehirns normal.

Im Jahre 1981 wiesen Dr. Albert Galaburdo und Dr. Thomas Kemper in Boston auf bemerkenswerte anatomische Unterschiede zwischen den Gehirnen dyslektischer und normaler Leser hin. Sie befassten sich mit jungen Menschen, die in ihren Zwanzigern gestorben waren, und stellten ungewöhnliche Zellenanordnungen fest, die sie auf eine Störung der Sprach-Regionen auf der einen oder anderen Seite des Gehirns schließen ließen. Diese Entdeckung bestätigt DKs hellsichtige Beobachtungen.

Autismus

Autismus wird definiert als eine angeborene Störung des Gehirns, besonders in der zeitlichen Abfolge der Verarbeitung von Klängen und Erlebnissen. Ein schweres sprachliches Problem ist eines der Schlüsselsymptome. Dieses Syndrom erscheint in der Kindheit und zeigt Symptome wie Gedankenverlorenheit, Teilnahmslosigkeit, Tagträumen, Unzugänglichkeit, Alleinsein, Unfähigkeit zur Kontaktaufnahme, ausgeprägte Wiederholungsmuster beim Spielen und zuweilen Wutreaktionen. Das autistische Kind zeigt bizarre Muskelbewegungen von Armen und Beinen, hat Schwierigkeiten, sprechen zu lernen, und kann sich nicht altersgemäß mitteilen.

Autistische Kinder wurden missverstanden und zeitweise auch falsch behandelt, weil man aufseiten der Medizin den Mechanismus und die ursächlichen Faktoren der Störung nicht kannte. Eltern, besonders die Mütter, wurden in gewissem Umfang für den Zustand des Kindes verantwortlich gemacht und mit Schuldgefühlen behaftet. Je mehr unser Wissen zunimmt, desto mehr werden wir vom Wesen dieser sehr ernsten Anomalie verstehen. Nachdem sie Kinder in einer Fernsehsendung gesehen hatte, gelangte SK 1972 zu der Überzeugung, dass der Autismus eher eine neurologische als eine psychologische Störung ist.

DK besuchte ein autistisches Kind zu Hause, aber auch eine Schule, in der sie autistische, mongoloide und auf andere Weise von der Norm abweichende Kinder beobachten konnte.

Im Oktober 1972 besuchten wir Billy, ein autistisches Kind, zu Hause. Bei unserer Ankunft erschien Billy, ein hübscher Junge von vierzehn Jahren, an der Haustür und nahm eine seltsame Haltung ein; das eine Bein war verdreht, ein Arm merkwürdig abgewinkelt. Sein Blick war wach, kalt und glasig. Keine Wärme war im Ausdruck seines Gesichtes festzustellen, auch keine Reaktion auf unsere Bemühungen, mit ihm Kontakt aufzunehmen. Er blieb einige Augenblicke in dieser eigenartigen Position stehen und huschte dann plötzlich behende in die Wohnung.

Während der Dauer unseres Besuches wanderte Billy rastlos durch die Zimmertür hinaus und herein; konnte nicht ruhig sitzen bleiben, sondern schaukelte vor und zurück, sprang dann plötzlich auf und ging hinaus. Seine allgemeinen Bewegungsabläufe glichen denen eines Vogels, und die Bewegungen von Armen und Beinen waren eher eckig als fließend. Eine Lähmung oder Schwäche irgendeines Körperteils war nicht zu bemerken, und seine grobe Bewegungskoordination – etwa beim Laufen – schien in Ordnung.

Die feinere Motorik der Hände und Finger, die manuelle Geschicklichkeit, schien Billy vor Koordinationsprobleme zu stellen, aber er konnte seinen Namen schreiben. Als Rockmusik angestellt wurde, sprach er auf den Rhythmus an und bewegte sich, wenn auch leicht verzerrt, im Takt. Seine Stimme war monoton und flach. Er verstand einfache Fragen, konnte aber mit abstrakten Begriffen oder Vorstellungen nichts anfangen. Häufig sah er fern, drehte aber den Ton ab. Er besaß ein gutes Gedächtnis für die Namen von Schauspielern einer Fernsehsendung, die er betrachtete, aber er konnte nicht angeben, worum es in der Sendung ging. Seine Mutter war ihm gegenüber freundlich, aber bestimmt, und er gehorchte ihr immer.

DK beobachtete eine Störung im ätherischen Gehirn. Das elektrische Muster auf der linken Seite um den *Gyrus postcentralis* war anomal (siehe Abb. 2). DK stellte in der Regel zwei größere Bahnen im Gehirn fest, die sie als »Schleifen« bezeichnete: Kleine Schleifen nahe der Oberfläche des Gehirns (d. h. der grauen Substanz), und größere Schleifen, die die Oberfläche des Gehirns (graue Substanz) mit den tiefer gelegenen Teilen (Mittelhirn und andere Nuclei) verbinden. Beim normalen Menschen scheinen die beiden Kreisbahnen synchron zu sein, bei einem autistischen Kind gibt es hier laut Angabe DKs keine synchrone Aktivität.

In den kleineren Schleifen an der Oberfläche des Gehirns waren die elektrischen Impulse beim autistischen Kind langsamer als normal, dumpfer und weniger lebendig. Die größeren Kreisbahnen (die Verbindungen mit den anderen *Nuclei*, mit *Thalamus*, Mittelhirn etc.) waren langsam und schienen – mangels Synchronisation mit den kleineren Schleifen – zuweilen unabhängig zu arbeiten. Dies erzeugte ruckartige Bewegungen. Die rechte Seite des Gehirns war im Ätherischen nicht so stark gestört wie die linke, die nicht ausreichend mitarbeitete, wenn der Junge zu sprechen versuchte. Die elektrischen Impulse innerhalb des Gehirns waren langsam. Er konnte sich konkrete Vorstellungen und Gedanken machen über Gegenstände wie eine Katze oder einen Stuhl, aber Wörter, die einen auch ins Abstrakte reichenden Sinn haben – zum Beispiel Schule – überstiegen sein Vorstellungsvermögen.

Im Ätherischen zeigte der Bereich unter dem Scheitel einen trüben Abschnitt, der wie eine nach innen reichende Einsackung oder Tasche erschien. Die Nervenimpulse waren generell verlangsamt und unzureichend koordiniert. Dies könnte das Fehlen logischer Folgerung und der Fähigkeit erklären, abstrakte Begriffe zu verstehen und ein ganzheitliches Bild von etwas zu erarbeiten. Die mangelnde Synchronisierung in den Kreisbahnen des Gehirns könnte auch die schlechte Koordination der Sprache und Bewegungsabläufe erklären. Die Knie des Jungen waren in einem ungewöhnlichen Winkel gebogen, und manchmal ging er fast seitwärts.

Die Form des Scheitel-Chakras war außergewöhnlich, die Peripherie ungleichmäßig und vom Ausfließen ätherischer Energie ins physische Gehirn beeinträchtigt.

Zwischen den ätherischen, astralen und mentalen Feldern zeigten sich auffällige Verschiebungen. Sie passten nicht genau überein, und so kam es zu einer Lücke zwischen den Feldern. Dies führte nicht nur zu einer Rhythmusstörung zwischen den Feldern, sondern auch zu Funktionsstörungen. Wenn Bill beispielsweise eine Idee kam und er anfing, sich darüber Gedanken zu machen, konnte er eine einzelne Idee abschließen, aber es blieb eine Kluft zwischen dem Gedachten und dessen physischer Äußerung in Sprache. Dies führte zu einer Schwierigkeit bei der Synchronisierung der gedachten Idee und ihrem verbalen Ausdruck. Das bedeutet beispielsweise, dass er seinen Vater oder seine Mutter jederzeit lieben konnte, aber nicht an beide gleichzeitig zu denken vermochte.

Das Ätherfeld zeigte keinen Krankheitsprozess, nur einen Koordinationsmangel. Die Impulse kamen langsam an, was zu einer Verzögerung bei der Verarbeitung von Eindrücken aus der Außenwelt führte. Um dies zu überwinden, war es notwendig, Dinge langsam und behutsam zu wiederholen.

Der Astralkörper war kleiner als normal, unterentwickelt und trüb, er zeigte nur wenige blasse, schwache Farben. Billy fühlte meist keine starken Emotionen, aber wenn es dazu kam, beeinträchtigte ihn das nachteilig. Dann versteifte er sich und blockierte seinen Mentalkörper ebenso wie den physischen. Wenn er einen Wutausbruch hatte, wurde er plötzlich ganz starr und blieb einen Moment lang still stehen; seine physischen Reaktionen waren gebremst. Dies war zum Teil auf die Funktionsstörung und mangelnde Synchronisation der beiden langen Kreisbahnen des Gehirns zurückzuführen. Im Normalfall besteht eine fast sofortige Koordination zwischen Emotional- und ätherisch/physischem Körper, Billy aber war physisch unfähig, rasch zu reagieren. Deshalb wurde er nicht gefährlich, selbst wenn er vor Wut brüllte.

Der Mentalkörper war ebenfalls klein, wies nur wenig Farbe auf und zeigte damit, dass das Vorstellungsvermögen begrenzt und schwach ausgebildet war. Aufgrund ihrer schwachen Verbindung, der Arrhythmie und gestörten Koordination, bestand ein Mangel an Synchronisation zwischen Mental- und Astralfeld.

Das ätherische Stirn-Chakra zeigte Abweichungen und eine gewisse Störung im Kern und in der Energiezirkulation in der Nähe der

Hypophyse, obwohl die Drüse selbst innerhalb gewisser Grenzen normal zu funktionieren schien.

DKs allgemeiner Eindruck war, dass Autismus ein Zustand einer Fehlfunktion der Nervenimpulse zwischen der grauen Substanz des Gehirns und anderen Zentren ist. Die Verschiebung des Ätherischen von der Gehirnsubstanz ist schwerwiegend. Es besteht sowohl ein Mangel an Synchronisation und Integration zwischen den ätherischen, astralen und mentalen Ebenen als auch eine Lücke in den Verbindungen im Ätherfeld.

Mongolismus

Der Mongolismus (Down-Syndrom) ist eine Form schwerer mentaler Mängel oder Unterentwickeltheit, bei der ein zusätzliches Chromosom (der Nr. 21) vorliegt. Mongoloide Kinder haben typischerweise einen kleinen Kopf, schräg stehende Augen mit der charakteristischen sichelförmigen Hautfalte am inneren Rand des Oberlides (deshalb die Bezeichnung »mongoloid«) und eine lange, grobe, gefurchte Zunge. Jedes achte geistig zurückgebliebene Kind ist mongoloid. Das Down-Syndrom kann man als eine einschränkende Krankheit bezeichnen. Funktionen sind verlangsamt und scheinen zu beeinträchtigen oder zu beschneiden, sobald elektrische Impulse in der Großhirnrinde gespürt werden.

Michael, sechs Jahre alt, wurde uns im Oktober 1972 vorgestellt. Bei ihm waren die auffälligsten Störungen im ätherischen Bereich von Hypophyse, Schilddrüse und Thymus festzustellen, aber auch im Kleinhirn. Die linke Seite des ätherischen Gehirns hatte einen Kurzschlussmechanismus, der die ganze Peripherie des Gehirns betraf. Es kam zu einer regelmäßigen Verlangsamung, obwohl Teile des Gehirns Energiestöße erhielten, die physische Bewegungen bewirkten. Im Unterschied zum autistischen Kind, das in bestimmten Körperhaltungen erstarrt, waren Michaels Bewegungen zwingend.

Das hormonelle Gleichgewicht der Hypophyse war gestört, sodass diese nicht ordnungsgemäß arbeitete. DK stellte fest, dass die Hypophyse eine Wirkung auf den ganzen physischen Körper, einschließlich Händen und Füßen, besitzt. (Bei der *Akromegalie*, einer Krankheit unter hypophysärem Einfluss, werden Hände, Füße und Kopf vergrößert.) Ferner löst diese Drüse die Ausschüttung aller anderen Hormone im Körper aus. (Auch dies stimmt mit den medizinischen Erkenntnissen überein.)

Michaels Schilddrüse zeigte sowohl in sich selbst als auch im Zusammenhang mit der Hypophyse eine fehlerhafte Funktion, was auf eine Störung des Gleichgewichtes zwischen beiden Organen schließen ließ. Darüber hinaus bestand eine Störung des Gleichgewichtes zwischen Schilddrüse und Thymus, wobei die Thymus-Aktivität gegenüber dem Normalmaß erhöht war.

Das Kleinhirn schien das Energiesystem zu behindern, und deshalb kam es nicht zur normalen Entwicklung.

Das ätherische Scheitel-Chakra zeigte sich kleiner als im Durchschnitt, auch der Kern war klein, wenngleich innerhalb der normalen Toleranzen. Der Rhythmus war langsam, die Farbe getrübt; die Blütenblätter zeigten Unregelmäßigkeiten.

Der ganze Ätherkörper ließ sich im Bereich des Durchschnittlichen einstufen, aber in seiner Beschaffenheit war er lockerer als gewöhnlich.

Der Astralkörper wies weniger Farben als normal auf, aber mehr als bei einem autistischen Kind. Die dominierende Farbe war ein Rosarot, was einige Zuneigung verriet. Die Beschaffenheit konnte als dehnbar charakterisiert werden, aber die emotionalen Reaktionen waren von kurzer Dauer, die Aufmerksamkeit ebenfalls.

Obwohl der Mentalkörper einige Anomalien zeigte, war er von besserer Qualität als beim autistischen Kind. Es gab keine Behinderungen, und die Verbindungen zwischen Mental-, Äther- und Astralfeld waren ebenfalls besser ausgeprägt, wenngleich etwas locker. Deshalb bietet das mentale Potenzial eines mongoloiden Kindes einige Entwicklungschancen, wenn dieses versucht, Kontakt mit der Außenwelt herzustellen und gefallen will, während die Kommunikation beim autistischen Kind sehr schwierig ist.

Zwangsneurose

Die Zwangsneurose ist ein seltenes psychiatrisches Syndrom. Die Patienten sind in der Regel intelligent und sich ihres zwanghaften Verhaltens voll bewusst, aber unfähig, das Muster zu durchbrechen. Dieses kann die Form annehmen, sich ständig aus Angst vor Ansteckung die Hände waschen zu müssen oder von unablässig wiederkehrenden Gedanken belästigt zu werden, die man nicht loswerden kann. Solche zwanghaften Gedanken und Handlungsabläufe machen es den Patienten unmöglich, in der Gesellschaft normal zu funktionieren.

RS wurde DK im Jahre 1977 vorgestellt; er war sich im Alter von dreizehn Jahren ständig wiederkehrender Gedanken um die heiligen Worte des Alten Testaments bewusst geworden. Sein Verhalten wurde ritualistisch, und er wurde dauernd von dem Verlangen verfolgt, die heiligen Schriften und andere Dinge sauber und ordentlich zu halten. Er fing auch an, Stimmen zu hören. Im Alter von fünfzehn Jahren vernahm er Aufforderungen von den Stimmen im Kopf, sich die Hände zu waschen und die Bücher zu säubern. Er wurde in eine psychiatrische Klinik gebracht, wo er eine intensive psychiatrische und medikamentöse Behandlung einschließlich massiv dosierter Vitamine erhielt, was aber zu keiner echten Besserung seiner Symptomatik führte; deshalb wurde er schließlich wieder aus dem Krankenhaus entlassen.

1977 beschrieb er seine zwanghaften Gedankenfolgen sehr klar und räumte ein, dass sie wohl unvernünftig, aber auch jenseits seiner Kontrolle waren. Er hatte jedoch die Beobachtung gemacht, dass melodische Musik seine zwanghaften Gedanken zu mildern und zu reduzieren schien. Zur Zeit der Untersuchung fanden keine akustischen Halluzinationen statt.

DK stellte fest, dass das Ätherfeld von normaler Größe war, und konnte keine größere Störung entdecken, außer einer sehr leichten Schwankung des Energieniveaus. Allerdings lag eine Unausgeglichenheit im Rhythmus vor. Die linke Seite des Ätherkörpers zeigte sich kleiner und weniger aktiv als die rechte. Darüber hinaus war das Ätherfeld etwas vom physischen Körper abgehoben, die Beschaffenheit leicht porös. Im elektrischen Schaltsystem des Gehirns in der Nähe des Hypothalamus war eine Ungleichheit erkennbar. Die Energie schwankte bei Helligkeit und wurde nahe dem Sehnerv schwächer, als ob der Energiefluss fleckig sei. Die Schilddrüse schien inaktiv, und ihre ätherische Energie war unausgeglichen. RS hatte Medikamente eingenommen, und es war unmöglich zu entscheiden, ob die Drogen zum Teil für die Störungen verantwortlich waren.

Das Stimmenhören schien von Störungen im Solarplexus-Bereich herzurühren, nicht vom Kehl-Chakra, was häufiger vorkommt. Das ätherische Solarplexus-Chakra war dysrhythmisch und allgemein »zerstört«. Der Patient zeigte sich emotional leicht erregbar, und während seiner Anfälle von Ängstlichkeit war die ätherische Energie reduziert, was seine Konsequenzen im Physischen zeigte.

Die allgemeine Verfassung des Astralkörpers schien im Normalbereich zu sein, aber eine auffallende Abweichung gab es im oberen Teil sowie in der Peripherie der Aura, die ausgefranst schienen. Sehr viel Grau war in der Aura, durchschossen von roten Streifen – ein Zeichen für Ärger. Ein recht unschönes grünliches Gelb, das in Klecksen auftauchte, deutete auf Eifersucht hin. Der Rhythmus zwischen beiden Seiten der Aura war völlig gestört, vor allem auf der rechten Seite.

Wie schon weiter oben erwähnt, ist der Verbindungspunkt zwischen ätherischer und Astral-Energie das Tor zur Astralwelt. Bei RS waren sowohl die ätherische als auch die astrale Ebene des Solarplexus-Chakras auf eine Weise im Rhythmus gestört, die DK »schaukelnd« nannte, die Verbindungen zwischen den Dimensionen war unnormal.

Der Mentalkörper war einigermaßen klar und zeigte, dass die Denkprozesse funktionierten, wenngleich langsamer als normal. RS war imstande, seine Gedanken zu koordinieren, aber er konnte sie nicht nach außen bringen. Der Mentalkörper war weniger im Rhythmus gestört als Astral- und Ätherfeld; er konnte einen Gedanken hervorbringen, sich aber nicht mit ihm identifizieren. Vor allem aber übte sein Denken keine Wirkung auf seine Emotionen aus; es war, als ob Denken und Fühlen zwei verschiedenen Abteilungen angehörten. RS konnte denken, aber seine Gedanken nicht ausführen, denn der Ausführungsmechanismus verlangte, dass der Gedanke von der mentalen über die astrale auf die ätherische Ebene weitergeleitet wird. Zwischen der mentalen und der astralen Ebene jedoch bestand die Blockierung. Diese Negation des Denkens erzeugte den Zwang in RS. Da er ichbezogen war, wurde seine ätherische Energie abgeschnitten, wenn sie hereingeflossen war, und nur wenig drang nach außen, was die Vitalität seines Ätherkörpers beeinträchtigte.

Dieser Patient litt unter der stärksten Dysrhythmie aller drei Energiefelder – ätherisch, emotional und mental – die DK je irgendwo festgestellt hatte. Die Verbindung zwischen Astralem und Mentalem war außergewöhnlich schlecht. So war RS zum Beispiel einen Moment lang fähig, zu denken und ein Problem zu analysieren, aber im nächsten Augenblick »wackelten« ihm seine Emotionen dazwischen und warfen ihn aus dem Gleichgewicht. Der Übertragungsmechanismus zwischen Mental- und Astralkörper war nicht richtig eingestellt, deshalb konnten Kausal- und Mentalfeld keine Kontrolle über den Emotionalbereich ausüben.

RS hatte große Angst davor, eine Entscheidung zu fällen. Immer wenn er daran dachte, etwas zu tun, fiel ihm der negative Aspekt der Angelegenheit ein, sodass ihn das Gefühl überkam, nichts damit zu tun haben zu wollen. Er war voll Angst und empfand seine Befürchtungen und Ängstlichkeit anfallsweise.

DK schlug vor, ihm zu helfen, indem man ihm kleine Aufgaben anvertraute, die er zu Ende führen sollte. Er musste gezwungen werden, seine Entscheidungsunfähigkeit zu durchbrechen. Zugleich aber sollte ihm geholfen werden, Befriedigung in kleinen Fortschritten zu empfinden.

Was aus dieser Fallstudie sehr klar hervorgeht, ist die Tatsache, dass die wechselseitigen Verbindungen zwischen den verschiedenen Körpern oder Feldern äußerst wichtig sind, denn diese bewirken die Integration der Persönlichkeit und ermöglichen Handeln.

Manisch-depressive Zustände

Wir sahen etliche Fälle manisch-depressiver Zustände, zwei davon waren recht typisch.

VJ, fünfundzwanzig Jahre, verheiratet, zwei Kinder, wurde 1979 als manisch-depressiv mit schizophrenen Zügen diagnostiziert. Im Alter von sechzehn Jahren hatte sie einen Selbstmordversuch unternommen und anomale Verhaltensmuster gezeigt. Sie wurde jedoch nicht in einer Klinik, sondern zu Hause behandelt. Im Februar 1979 unternahm sie einen weiteren Suizid-Versuch; im Juni desselben Jahres wurde sie in eine psychiatrische Klinik überwiesen, nachdem sie ihre Wohnung in Brand gesetzt hatte. Binnen weniger Monate erholte sie sich vorübergehend, aber 1980 gelang ihr ein weiterer Selbstmordversuch mit einer Überdosis Medikamente.

DK sah sie im Juni und im November 1979. Sie hatte wiederholt Phasen, in denen sie Stimmen hörte und Visionen erlebte. Ihr Appetit war reduziert und der Schlafrhythmus gestört.

DK stellte fest, dass die Patientin zeit ihres Lebens einen rasch fließenden Strom ätherischer Energie mit ständig wechselnden Mustern aufwies. Der Kern ihres ätherischen Solarplexus-Chakras war dysrhythmisch und nicht in Harmonie mit seinem astralen Pendant; hier lag die Hauptquelle der Problematik. Die Patientin besaß ein Gefühl der Macht, das von ihrem aktiven Solarplexus herrührte, aber sie konnte mit dessen Energien nicht umgehen. Sie zeigte ein »schreckliches Temperament« und einen Überschuss astraler Energien, der sich auf verschiedene Weise explosionsartig entlud. Später konnte sie sich nicht erinnern, was sie getan hatte.

Als die Patientin zu singen begann, konnte DK beobachten, dass die verlangsamte Atmung eine Wirkung auf den Solarplexus ausübte. Sie schien das Interesse am Singen jedoch rasch zu verlieren und wurde frustriert; dadurch wiederum öffnete sich das Solarplexus-Chakra, wurde augenblicklich mit neuer Kraft geladen und fiel noch weiter aus dem Rhythmus. Die astralen und ätherischen Ebenen des Solarplexus-Chakras konnten die von der Patientin erzeugten Energien also nicht handhaben.

Das ätherische Stirn-Chakra zeigte die gleiche Art von Rhythmusstörung wie der Solarplexus; die Peripherie des Chakras war jedoch etwas locker. Das ätherische Scheitel-Chakra wies eine Dysrhythmie in den Blütenblättern auf, und die Peripherie des Chakras war aufgelockert.

DK versuchte, der Patientin zu helfen, ihr Solarplexus-Chakra zu stabilisieren, indem sie ihr eine Technik der Tiefenatmung zeigte, die dazu beitragen sollte, zu entspannen und die Brüche im Solarplexus-Chakra zu reparieren. Die Patientin besaß ein starkes Verlangen, andere zu heilen, aber nicht zu lieben, und sie schien erfüllt von Groll gegen das Leben allgemein. Leider beging sie im Jahr darauf Selbstmord.

Ein anderer Fall manischer Depression war VT, ein Student der Harvard-Universität, der klagte, sich nicht auf seine Arbeit konzentrieren zu können. Sein Zustand bestand schon seit drei Jahren.

Die Familiengeschichte des Patienten ergab Geisteskrankheit mit manisch-depressiver Symptomatik auf der mütterlichen Seite. Ein Großonkel mütterlicherseits hatte sich das Leben genommen. Auf der Seite des Vaters gab es Anzeichen für Stimmungsschwankungen und eine Tendenz zum Größenwahn. Der Vater war ein launenhafter Schriftsteller, sehr ängstlich und unfähig, seine Emotionen zu beherrschen.

DK sah ihn 1955, als der Patient depressiv und suizidal war. Er zeigte sich überempfindlich und sehr gestört durch die Geräusche in seiner Umgebung. Sein allgemeines Ätherfeld leuchtete dunstig blau mit einer wechselnden Mischung weiterer Farbelemente. Die Leuchtkraft war überdurchschnittlich, die Bewegung rhythmisch und ebenfalls überdurchschnittlich. Die Größe könnte als normal bezeichnet werden, aber das Energiefeld erstreckte sich auf der linken Seite des Körpers weiter und zeigte sich im Solarplexus-Bereich schlaff. Die Elastizität war normal, die Beschaffenheit fein, aber überall im Ätherkörper fanden sich kleine Brüche, die eine Tendenz zu psychosomatischen Störungen anzeigten.

Schizophrenie

PCK hielt sich als Patient in einer psychiatrischen Klinik auf, sein Zustand war als paranoide Schizophrenie diagnostiziert worden. Im Jahre 1960 wurde er uns zur Untersuchung überwiesen.

Als DK ihn betrachtete, bemerkte sie, dass das ätherische Scheitel-Chakra in den Blütenblättern grauer als im Kern war, was als deutliches Anzeichen einer Fehlfunktion galt. Die Leuchtkraft war schwach ausgeprägt, die Bewegung dysrhythmisch und schwankend, sowohl im Kern als auch in den Blütenblättern. Die Form wich ebenfalls von der Norm ab, die Peripherie der Blütenblätter war gezahnt wie eine Säge. Die Ränder des Kernes waren unregelmäßig, aber noch ungewöhnlicher war eine Spaltung, die das ganze Chakra in der Vertikalachse von vorne bis hinten teilte und eine starke Dysrhythmie nach sich zog.

Ein leichter Energieverlust trat als Folge der unklaren Begrenzung im Kern des Chakras ein. Die Beschaffenheit des ganzen Zentrums war grob und aufgelockert, die Elastizität schwach. Das Grau betonte den Eindruck von Anomalie; graue »Wolken« im Kern des Chakras neigten dazu, dieses gegen die höheren Ebenen des Selbst zu blockieren. Aus diesem Grund gewannen die Emotionen des Patienten leicht die Überhand, und er besaß keine Selbstbeherrschung.

Der Thalamus fiel durch unregelmäßige Impulse ätherischer Energie auf, die eine Rhythmusverschiebung bewirkten; die Epiphyse funktionierte nicht normal.

Das ätherische Stirn-Chakra zeigte sich in beiden Aspekten ebenfalls grau getönt – Zeichen für eine Fehlfunktion. Etwas Rot und Grau war im Kern zu sehen, die Blütenblätter trugen graue, rote und grüne Töne. Die Größe lag im Normalbereich, aber die Leuchtkraft war getrübt, die Bewegungsgeschwindigkeit sowohl schwankend als auch aus dem Rhythmus geraten. Die Form wich von der Norm ab: Die Peripherie war ausgefranst, und das ganze Chakra zeigte eine eigenartige »Bebänderung«, zwischen außergewöhnlichen Streifen fanden sich auch einige normale. Der Kern war in der Mitte gespalten wie das Scheitel-Chakra, die Peripherie war zerfranst. Die Elastizität war schwach, und die Beschaffenheit von Kern und Blütenblättern grob und aufgelockert. Die Funktion dieses Chakras konnte nicht als normal bezeichnet werden, was bereits die graue Farbe und die unregelmäßige Bewegung anzeigten, die Wahrnehmung und Visualisierungskraft beeinträchtigten. Die Hypophyse hielt sich im Normalbereich auf.

Im ätherischen Kehl-Chakra waren die Blütenblätter blau und grau, der Kern tief dunkelblau, fast schwarz. Dies zeigte an, dass PCK sein höheres Selbst aussperrte. Die Leuchtkraft war schwach, die Bewegung von Kern und Blütenblättern arrhythmisch; die Geschwindigkeit schwankte zwischen normal und langsam. Die Größe war im

Inneren normal, aber die Blütenblätter wiesen eine leichte Erschlaffung auf; an einem Punkt im 6-Uhr-Bereich war ein Energie-Leck festzustellen. Die Elastizität war schwach, die Beschaffenheit grob und aufgelockert, die Schilddrüsen-Funktion schwankte.

Das ätherische Solarplexus-Chakra zeigte sich trüb und nicht normal; die Blütenblätter leuchteten gelb, grau und rot. Hier war das Rot Indiz für zuweilen überwältigende Wut, die das Verhalten des Patienten beherrschte. In solchen Augenblicken verlagerte sich der Hauptsitz des Bewusstseins vom Scheitel-Chakra in den Solarplexus.

DK resümierte, der auffallendste Zug sei in diesem Fall die Spaltung aller Chakras. Darüber hinaus war die Beziehung zwischen Äther- und Astralkörper, in der das Grau als Anzeichen der Depression gilt, ungewöhnlich.

Die Kontroll-Liste jener Untersuchung, auf der diese vorausgehende Schilderung beruhte, ist im Anhang dieses Buches im Abschnitt »Bewusstsein und das Gehirn« abgedruckt.

Abschließende Bemerkung: Unsere Zuordnung von Fällen zu einem bestimmten Chakra oder Aspekt des Ätherfeldes mag dem Leser zuweilen als willkürlich vorkommen. Dies gilt besonders in den Fällen, die wir mit dem Scheitel-Chakra und unter der Überschrift »Bewusstsein und Gehirn« zusammenfassen. Hier gibt es viele Überschneidungen. Der Leser wird bemerken, dass wir Fälle von Epilepsie dem Abschnitt über das Scheitel-Chakra in Kapitel 11 zugeordnet haben (obwohl das Gehirn hier offenbar ebenfalls eine Rolle spielt); dies geschah, weil ätherische Anomalien im Scheitel-Chakra bei dieser Krankheit höchst verdächtige Zeichen sind. Wir müssen jedoch auch an dieser Stelle betonen, dass es keine Trennung zwischen dem Chakra-System und den ätherischen Entsprechungen von Gehirn und Körperorganen gibt – alle arbeiten als ein Ganzes zusammen. Die Klassifizierungen, die wir eingeführt haben, sollen in erster Linie eine bessere Klarheit und Übersichtlichkeit ermöglichen.

13

Auswirkungen von Drogen und anderen Faktoren auf die Energiefelder

Aus der Darstellung des Ätherkörpers in Kapitel VI sollte deutlich hervorgehen, dass dieses Feld in einem Sinn materiell ist, in dem es sich vom astralen oder mentalen klar unterscheidet. Es ist untrennbar mit dem physischen Körper verbunden und geht mit dessen Tod zugrunde.

Hellsichtige äußerten wiederholt, dass nach ihrer Erfahrung physische Faktoren oder Materielles keinen Einfluss auf das Ätherfeld haben. Sie berichten aber auch, dass Flüssigkeiten, Gase und feste Stoffe eine ätherische Entsprechung aufweisen. Selbst das Ätherfeld sei unterteilt in verschiedene Kategorien. Die dichteste assoziiert man mit den materiellen festen Stoffen, die feineren sind nicht-physisch. Manche Beobachter behaupteten sogar, dass das Elektron ein Phänomen des Ätherfeldes sei.

Wenn davon etwas wahr ist, muss es physische Faktoren geben, die eine Wirkung auf das Ätherfeld ausüben. In einem unserer frühesten Experimente ging es um diese Frage. DK wurde ins *Presbyterian Medical Center* in New York City mitgenommen, um normale und radioaktive Jod-Lösungen zu betrachten. Beide Substanzen sind kristallklar wie Wasser, und DK wurde nicht mitgeteilt, in welchem Behälter sich die radioaktive Lösung befand. Als sie die Behälter jedoch hellsichtig betrachtete, bemerkte sie sofort die kräftigere ätherische Leuchtkraft der radioaktiven Probe gegenüber der normalen Jodlösung.

Dann wurde der zuständige Techniker gebeten, das strahlende Jod in einen Bleibehälter zu legen, der keine Radioaktivität in die Umgebung ausstrahlen lässt. Nach wenigen Minuten berichtete DK, dass die Leuchtkraft innerhalb des Bleibehälters zugenommen habe. Zuerst schien diese Beobachtung unlogisch, da die Blei-Ummantelung das Entweichen von Radioaktivität verhindern sollte. Wie konnte DK also behaupten, die Luminosität habe zugenommen? Dann aber verstanden wir den Sinn ihrer Beobachtung. Für DKs Sehvermögen war der Bleibehälter kein Hindernis; sie sah durch das Blei hindurch. Da das radioaktive Jod durch den Bleimantel »gefangen« war und seine Radioaktivität nicht wie unter normalen Bedingungen in die Umgebung verstrahlen konnte, nahm seine ätherische Leuchtkraft zu.

Wir unternahmen weitere Versuche mit anderen experimentellen Methoden, um herauszufinden, ob es Substanzen oder Lösungen gab, die das ätherische Feld modifizieren können. Die folgenden Beispiele mögen auf den ersten Blick vielleicht sehr einfach anmuten, aber sie helfen uns, sowohl die Möglichkeiten als auch die Grenzen des ätherischen Sehvermögens zu verstehen.

Zwei Tassen, gefüllt mit warmem beziehungsweise kaltem Wasser, wurden gut einen halben Meter von DK entfernt in einen verdunkelten Raum gestellt, und DK sollte beide Gegenstände aus ätherischer Sicht beschreiben. Sie sagte, dass eine der Tassen eine leichte Zunahme ätherischer Energie an der Oberfläche zeige, woraus sie schließe, dass es sich hier um die Tasse mit warmem Wasser handeln müsse. Diese Folgerung war korrekt.

DK beobachtete, dass künstliche Substanzen wie Nylon oder Dacron die Freiheit des ätherischen Energieflusses besonders behindern – was vielleicht erklärt, warum manche Menschen solche Kunstfasern nur ungern tragen. In Bezug auf Baumwolle, Wolle und Seide stellte sie das Gegenteil fest.

Ton, Licht und Magnetismus

Manche Menschen sind empfindlich für sehr hohe oder sehr tiefe Tonfrequenzen. Bestimmte Töne können uns unruhig machen und verwirren, andere besänftigen und harmonisieren. Der Beat der Rockmusik trifft den Menschen in verschiedenen Teilen des Körpers und kann körperlich oder sexuell stimulierend wirken. Manche berichten, die Schwingungen von Musik im ganzen Körper zu spüren; andere fühlen sie in Armen oder Beinen, Rücken oder Kopf. In der medizinischen Welt ist nur zu bekannt, dass Menschen, die über längere Zeit sehr laute Musik hören, ihr Hörvermögen für bestimmte Frequenzbereiche zerstören können, was zu einer partiellen Taubheit führt, klassische oder sakrale Musik dagegen kann das Herz- und/oder Scheitel-Chakra anregen.

Gewisse Tonfrequenzen werden heute in der Medizin sowohl für diagnostische als auch für therapeutische Zwecke eingesetzt. Mit Ultraschall können wir schneiden, einen Nierenstein zertrümmern, einen grauen Star verflüssigen, das Reifen und Wachsen des Embryos fotografieren oder die Kalkablagerungen in einer Arterie feststellen. Wenn man dieses Gebiet erst richtig verstehen wird, werden zweifellos Anwendungen zur Heilung und Reparatur von Körpergeweben folgen. Aber bevor wir solche Fortschritte erreichen, müssen wir mehr über die Wirkung von Ton und Klang auf biologische Systeme wissen.

Sonnenlicht in kleinen Mengen ist sehr wohltuend und steigert die ätherische Vitalität; ein zu langer Aufenthalt in der Sonne kann aber schwächen. Farbiges Licht zeigt unterschiedliche Wirkungen. Gelb und Gold energetisieren; Blau wirkt lindernd bei Infektionen, stillt Schmerzen und reduziert den Blutdruck; Grün besitzt eine harmonisierende Wirkung auf den Ätherkörper. DK beobachtete, dass gelbes Licht, das man auf einen Hund im Schockzustand strahlt, eine belebende Wirkung auf das Ätherfeld des Tieres ausübt.

In diesem Zusammenhang sollte man anmerken, dass es gewisse Unterschiede in den Wirkungen des physischen Einsatzes farbigen Lichtes einerseits und der mentalen Visualisierung derselben Farbe andererseits gibt, auch wenn die Visualisierung blauen Lichtes schmerzlindernd wirkt. In welcher Form die Farbe verwendet oder visualisiert wird – ob als Kreis, Kreuz oder Dreieck – kann ebenfalls einen Einfluss auf die Wirkung haben. Um mehr Klarheit in diesen Bereich zu bringen, sind weitere Untersuchungen und Forschungen nötig. Bei manchen empfindlichen Menschen erzeugt fluoreszierendes Licht unangenehme Empfindungen. FF zum Beispiel, eine Heilerin, konnte fluoreszierendes Licht auf ihre Hände nicht ertragen.

Vor über 130 Jahren berichtete Reichenbach über die Wirkungen von Magnetfeldern auf empfindliche Personen. Er fand heraus, dass Personen, die die Nähe eines Magneten gewisser Stärke spüren konnten, der längs der Wirbelsäule auf- und abwärts bewegt wurde, ohne diese jedoch zu berühren, auch auf Wetterveränderungen und Magnetstürme empfindlich reagierten. Einige dieser Sensitiven konnten nur in Nord/Süd-Richtung gut schlafen. Leider konnten wir DKs Beobachtungen des Einflusses von Magnetfeldern auf Patienten nicht prüfen.

Geologische Faktoren

Wenige Personen berichteten von einer Schwächung ihrer Vitalität, wenn sie bestimmte Orte besuchten, die sowohl in der Stadt als auch auf dem Land sein konnten. In der Regel spürten sie den Impuls, solche Orte rasch wieder zu verlassen, und fühlten sich danach neu belebt. Zwei als sensitiv bekannte Personen fühlten sich sehr eigentümlich, wenn sie sogenannte magnetische Kraftpunkte aufsuchten; sie spürten eine leichte Übelkeit und waren für mehrere Stunden nicht in der Lage, ein Auto zu fahren. EP war sensitiv und setzte die Reaktionen ihres Körpers beim Rutengehen ein; sie suchte nicht nur Wasser, sondern auch Minerale und archäologische Funde. Ein Erdöl-Geologe berichtete, dass er wisse, wo Öl zu finden sei, weil er bestimmte, spezifische Empfindungen in den Füßen spürte, wenn er über solchen Lagerstätten stand.

Der Energieaustausch zwischen Menschen sollte ebenfalls erwähnt werden. Es wurde bereits erklärt, dass manche Menschen, mit denen wir in engen Kontakt kommen, unsere Energiefelder beeinflussen können, indem sie unseren Energievorrat steigern oder anzapfen. Dies gilt auch für die astralen und mentalen Ebenen, denn manche Personen können unsere Gefühlslage heben und unser Denken anregen, während andere uns blockieren, niederdrücken oder Energie rauben. Diese Fähigkeit soll im Kapitel über das Heilen noch weiter besprochen werden.

Schmerzmittel

DK wurde aufgefordert, im Laufe eines Tages die Veränderungen bei einer Person zu beobachten, bevor und nachdem diese Bufferin[17] zur Schmerzlinderung einnahm. Der Patient hatte sich die Hüfte verdreht, als er im starken Verkehr ein Taxi bestieg; die daraus resultierenden Schmerzen hielten schon einige Monate an. Beim Sitzen oder Gehen spürte er eine Spannung und Schmerzen, die vom Kreuzbein oder Wirbel nach rechts ins Becken und weiter an der Rückseite des Beines bis in den Unterschenkel ausstrahlten, im Liegen aber verschwanden.

DK stellte fest, dass ein Druckgefühl im Bereich der Iliosakral-Nerven bestand, die leicht empfindlich und geschwollen waren. Dies erzeugte einen Druck auf die Nerven, der wiederum die Schmerzen verursachte, wenn der Patient ging oder das Hüftgelenk beugte. DK berichtet, dass alle Gelenke unauffällig waren; dieser Befund wurde später durch Röntgenaufnahmen bestätigt. Ihrer Meinung nach be-

17 Bufferin ist pharmakologisch identisch mit Aspirin® (Anm. d. Ü.)

stand das Hauptproblem in den Sehnen und Muskeln, die wie ein Gummiband überdehnt worden waren. Unterbrochene Energiestrahlen waren Anzeichen für eine leichte lokale Reizung. Die ätherische Zirkulation schien um die Mitte des Oberschenkels reduziert, mehr noch in der Mitte des Unterschenkels. In Abständen von einigen Minuten kam es zu Unterbrechungen im Strom ätherischer Energie von der Hüfte zum Knöchel an der Rückseite des Beines, und damit war zu wenig Energie vorhanden, um die Muskeln zu versorgen.

Eine Viertelstunde nachdem der Patient zwei Bufferin-Tabletten eingenommen hatte, bemerkte DK eine Veränderung im ätherischen Energiemuster im Gehirnbereich oberhalb der Hypophyse, die sich auf das elektrische Muster auswirkte. Es gab auch eine Steigerung in der Helligkeit der Energie. Das Bufferin schien den Rhythmus der ein- und ausgehenden Reize verwandelt zu haben. Ein Wandel im Schaltsystem veränderte die Reize, die von verschiedenen Gebieten des Körpers kamen. Als die Energie in das rechte Bein hinabfloss, schienen sich die Impulse zu verlangsamen, und eine gewisse Trübheit machte sich breit. Der Zustand wurde dadurch nicht geheilt, aber die irritierten Bereiche waren entspannter. Das Gehirn schien sehr aktiv, aber das Schmerzmittel bremste die Energie in einem Abschnitt des ätherischen Gehirns drastisch, was zur Entspannung der Muskeln beitrug. Die Blutversorgung wurde normaler und der Rhythmus regelmäßiger.

Nach einer halben Stunde stellten sich weitere Besserungen ein. Inzwischen floss die ätherische Energie frei, leicht und ungehindert. Die beiden Punkte, die vorher als leicht gereizt aufgefallen waren, schienen nun viel besser.

Nach sechs Stunden kam es zu einer Veränderung im Muster der ätherischen Energie des Gehirns. Ungleichmäßige und unberechenbare Impulse wurden aus dem Iliosakral-Bereich zum Gehirn gesendet. Umgekehrt schien das ätherische Gehirn mehr Energie in das Schmerzgebiet zu schicken.

DKs Beobachtungen über die Wirkung von Bufferin auf die schmerzenden Muskeln waren insofern korrekt, da der Patient eine Schmerzlinderung spürte, die mit den Veränderungen im ätherischen Energiemuster einhergingen. Nach sechs Stunden kehrte der Schmerz zurück. Höchstwahrscheinlich ist die Gegend in der Nähe der Hypophyse, die DK zeigte, der *Hypothalamus*, und hier halfen die Veränderungen, den Blutfluss in die Muskeln zu steigern, die erst unter einem Mangel ätherischer Energie zu leiden hatten, dann entspannen konnten und somit weniger schmerzten.

Thorazine

Thorazine (Chlorpromazin-Hydrochlorid)[18] ist eine Substanz, die als Dämpfungsmittel auf das Zentralnervensystem wirkt und als Sedativum (Beruhigungsmittel) und Antiemeticum (Mittel gegen Übelkeit und Erbrechen) eingesetzt wird. Es dient auch zur Beruhigung stark erregter psychotischer Patienten.

VJ, eine verheiratete Frau und zweifache Mutter von fünfundzwanzig Jahren, sahen wir 1979 nach einem Suizidversuch. Sie war als manisch-depressiv mit optischen und akustischen Halluzinationen diagnostiziert worden (siehe Kapitel XII mit ausführlicherer Darstellung der Krankengeschichte). Nach einem weiteren Selbstmordversuch, bei dem sie Haus und Familie einäschern wollte, wurde sie unter Beobachtung gestellt. VJ kam mehrere Monate in ein psychiatrisches Krankenhaus und wurde dann mit der Empfehlung entlassen, täglich 400 mg Thorazine einzunehmen. Diese Medikation schien die Halluzinationen zu reduzieren.

Unsere Frage war nun: Wie wirkt Thorazine, und wie verhindert es die Halluzinationen des Kranken?

18 Chlorpromazin-Hydrochlorid ist in Form des Monopräperats Megaphen® im Handel. (Anm. d. Ü.)

Die Patientin wurde einige Zeit beobachtet, bevor sie die Droge nahm. DK stellte fest, dass alle Farben des Astralkörpers Disharmonien aufwiesen und der Solarplexus aufgelockert und offen war; deshalb interagierte die Patientin exzessiv mit anderen Menschen. Das Chakra war labil, bewegte sich zu schnell und arrhythmisch; die Farbe leuchtete außergewöhnlich rot. Das Astralfeld zeigte, dass das Ablehnungssystem eine Schädigung aufwies. Der Astralkörper war instabil, und die Bewegung ging von rechts nach links, was auf angestaute Wut deutete. Die Farben waren schmutzig-dunkel und wechselten dauernd. Um 16.00 Uhr nahm die Patientin 400 mg Thorazine; zwanzig Minuten später wurde sie von DK untersucht. Da Thorazine eine chemische Verbindung ist, besitzt sie eine ätherische Entsprechung, wie alles in der Natur. Das ätherische Thorazine schien das Gehirn zu beeinflussen und Stirn- und Kehl-Chakra zu bremsen. Dies wiederum wirkte sich auf den Sehnerv aus, auf die Hypothalamus-Region und die Hypophyse; der Mechanismus der auditorischen und visuellen Wahrnehmung wurde gedämpft. Als dies stattfand, begann die Patientin eine Besserung zu zeigen, obwohl die Erinnerung an ihren Versuch, das Haus in Flammen zu setzen, und an ihren Klinikaufenthalt danach sie immer noch erschütterte.

Nach einer halben Stunde hatte sich die Wirkung über alle Körperhüllen ausgedehnt und zeigte sich besonders im Astralkörper. Kehl- und Stirn-Chakra waren grauer, was eine Verlangsamung ihrer Aktivität andeutete. Ähnlich reduzierten auch die Epiphyse und der hypothalamische Bereich ihre Aktivität und Funktion, was an der grauen Färbung dieser Gebiete zu erkennen war. Das Solarplexus-Chakra war ebenfalls beeinträchtigt.

Zusammenfassend lässt sich sagen: Die Wirkung von Thorazine schien die Helligkeit des Ätherkörpers zu reduzieren und die astralen und mentalen Körper zu dämpfen. Dies könnte erklären, warum Thorazine den mental gestörten Patienten hilft, indem es deren Äther-

und Astralfeld blockiert und vernebelt und damit die optischen und akustischen Halluzinationen reduziert. Wie DKs Beobachtungen ergaben, scheint sich die Wirkung von Thorazine über alle drei Körper auszudehnen: Mental-, Astral- und Ätherkörper.

Drogensucht

Vermutlich das brennendste soziale Problem, vor dem wir heute stehen, ist der weitverbreitete Missbrauch von Betäubungsmitteln und anderen suchtbildenden Drogen. Obwohl die Daten, die wir anzubieten haben, aufgrund der schwierigen Umstände, unter denen wir arbeiten mussten, nur dürftig, mangelhaft und unvollständig sind, präsentieren wir sie doch in der Hoffnung, sie mögen andere anregen, weitere Forschungen auf diesem kritischen Gebiet durchzuführen. Es war uns leider nicht möglich, Zugang zu einem Patienten im Zustand des akuten Drogenrausches zu erhalten, und auch die Entzugs-Symptomatik konnten wir nicht beobachten.

Im Mai 1970 besuchten wir mehrere Male eine ambulante Klinik, bei der sich drogenabhängige Kriminelle in der Bewährungszeit laut richterlichem Beschluss einzufinden hatten. Während dieser Besuche zeichneten wir ihre Pupillenreaktionen auf, suchten nach Spuren von Nadeleinstichen und machten Urin-Tests. Wir konnten zwischen den Süchtigen sitzen, und DK wählte willkürlich einige von ihnen zur näheren Untersuchung aus.

Der erste Fall war ein dreißigjähriger Weißer. Am auffallendsten waren für DK seine ätherischen Solarplexus-, Kehl- und Stirn-Chakras. Das Solarplexus-Chakra war am meisten gestört, was an einer beträchtlichen Menge grauer und roter Farben sowohl im Kern als auch in den Blütenblättern zu erkennen war. Die Energie floss ungleichmäßig um den Kern und zeigte einige Unterbrechungen in ihrem Fluss durch das Chakra. Darüber hinaus gab es ein ätherisches

Energie-Leck. Die Elastizität war schlaff, die Blütenblätter hingen lose und grob herab.

Im Kehl-Chakra zeigte sich der Kern straff und arrhythmisch, die Peripherie jedoch aufgelockert und schlaff, während die Blütenblätter in der Peripherie locker und grob waren.

Das ätherische Stirn-Chakra zeigte, dass die Hypophyse nicht normal arbeitete. Es gab einen Strom von Energie von sich, wie man ihn gewöhnlich nicht zu sehen bekam, und es schien auch aktiver zu sein als der Rest des Ätherkörpers. Dies warf die Frage auf, ob der Zustand der Drogen-Euphorie von Halluzinationen begleitet war. Was der Patient als visuelle Wahrnehmungen jedoch empfing, war verzerrt, wenn auch nicht zwangsläufig als Bilder zu erkennen.

Das ätherische Scheitel-Chakra war klein und langsam.

Aufgrund der Spannung, unter der der Patient stand, hatte er sehr viel von seiner ätherischen Energie verbraucht, sodass zur Zeit der Untersuchung sowohl Leber als auch Nebennieren eine Unterfunktion anzeigten.

Der Astralkörper ließ sehr viel emotionale Störung und Spannung sowie eine Neigung erkennen, alles zu tun, was ihm gerade in den Sinn kam, solange es nicht zu viel Mühe bedeutete. Das Mentale war nur sehr schwach ausgebildet.

Im Fall des zweiten Patienten – eines Mannes von vierzig Jahren – wies das ätherische Solarplexus-Chakra eine erhebliche Störung auf, und der Energiestrudel zeigte sich rötlicher und in seiner Bewegung schneller als beim ersten Patienten. Das Zentrum arbeitete arrhythmisch, und der Fluss ätherischer Energie war ungleichmäßig. Andererseits waren die Nebennieren aktiver als im ersten Fall; sie befanden sich sogar in einem Zustand der Erregung. Daraus schloss DK, dass die Sucht dieses Patienten noch nicht so lange bestand wie im ersten Fall.

Der Kern des ätherischen Kehl-Chakras war enger als im Fall zuvor, aber die Blütenblätter fielen lockerer. Auch hier zeigte sich das

Scheitel-Chakra wieder klein und langsam. Dieser Patient war gefährlicher, weil er nur ein schwach ausgeprägtes Identitätsgefühl besaß und deshalb sehr leicht zu beeinflussen war. Er war sehr unruhig, emotional verstört und konnte sich kaum beherrschen.

Der dritte Patient war ein Schwarzer im Alter von dreißig Jahren. Hier war das ätherische Solarplexus-Chakra elastischer, die Blütenblätter lockerer und arrhythmisch; immer wieder floss ätherische Energie aus. Der Patient zeigte eine Tendenz zu Schwankungen zwischen extremer Depression und Euphorie, die durch Veränderungen im Solarplexus angezeigt wurden. Der Kern des ätherischen Kehl-Chakras war dysrhythmisch und in der Peripherie aufgelockert. Dies beeinträchtigte den Energiezustand der Nebennieren und der Hypophyse. Die Nebennieren ließen erkennen, dass der Patient schon einige Zeit unter großer Spannung stand, sie waren infolgedessen nicht so aktiv wie normalerweise. Das ätherische Scheitel-Chakra war auch sehr klein und arbeitete langsam. Die Funktion der Hypophyse lag nicht im Bereich des Normalen, was zu Verzerrungen der Wahrnehmung führte.

Der vierte Patient war ein junger Mexikaner. Sein ätherisches Solarplexus-Chakra rotierte sowohl im Kern als auch in den Blütenblättern dysrhythmisch, wenngleich weniger stark als in den vorausgegangenen Fällen. Es leuchtete jedoch in einem sehr unangenehmen Rot. Blitze derselben Farbe durchzogen die Blütenblätter. Die Nebennieren waren zum Teil überstimuliert, und die Schilddrüse zeigte einige Störungen. Das ätherische Stirn-Chakra schien schneller als normal, aber es begann sich zu verlangsamen. Der Patient wirkte nicht so aufgeregt oder gestört wie einige andere. Wir wussten jedoch nicht, wie lange seine Sucht schon bestand und wie lange er keine Drogen mehr genommen hatte.

Bei der Drogensucht ist die Behandlung der Unausgeglichenheit im Astralkörper, also in den Emotionen, ebenso wichtig wie die Behandlung des Ätherkörpers. Drogenabhängige, die bei den Versammlungen von Kathryn Kuhlman geheilt wurden, erhielten einen gewaltigen Schub astraler Energie, der ihnen half, die Ausrichtung ihrer Emotionen zu ändern. Zugleich fand aber eine Heilung auf ätherischer Ebene statt, und die gleichzeitige Anwendung von ätherischen und astralen Energien beschleunigte offenbar den Genesungsprozess. Dieser Mechanismus oder Prozess der Wiederherstellung der Gesundheit schien bei den Patienten in der ambulanten Klinik zu fehlen.

Zusammenfassend lässt sich sagen: Die herausragende Entdeckung in diesen Fällen von Drogensucht war die Arrhythmie in Kern und Blütenblättern des ätherischen Solarplexus-Chakras, die den ganzen Ätherkörper beeinträchtigte. Das Rot, das uns in Form von Blitzen grauer, roter oder oranger Farbe begegnete, unterschied sich vom Rot bei Krebspatienten (im Anhang beschrieben), das eher einen Scharlachton zeigte. Darüber hinaus war eine deutliche Verminderung der Helligkeit im ätherischen Solarplexus-Chakra zu bemerken, und das Energie-Leck im Bereich dieses Zentrums bewirkte, dass viele Patienten sich permanent müde fühlten. In jedem Fall war die Aktivität der Nebennieren herabgesetzt.

Auf astraler Ebene war das Solarplexus-Chakra bei Süchtigen stark gestört; es offenbarte ein unberechenbares Emotional-Verhalten und periodische Energiemängel. Weiterhin bestand eine Störung in den Beziehungen zwischen Schilddrüse, Nebennieren, Hypophyse und Hypothalamus-Region. Letztere zeigte die Tendenz zur Erzeugung eines gewissen Typs von Halluzinationen und einen Verlust des Gespürs für Proportionen. Diese Dysrhythmie könnte vorübergehend sein und verschwindet möglicherweise, wenn der Patient von seiner Sucht frei wird.

Obwohl diese Informationen der weiteren Verifizierung bedürfen, hat es doch den Anschein, dass die Wirkungen von Narkotika wie Morphin und Heroin auf der ätherischen Ebene beginnen und von hier aus das Physische erreichen. Opiate sind offenbar medizinisch nützlich und notwendig, aber selbst bei sehr schwach dosierter Verwendung wird die Brücke zwischen dem Nervensystem und den *Nadis* oder ätherischen Bahnen geschwächt. Der fortgesetzte Konsum von Opiaten beeinträchtigt die Chakras, und dann beginnt die Sucht. Die Bewegungsrichtung innerhalb der Chakras wird durch die Droge umgekehrt, und dies verursacht die Abhängigkeit. Diese physiologische Veränderung in den Chakras wiederum erzeugt einen Zustand der Angst und Furcht im Patienten.

14

Auswirkungen chirurgischer Eingriffe

In der gegenwärtigen Situation, da die Organverpflanzungen sich zur Behandlung von Fehlfunktionen des Herzens, der Nieren und sogar von Lungen oder Leber so verbreitet haben, sollten unsere Beobachtungen der Auswirkungen von Operationen auf das Ätherfeld und die Chakras auf besonderes Interesse stoßen. Patienten, die sich solchen Eingriffen unterziehen, müssen Medikamente einnehmen, die die Abstoßung des transplantierten Organs durch den Körper unterdrücken sollen, der es als einen Fremdkörper betrachtet und zu zerstören versucht. Unsere Untersuchungen könnten einen Schlüssel zu einem der vielen Faktoren bieten, die das Abstoßungs-Syndrom bestimmen.

Im Fall einer Nierentransplantation wurde beobachtet, dass die ätherische Struktur der neuen Niere qualitativ nicht zum Ätherfeld des Empfängers passte; die beiden vertrugen sich nicht. Hier stellt sich die Frage: Ist die Akzeptanz oder Abstoßung von transplantierten Organen in gewissem Maß abhängig von der Qualität des Ätherfeldes des Patienten und des Transplantats? Könnte ein Hellsichtiger wie DK schon im Voraus wahrnehmen, ob es zu einer Abstoßungsreaktion des Körpers kommen wird und weshalb, und wie der Abstoßungsmechanismus funktioniert? Diesen Fragen nachzugehen, ist ein interessantes Forschungsobjekt.

Im Jahre 1984 wurde DK zu dem Patienten MB mitgenommen, der siebenundzwanzig Jahre alt war, im Dezember 1978 eine fremde Niere eingepflanzt bekommen hatte und nun für eine Folgeuntersuchung im Krankenhaus lag. Unsere Hauptaufgabe bestand in der Untersuchung der ätherischen Charakteristika und Qualität der transplantierten Niere im Vergleich zum allgemeinen Ätherfeld des Patienten.

DK beschrieb das Ätherfeld des transplantierten Organs als gröber in seiner Beschaffenheit als der Rest des Ätherkörpers des Patienten. Sie bemerkte: »Es ist eigenartig, unterschiedlich geartete ätherische Substanz bei der gleichen Person zu sehen. Es ist etwas sehr Befremdliches an der Energie dieser Niere, und es scheint zu schwanken.«

Die Farbe war dunkler als der Rest des Ätherfeldes des Patienten; beide passten nicht gut zusammen, und deshalb funktionierte die eingepflanzte Niere nicht einwandfrei. DK sah auch, dass das Transplantat im Bauch weiter vorn lag als zum Rücken hin, was der normalen Position entsprochen hätte. (Diese Beobachtung erwies sich als korrekt.) Das allgemeine Ätherfeld war dünn und schien im Bereich um die Niere bruchstückhaft; dem Patienten stand nur sehr wenig Energie zur Verfügung.

Auch eine andere Beobachtung DKs passte hier. Sie entdeckte, dass selbst nach der chirurgischen Entfernung einer kranken Drüse das mit dieser Drüse zusammenhängende Chakra sichtbar anomal blieb. Dieses Faktum mag unter Umständen erklären, warum die Krankheit, deretwegen die Drüse entfernt werden musste, wiederkehren kann. Anscheinend kann das Auftauchen oder Wiederauftauchen von Symptomen nur dann als völlig unter Kontrolle gelten, wenn das Muster des ätherischen Chakras zum Normalzustand zurückkehrt.

DK beobachtete ebenfalls, dass körperliche Krankheit auch aus einer anderen als der ätherischen Dimension herrühren kann, etwa von der astralen oder mentalen Ebene. Wie schon weiter oben angedeutet, könnte die psychosomatische Medizin der Zukunft auch diese Dimensionen einbeziehen und damit die Harmonie zwischen den Zentren und ihren jeweiligen Energiefeldern betrachten. Und, um eine weitere Beobachtung zu wiederholen: Wir wissen noch nicht, welche Faktoren bestimmen, welches Körperorgan das Ziel für eine Krankheit sein wird, die mit einem gestörten Chakra zu assoziieren ist (siehe Kap. XI).

Der Begriff »holistische« oder »ganzheitliche Medizin« wird heutzutage unterschiedlich gebraucht, bezieht sich aber gewöhnlich auf die Vorstellung vom ganzen Menschen, einschließlich Körper, Denken und Fühlen – und manchmal auch Selbst oder Geist. Die Vertreter dieser Richtung legen das Hauptgewicht meist auf eine Reihe physischer Faktoren statt chemischer Drogen und gebrauchen Homöopathie, Akupunktur und physikalische Therapien, aber auch Visualisierung und andere mentale Techniken. Alle diese Methoden basieren auf der Vorstellung, dass Krankheit eine Störung der grundsätzlichen Ganzheit des menschlichen Wesens ist und Heilung durch die Wiederherstellung dieser Ganzheit erreicht wird. Krankheit ist somit ein Zustand der Dissonanz innerhalb der drei Persönlichkeitsfelder. Sie gibt nicht den Zustand des eigentlichen, wesenhaften Selbst oder der Seele wieder, die von den Verschiebungen in Körper, Gefühlen und Gedanken unberührt bleibt.

Damit sollte die holistische Medizin im eigentlichen Sinn ihres Namens auf die Ausschaltung von Ursachen der Dissonanz bedacht sein, um den Heilungsprozess zu fördern und die normale Funktion wiederherzustellen. Mit anderen Worten: Der Zweck der medizinischen Intervention ist die Beseitigung von Hindernissen zur Selbstheilung.

Phantomglieder

Die raschen Fortschritte der Technik beim Organersatz werfen Fragen auf, die sich unmittelbar auf die Wirkung der Beseitigung von Teilen des physischen Körpers auf dessen Ätherfeld beziehen. Wir widmeten uns diesem Problem, indem wir DK einen Fall sogenannter Phantombeschwerden untersuchen ließen, die ein recht häufiges Phänomen bei Menschen sind, denen ein Arm oder ein Bein amputiert worden ist.

Sind Phantombeschwerden wirklich ein Phantom, oder gibt es daran etwas, das man »real« nennen kann? Der Patient fühlt das amputierte Glied, als sei es noch vorhanden, und hat häufig den Eindruck starker Schmerzen oder Krämpfe, eines Juckreizes und eines Brennens oder ein Lageempfinden von zuweilen ganz bizarren Positionen. Im Laufe der Zeit scheint sich das Phantomglied auf den Stumpf zuzubewegen; man nennt dies das »Teleskop-Phänomen«.

Dr. Wilder Penfield vom Neurologischen Institut Montreal stellte bei der kartografischen Aufzeichnung der Gehirnrinde von operierten Patienten fest, dass die Hände und Füße einen größeren Projektionsbereich im Gehirn einnehmen als der Rumpf. Die Menschen sind sich also in erster Linie ihrer Finger und Zehen bewusst, nicht der Arme und Beine. Dies könnte mit der Tatsache zusammenhängen, dass Schmerzen im Phantomglied nicht illusorisch sind; sie sind ein schweres Problem in Kriegszeiten und nach Unfällen, besonders unter den jungen und gesunden Menschen, denn die Beschwerden können ein Leben lang andauern.

Unsere Untersuchungen hatten mehrere Ziele im Sinn. Erstens galt es, ein Phantomglied im Ätherischen zu untersuchen und möglicherweise herauszufinden, warum Schmerz, Krämpfe und Juckreiz des Phantomgliedes sich durch Reiben und Kratzen der normalen, gesunden Gliedmaße lindern lassen. Bei chronisch kranken Patienten, die an Gefäßkrankheiten oder Diabetes leiden, sind Phantombeschwerden nach Amputationen seltener und halten nicht so lange an. Was macht den Unterschied zwischen den gesunden und den chronisch kranken Patienten in solchen Fällen aus? DK wurde auch gebeten, auf die ätherischen Charakteristika von Phantomgliedern zu achten, und wie oder warum das Massieren des normalen Gliedes den Schmerz im amputierten lindert.

GF, ein junger Soldat, trat 1968 in Vietnam auf eine Mine. Die linke Fußsohle wurde zerfetzt, und der Fuß im April 1968 oberhalb des Sprunggelenks amputiert. Der Stumpf war gut verheilt, und die neue Ferse mit chirurgischen Mitteln gut gepolstert worden. Der Patient konnte seinen linken Fuß einigermaßen gebrauchen, aber aufgrund von Phantomschmerzen wurde er ins Krankenhaus zurückgebracht, wo man ihm Neurome (Nervengewebs-Massen in einem Amputationsstumpf) entfernte in der Hoffnung, die Phantomschmerzen würden nachlassen.

Wir sahen den Patienten im Jahre 1970, zwei Monate nach der letzten Operation, und es kam zu folgendem Dialog:

SK: Könnten sie das Gefühl in Ihrem amputierten Fuß beschreiben?

GF: Es fühlt sich kalt an, wie ein kalter, tauber Krampf. Es ist, als sei der kleine Zeh über den benachbarten Zeh gebogen, und ich habe Schmerzen wie von einem Krampf im Fußgewölbe.

SK: Haben Sie das Gefühl, Ihr linker Fuß sei noch da?

GF: Meine Zehen sind definitiv noch da, auch das Fußgewölbe, aber den Rest kann ich nicht spüren.

SK: Wie können Sie den Juckreiz im Phantomfuß lindern?

GF: Ich weiß nicht. Aber wenn die Zehen des amputierten Fußes sich verkrampfen und ich das nicht loswerden kann, dann gehe ich an den gesunden rechten Fuß und reibe die Zehen, die mich am linken Phantomfuß plagen. Das scheint dem Juckreiz oder dem Krampf zu helfen. Als man mir diese Methode mitteilte, dachte ich, die seien verrückt, aber es scheint zu funktionieren.

SK: Haben sich die Symptome nach der Entfernung der Neurome gebessert?

GF: Nach der Beseitigung von drei Neuromen am Ende jedes Nervs blieben die Phantomschmerzen bestehen, aber die Operation veränderte den Schmerz am Ende des Stumpfes. Sie hat den Phantomfuß dem Stumpfende angenähert. Statt wie Größe 44 fühlt sich der Fuß jetzt wie Größe 39 an. Meine Zehen scheinen nun in der Mitte des Fußes zu sein. Ungefähr ein Jahr nach der Amputation hatte ich den Eindruck, die Zehen seien etwa zwei, drei Zentimeter vom Stumpf entfernt, und als die Neurome zu wachsen begannen, streckte sich auch der Fuß wieder. Unmittelbar nach der Amputation besaß der Phantomfuß die normale Größe. Als die Beschwerden im Stumpf anfingen, schmerzte mein Bein so schlimm, dass ich nicht darauf gehen konnte, aber jetzt strecken sich die Zehen wieder nach vorn, und ich habe das Gefühl, sie haben gerade die halbe Strecke der Fußlänge hinter sich.

SK: Können Sie die Phantomzehen in Gedanken bewegen?

GF: Ich kann die Zehen am Ende des Stumpfes bewegen; meine Zehe ist genau hier. (Der Patient zeigte an eine Stelle am Stumpf, und es war zu beobachten, dass er mental die Muskeln kontrahieren konnte, was ihm den Eindruck vermittelte, als bewege er den Phantomfuß.)

SK: Wenn Sie die Muskeln des Stumpfes anspannen – haben Sie dann das Gefühl, tatsächlich den Zeh zu bewegen?

GF: Ja, der große Zeh ist hier. (Der Patient zeigte auf eine Stelle im leeren Raum ungefähr zwölf Zentimeter vom Stumpfende entfernt.)

SK: Wenn ich meine Finger in die Nähe der Phantomzehen bringe, haben Sie dann das Gefühl, berührt zu werden?

GF: Nein.

SK: Können Sie den großen Zeh des Phantomfußes bewegen?

GF: Ja.

SK: Können Sie auch den kleinen Zeh des Phantomfußes bewegen?

GF: Nein, ich kann ihn nicht allein bewegen, aber ich kann den ganzen Fuß auf und ab bewegen.

SK: Haben sie auch Krämpfe im Phantomfuß?

GF: Ja. Wenn ich den ganzen Tag mit der Prothese herumgehe, dann verkrampfen sich die Zehen, wenn ich mich entspanne. Ich habe abends und nachts mehr Schmerzen als tagsüber. Ich kann den Krampf oder den Juckreiz lindern, aber ich kann den kleinen Zeh nicht von dem benachbarten trennen. Aber ich habe herausgefunden, dass eine der schnellsten Methoden, um einen Krampf loszuwerden, darin besteht, dass ich aus dem Bett springe und den Phantomfuß auf den Boden setze. Manchmal verstauche ich mir dabei allerdings den Phantomknöchel!

SK: Und wie bringen Sie einen umgeknickten Phantomknöchel wieder in Ordnung?

GF: Gar nicht. Ich nehme eben die Prothese ab und habe zwei Tage zu leiden.

DKs Beobachtungen von GFs linkem Phantomfuß ergaben Folgendes:

DK: Es hat den Anschein, als ob die ätherischen Umrisse des linken Fußes tatsächlich noch vorhanden sind. Ich verstehe das Teleskop-Phänomen nicht – da hat sich nicht viel entfernt. Es war der tatsächlichen Lage des Fußes sehr nahe. Die ätherische Energie vom Stumpf bringt immer noch die Umrisse von Zehen und Fuß hervor, und es ist ohne jeden Zweifel noch ein ätherischer Fuß vorhanden. Der Patient sagt, er habe immer das Gefühl, der Fuß sei noch da, und ich denke, das ist korrekt. Wenn er von dem Eindruck spricht, ein Zeh sei über den anderen gebogen, so glaube ich nicht, dass dies tatsächlich der Fall sein muss, aber es scheint ein »Knick« in der ätherischen Energie vorzuliegen, die den ätherischen Fuß aus dem Gleichgewicht schiebt. Die Energie schießt unregelmäßig im Phantomfuß umher, und deshalb kommt es zu einer entsprechenden Unregelmäßigkeit im Energiefluss auf und ab entlang des Beines. Da dieses Bein aus Fleisch und Blut ist, besteht definitiv ein Energie-Austausch mit dem Gehirn, und wenn er sein Bein schwingt, liegt die Verbindung in der Wirbelsäule dort. (DK wies in den Bereich der Lendenwirbelsäule.) Ich glaube, dass hier ein Teil der Schwierigkeiten verankert ist.

Die Verbindung eines Nervenimpulses kommt sowohl vom Bein als auch von der Wirbelsäule. Der Impuls, sein Bein zu schwingen, aber auch der Schmerz, den er im Phantomfuß spürt, rühren von der Wirbelsäule her. Bei diesem Patienten haben wir es mit einem starken Festhalten im Denken an den linken Fuß zu tun; in gewissem Sinn hat er ihn nicht aufgegeben, weil er sich selbst nicht eingestanden hat: »Ich bin ein Mann ohne linken Fuß.«

Ich frage mich, ob es nicht ein Training für Amputations-Patienten geben sollte, das ihnen hilft, den Verlust eines Körperteils zu akzeptieren. Diesem Patienten wurde nur ein Teil seines physischen Fußes amputiert, deshalb waren im Ätherischen seine Ferse und die Umrisse des Fußes nicht allzu weit vom Stumpf entfernt. Die Umrisse der fünf Phantomzehen sind sehr deutlich, viel klarer wahrzunehmen als die Ferse.

Der Patient ist absolut sicher, dass er die Umrisse seines Fußes spürt, aber er leidet unter sehr starken Schmerzen durch Krämpfe und das Gefühl, dass eine Zehe über die benachbarte gebogen sei. Im Ätherischen konnte ich keine solchen überkreuzten Zehen wahrnehmen, aber ich bemerkte eine Störung des Gleichgewichts in der ätherischen Energie der beiden Zehen, die zu einer ähnlichen Störung an der Seite des Beines führte. Dies mag auf unterschiedliche physische Ursachen zurückzuführen sein. Der Patient klagt, die Schmerzen seien stärker, wenn er entspannt sei, was ich nicht ganz verstehe. Natürlich löst die Tatsache, dass er ständig an seinen nicht existierenden Fuß denkt, eine Reaktion im Gehirn aus, die wiederum den Fluss der spinalen Energie reaktiviert. Es handelt sich um eine Art Reflexgeschehen zwischen den Nerven, der Wirbelsäule und dem mentalen Bild des Schmerzes. Dies könnte ein Umstand sein, der nicht ganz erkannt wird.

SK: Hast du ätherisch gesehen, wie weit die Phantomzehen vom Stumpf ausgingen? Waren es zwölf Zentimeter ab der Ferse, oder mehr, oder weniger?

DK: Sie schienen aus meiner Sicht fast die normale Lage zu haben, also nicht da zu sein, wo der Patient sie spürt. Der Fuß könnte ein wenig kleiner sein als früher.

SK: Was brachte dich auf den Gedanken, dass die Wirbelsäule eine wichtige Vermittler-Rolle zwischen dem Phantomfuß und dem Gehirnmuster spielt?

DK: Zunächst gibt es ja in Wirklichkeit keine Zehen. Aber es besteht eine klare ätherische Verbindung zwischen der Wirbelsäule und jener Phantomzehe. Ich halte dies für sehr anomal.

SK: Auch aus ätherischer Sicht?

DK: Ja. Ich versuchte herauszufinden, wie der Mann die Schmerzen spürte. Ich hatte zunächst die vorgefasste Meinung, dass die ganze Reaktion im Kopf stattfand, doch dann wurde mir klar, dass ich mich damit völlig irrte, denn der Schmerzbereich ist sehr eng mit der Wirbelsäule verbunden. Es besteht gewiss ein Zusammenhang zwischen dem Gehirnmuster und der Wirbelsäule, aber in diesem Fall spielt die Wirbelsäule die Hauptrolle. Insgesamt leuchteten die Zehen von GFs amputiertem Fuß heller als die Ferse, zeigten mehr Energie und waren für den Patienten selbst auch wichtiger. Das Nebenchakra an der Fußsohle war noch sichtbar, wenn auch kaum größer als ein Nadelkopf, und dies verursachte weitere Schwierigkeiten. Normalerweise gibt es hinsichtlich der ätherischen Energie keinen Unterschied zwischen der Ferse und den Zehen, außer wenn ein stärkerer Energiefluss in die Zehen geht.

Ein etwas anders gelagerter Fall war EP, vierundsechzig Jahre, zuckerkrank. Aufgrund der schlechten Durchblutung war das rechte Bein gangränös geworden, und es musste im August 1969 amputiert werden.

Der Patient entwickelte schon bald nach der Amputation Schmerzen im Phantombein. Er spürte das starke Bedürfnis, den kleinen Zeh und den unteren Teil des Fußes zu kratzen, und zuweilen spürte er Schmerzen, als ob die Zehen verkrümmt wären oder Nadeln in die Ferse gestochen würden. Der Juckreiz beschränkte sich auf die rechte Fußsohle und die Außenseite des amputierten Beines.

Der Patient entdeckte, dass Kratzen am verbliebenen linken Bein den Schmerz und Juckreiz am rechten Phantombein linderte. Er stellte weiterhin fest, dass er bei nächtlichem Juckreiz das Licht anschalten und sich durch Augenschein vergewissern konnte, dass das rechte Bein nicht mehr vorhanden war. Dies schien das Jucken mit mehr Erfolg abzustellen als jedes andere Mittel. Im Laufe der Zeit hörte er auf, sich Gedanken um sein Phantombein zu machen, und die Situation besserte sich.

Wir sahen ihn zum ersten Mal am 13. Mai 1970; zu dieser Zeit waren seine Phantombeschwerden fast ganz verschwunden. Er nahm sie nicht mehr wahr. Es kam nicht mehr zu muskulären Krämpfen oder Kontraktionen, und das amputierte Bein belästigte und kümmerte ihn nicht mehr.

DK stellte fest, dass das Phantombein und selbst die Zehen sich noch als feiner Umriss im Ätherischen wahrnehmen ließen. Es sah aus, als ob immer weniger Energie durch dieses Bein fließe. Im Vergleich zu dem Fall GF bemerkte DK insbesondere, dass keine Gedankenform mehr mit dem Phantomglied verbunden war, und der Patient schien auch nicht grundsätzlich an der Vorstellung zu hängen, das Bein zu besitzen. Das Gehirn war nur leicht betroffen, und deshalb spürte der Patient auch kaum etwas. Die ätherische Energie des normalen Beines war recht klar und nur ganz leicht behindert.

Aufgrund der Diabetes betrachteten wir auch Pankreas und Solarplexus des Patienten. Das Solarplexus-Chakra wirkte viel trüber als gewöhnlich; es war kein Rot zu sehen, aber viel Grau. Das ätherische Pankreas wies auch sehr viel Grau auf, was als Anzeichen für eine schwere Zuckerkrankheit gilt. Die Nebennieren waren ebenfalls beeinträchtigt und zeigten einen Grauton, der auf ein Krankheitsgeschehen deutete.

DK meinte, dass sich EP aufgrund der Tatsache, dass das Bein des Patienten brandig geworden sei – ein langsamer Prozess, der deshalb nicht so traumatisch wirkt wie der plötzliche Verlust des Beines einer gesunden Person –, wohl an die Vorstellung gewöhnt habe, dass sein

Bein eines Tages abgenommen würde. Das könnte die Kraft seiner Gedankenform vom verlorenen Bein vermindert haben. Er schien alle Vorstellungen und Empfindungen um das kranke Bein auf das verbliebene übertragen zu haben. Das starke Festhalten an der Idee, eine Gliedmaße zu besitzen, ist offenbar ein wichtiger Faktor auf dem Gebiet der Phantombeschwerden und -glieder.

Narkose und Operation

Der mittlerweile Verstorbene Dr. Bert Cotton, ein Herzchirurg, gab uns die Erlaubnis, seine Patienten nach der Operation zu beobachten, die sich in verschiedenen Stadien der Erholung von der Vollnarkose befanden.

Bei den völlig bewusstlosen Patienten beobachtete DK, dass das Ätherfeld nach oben gequetscht oder gedrückt war, sodass es sich um den Kopfbereich herum aufhielt; es war aber nicht völlig aus dem Körper verdrängt. Bei jenen, die schon einen Teil des Weges ins Normalbewusstsein zurückgelegt hatten, begann sich das Ätherfeld in Richtung Rumpf und Körper nach unten zurückzubewegen; je wacher die Patienten waren, desto weiter hatte sich das Ätherfeld in Richtung Füße zurückgezogen. An dieser Stelle sei bemerkt, dass die medizinische und klinische Erfahrung bestätigt, dass die Füße nach einer Narkose als letzter Teil des Körpers wieder »erwachen«.

Aufgrund der Schwierigkeit, die Erlaubnis zur Beobachtung von Patienten nach der Operation zu erhalten, kamen wir auf den Gedanken, in einer Tierklinik wohl leichter Zugang zu bekommen. Dr. David Weule zeigte sich sehr hilfreich und kooperativ und öffnete uns die Türen seines Hauses.

Wir sollten zunächst erwähnen, dass Tiere ein Chakra-System besitzen, das dem menschlichen entspricht, auch wenn sich die Chakras selbst in Größe, Farbe und anderen Charakteristika von denen im Menschen unterscheiden. Bei Hunden haben die Zentren einen Durchmesser von ungefähr zwei Zentimetern, und das in der ätherischen Dimension hellste ist das Sakral-Chakra. Im Physischen zeigt das Kleinhirn nur wenig Aktivität, und der Thymus ist klein, recht hell und blutgefüllt.

DK wurde gebeten, das Ätherfeld eines Tieres zu schildern und festzustellen, wo sie Abweichungen sah, die sie als Krankheitszeichen verstand. Ihre Beobachtungen wurden dann mit Dr. Weules Diagnose verglichen. Bei einigen wenigen Gelegenheiten wies sie auf Anomalien der Tiere hin, die Dr. Weule noch nicht in Betracht gezogen hatte, die aber wenige Tage oder Wochen später bestätigt wurden.

Wir versuchten, die Charakteristika des Ätherfeldes unter Lokalanästhesie und unter Vollnarkose zu verstehen und herauszufinden, wie die Schmerzempfindung blockiert und das Taubheitsgefühl bewirkt wird, was mit dem Ätherfeld geschieht, wenn ein Tumor oder Organ (z. B. bei der Sterilisation) entfernt wird, wie die Heilung stattfindet und welche Auswirkungen Medikamente auf den Ätherkörper haben.

Bei einer örtlichen Betäubung (bei der 1%iges Lidocain-Hydrochlorid intracutan injiziert wurde), beobachtete DK, dass der Strom ätherischer Energie lokal vermindert und das ätherische Gehirn getrübt wurde.

Eine Katze mit geschwollenem Gesicht wurde medikamentös mit DMSO (Dimethylsulfoxid) behandelt. DK stellte fest, dass die chemische Verbindung die Grundstruktur der Haut durchdrang und die ätherischen Bahnen sehr rasch klärte. Dies könnte erklären, warum dieses entzündungshemmende Mittel, örtlich angewendet, bei der raschen Beseitigung von Schwellungen so wirksam ist.

Eine gesunde Katze erhielt Äther, um den Unterschied zwischen diesem und anderen Narkosemitteln festzustellen. Ohne vorheriges Wissen darüber, bemerkte DK korrekt, dass die Katze in jeder Hinsicht normal sei. Nach fünfzehn Minuten begann sich der Fluss ätherischer Energie im Körper zu verlangsamen, nach weiteren zwanzig

Minuten schien die Energie wieder ihr normales Verhalten aufzunehmen, und kurz darauf begannen sich die Vorderbeine des Tieres zu rühren. Wenige Minuten später konnte sie wieder gehen.

Als man das Anästhetikum Pentothal[19] intravenös injizierte, wurde der Ätherkörper aus dem physischen Leib des Tieres gestoßen und sammelte sich oberhalb des Kopfes; dieser Prozess ging rascher vonstatten als bei der Äthernarkose. Einige Verbindungen mit dem physischen Körper blieben jedoch erhalten. Diese Beobachtung erklärt die Wirksamkeit von Pentothal beim Menschen, denn der Bewusstseinsverlust wird als schnell und angenehm empfunden.

Sandy, unsere vierjährige Shetland-Schäferhündin, sollte sterilisiert werden und erhielt eine Dosis von 250 mg Pentothal langsam intravenös injiziert. DK bemerkte, dass »die Droge die Reaktion des ätherischen Gehirns trübt und ihr Energiemuster bremst; gleichzeitig wird der Ätherleib des ganzen Körpers gedämpft«. Nach wenigen Minuten erhielt das Tier Metophan-Gas.[20] Daraufhin wurde der Ätherkörper um den Kopf noch trüber, und die Verbindung mit dem physischen Körper lockerte sich leicht. Innerhalb von fünf Minuten verlor der Ätherkörper noch mehr an Helligkeit und wurde weiter Richtung Kopf gedrängt. Alles im physischen Körper schien sich zu verlangsamen.

Bevor der Leib des Tieres geöffnet wurde, berichtete DK, dass der rechte Eierstock etwas größer sei als der linke. Dr. Weule begann die Operation. Er schnitt den Bauch der Hündin auf und entfernte Gebärmutter und Eierstöcke. Als er an die Ovarien kam, bestätigte er DKs Aussage, dass der rechte Eierstock etwas größer und zystiger als der linke sei.

In dem Augenblick, als die Gebärmutter und der rechte Eierstock herausgetrennt wurden, bemerkte DK, dass das Ätherische ebenfalls

19 Der Wirkstoff Thiopental-Natrium im Narkosemittel Pentothal ist in Deutschland in Form der Monopräparate Thiopental »Lentia« und TrapanalR im Handel. (Anm. d. Ü.)

20 Das Narkosemittel Metophan (Wirkstoff: Methoxyfluran) ist in Deutschland unter dem Namen Penthran im Handel. (Anm. d. Ü.)

abgeschnitten wurde, und der Fluss ätherischer Energie in diesen Bereich aufhörte. Die entfernten Abschnitte wurden dunkler, ihre Vitalität stark reduziert. Dann beseitigte man den linken Eierstock.

Nach der Operation wurde die Anästhesie reduziert. Das ätherische Muster der entfernten Organe veränderte sich rapide, wurde zuerst dunkler, dann schwächer und verschwand schließlich binnen kurzer Zeit.

Nach rund einer halben Stunde, als der Bauch genäht wurde, bemerkte DK, dass die inneren Organe der Hündin sich sofort zu erholen begannen und Linien oder Bahnen ätherischer Energie neue Schaltkreise und Verbindungen schufen, um die Bereiche zu überbrücken, wo Uterus und Ovarien entfernt worden waren. Dies entspricht ungefähr dem, was wir auch auf medizinischem Gebiet beobachten: Wenn die Blutversorgung abgeschnitten oder behindert ist, beginnen sich neue Gefäßverbindungen zu bilden – aber dieser Prozess dauert viel länger.

Die fortgesetzte Beobachtung des ätherischen Gehirns unserer Hündin ergab, dass dessen Helligkeit langsam zurückkehrte, während die Wirkungen der Narkose nachließen. Es zeigte sich auch, dass die ätherische Struktur eines Hundes viel einfacher ist als beim Menschen. Sie ist rascher umzuwerfen, erholt sich aber auch schneller – schon als die Wunde vernäht wurde. Dies mag besser erklären, warum Tiere rascher genesen als wir. Nach einer Stunde begann sich das ätherische Muster der entfernten Bereiche wiederherzustellen; die ätherische Struktur verdichtete sich wieder und zeigte, dass der Heilungsprozess rasch voranschritt. Die ätherischen Entsprechungen der beiden entfernten Organe dagegen schwächten sich bald ab, lösten sich auf und waren nach einer Stunde praktisch nicht mehr existent.

In einem anderen Fall beobachtete DK einen deutschen Schäferhund, der seit drei Wochen krank gewesen war. Sie bemerkte, dass das Tier versuchte, eine Infektion abzuwehren. Die Vitalität war sehr beeinträchtigt, die Nieren arbeiteten nicht mehr richtig, und das Tier litt unter Schmerzen. Das Solarplexus-Chakra war sehr gestört und »außer Betrieb«, es erzeugte schmerzhafte Krämpfe. Der Ätherkörper war in diesem Bereich sehr dünn.

Mit Blick auf ein drittes Tier, das sehr krank schien, sagte DK voraus, dass es nicht überleben werde, weil der Ätherkörper an Vitalität verliere und sich vom physischen Körper trenne wie unter Narkose. Dies bedeutete für sie, dass der Tod drohe, was bald darauf vom Tierarzt bestätigt wurde.

Teil V

Die Rolle des Bewusstseins

15

Auswirkungen von Bewusstseinsveränderungen

Bei den Forschungen, die DK und ich vor vielen Jahren gemeinsam durchführten, konzentrierten wir uns auf die Chakras und ihren Einfluss auf den Krankheitsprozess; Bewusstsein wurde nur selten erwähnt. Dennoch erkannten wir beide, dass das Bewusstsein ein grundlegender Faktor bei der Selbstverwirklichung und Selbsttransformation ist, und als solcher spiegelt es sich natürlich auch in den Chakras wider. Diese verändern sich auf Modifizierungen in unserem Denken und Fühlen hin, aber auch auf Veränderungen in unseren Verhaltensmustern – und damit beeinflussen sie den Heilungsprozess.

In den folgenden Kapiteln versuchten wir darzustellen, welchen Einfluss unser Denken und Fühlen in Bezug auf unsere Gesundheit hat. Wir alle sind bewusste Wesen, und unsere Entscheidungen und die Handlungen, die daraus resultieren, sind Teil dieses Aspektes unseres Wesens, ob wir uns dessen bewusst sind oder nicht.

Meditation und Visualisierung

Eine Möglichkeit, die uns hilft, unseres inneren Wesens gewahr zu werden, ist die Meditation. Meditation ist eine bewusste Bemühung, den Brennpunkt unserer Konzentration von den unmittelbaren physischen und emotionalen Ablenkungen abzuwenden, die wir alle in unserem täglichen Leben kennen, und ihn im Inneren zu sammeln.

Durch diese Sammlung gewinnen wir ein Gefühl des Einsseins mit höheren Dimensionen des Selbst, die uns zu einer großen Quelle von Kraft und Frieden werden.

Es gibt zahlreiche verschiedene Meditationstechniken, die die gleichen Ergebnisse erzielen. Das wichtige Element ist die Regelmäßigkeit, denn ohne diese kann sich kaum eine anhaltende Wirkung einstellen. Die gewohnheitsmäßige Meditationspraxis baut Vertrauen auf und stellt eine harmonische Verbindung zwischen allen Ebenen des Bewusstseins her, die wir beschrieben haben. Bei täglicher Übung kann die Meditation Gewohnheiten verändern, die Spannung verursachen, und eine deutliche Veränderung in der Persönlichkeit und Gesundheit des Einzelnen bewirken. Dies spiegelt sich in den Chakras wider, da deren Rhythmus sich wandelt, neue Energie einfließt und so hilft, destruktive Gewohnheitsmuster zu durchbrechen. Die Chakras fangen an, in Harmonie miteinander zu arbeiten, und dies wiederum führt dem ganzen System zusätzliche Energie zu. Selbst wenn man sich müde hinsetzt, um am Ende des Tages zu meditieren, fühlt man sich danach nicht nur entspannt, sondern mit neuer Energie erfüllt.

In vielen Fällen schenkt Meditation ein Gefühl der Selbstbeherrschung, sodass man sich imstande weiß, leichter mit alten Gewohnheitsmustern zu brechen. Dadurch kann die Meditation uns helfen, den Krankheitsprozess zu überwinden.

Eine von DKs persönlichen Beobachtungen im Laufe der Jahre – in denen sie ihre Aufmerksamkeit in erster Linie auf die Wirkungen von Heilbehandlungen und weniger auf die Funktion der Chakras richtete – bestätigt, dass die Meditation eine therapeutische Wirkung besitzt. Das Gefühl, Teil eines größeren Ganzen zu sein, hilft, uns von der weitverbreiteten Täuschung zu befreien, wir ständen im Mittelpunkt von allem, und alles würde sich vornehmlich um uns selbst drehen. Dieses Gespür für das Ganze reduziert auch unsere Tendenz, uns auf unsere Krankheit zu konzentrieren – eine Neigung, die den Krankheitsprozess nur verstärkt. Statt uns mit der Krankheit zu identifizieren, werden wir uns unseres eigenen Gemütszustandes und unserer Fähigkeit bewusst, diesen zu verändern.

Man hat festgestellt, dass der ganze Körper unter Stress in Spannung gerät und das sympathische Nervensystem allein durch den Gedanken aktiviert wird, man müsse etwas unbedingt meiden oder in Angriff nehmen. Puls und Atmung beschleunigen sich, Adrenalin wird in den Blutstrom ausgeschüttet, und man beginnt zu schwitzen. Dass all dies eintreten kann, wenn bereits in unserer Vorstellung etwas Erschreckendes passiert, zeigt, dass es keine Grenze zwischen dem physischen Körper und den Gedanken und Gefühlen gibt. Was wir uns vorstellen, kann für uns erschreckende Realität werden.

Auf die gleiche Weise kann die Vorstellung oder Visualisierung von glücklichen und friedlichen Situationen eine beruhigende Wirkung ausüben. Die Visualisierung kann gewiss sehr nützlich sein, denn sie hilft, die Kraft der Konzentration zu stärken. Wenn wir zum Beispiel besorgt oder ängstlich sind, sollten wir uns auf etwas konzentrieren, was für uns ein Symbol des Friedens ist, und es nicht nur während der Meditation, sondern auch im Laufe des Tages visualisieren, wann immer die Ängstlichkeit in uns aufsteigt. Wenn ein Symbol wirkungsvoll sein soll, muss es eine Bedeutung für uns haben; deshalb sollte man ein Symbol wählen, das mit dem eigenen Erleben verbunden ist.

Eines der wirkungsvollsten Symbole für DK ist ein Baum, der tief in der Erde wurzelt und sich der Sonne entgegenstreckt, um Licht und Leben zu erhalten; dabei wird er ständig von Wind und Wetter umtobt. In allen Kulturen ist die Sonne ein Symbol spiritueller Wirklichkeit, und das Wetter stellt die wechselnden Umstände unseres täglichen Lebens dar, damit hat der Baum nicht nur eine unmittelbare, persönliche Bedeutung im Sinne unseres Natur-Erlebens für uns, sondern steht auch für die Möglichkeit, den Unbilden unserer alltäglichen Probleme zu trotzen und jener spirituellen Dimension gewahr zu werden, die alle persönlichen Stürme überdauert.

Wenn wir visualisieren, gebrauchen wir die Macht des Stirn-Chakras, und dies zeigt sich deutlich dem hellsichtigen Blick, da sich nicht nur die Rotationsgeschwindigkeit des Zentrums erhöht, sondern auch das Scheitel-Chakra beeinflusst wird. Deshalb hilft die Übung der positiven Visualisierung der Förderung des Heilungsprozesses, denn sie energetisiert das ganze System und kann somit einen wohltuenden Einfluss auf unsere Gesundheit ausüben.

Die größte Energie ist von den höchsten Ebenen unseres Bewusstseins zu beziehen. Wir können uns diesen inneren Ebenen durch Gebet und Meditation öffnen, aber auch durch wahrhaft altruistisches Handeln. Echter Altruismus bricht das Muster der Selbstbezogenheit, das häufig zur Ursache für körperliche Krankheit wird.

Meditation kann zu der unzerstörbaren Überzeugung führen, dass wir heil und ganz sein können, weil wir an dem Ganzsein des Universums selbst teilhaben. Wenn wir uns in unserer Mitte befinden, haben wir nicht das Gefühl, in der Unordnung gefangen zu sein, die uns umgibt, und so können wir echten Frieden erleben. Dieser baut einen inneren Kern der Beständigkeit auf, der uns gelassen und im Gleichgewicht selbst angesichts der Schwierigkeiten des Lebens erhalten kann.

Ein Fall, der für DK von großem Interesse war, illustriert die Wirkungen auf die Chakras und auf den Heilungsverlauf, wenn Veränderungen im Bewusstsein stattfinden. Eine junge Frau, die unter sehr schwerer *Arthritis deformans* litt, besaß nur sehr wenig Vertrauen in sich selbst und ihre Fähigkeiten. Als sie uns aufsuchte, war ihr Energiesystem in schlechter Verfassung, und das beeinträchtigte natürlich auch ihre Chakras. Bald darauf jedoch begann sie, sich sehr für Meditation und den Heilungsprozess zu interessieren und regelmäßig zu meditieren.

Dies bewirkte einen großen Unterschied in ihrem Gesundheitszustand, und ihr Chakra-System spiegelte diese Veränderung wider. Mehrere ihrer Zentren wurden besonders stark beeinflusst: Das

Stirn-Chakra, der Sitz der Konzentrationsfähigkeit, und das Scheitel-Chakra, der Sitz des Bewusstseins und das Tor zu höheren Energien, begannen in Harmonie miteinander und mit dem Herz-Chakra zu arbeiten, und dies wiederum beeinflusste die Funktion des Solarplexus-Chakras. Durch bewusste Veränderung ihrer Denkmuster verlagerte die Patientin ihren Bewusstseins-Brennpunkt vom Solarplexus-Chakra ins Herz-Chakra, und dies verwandelte das ganze System.

Wenn Herz- und Scheitel-Chakra harmonisch zusammenarbeiten, wirkt dies auf die Thymusdrüse und stärkt das Immunsystem. Während dies im Inneren der Patientin vorging, versuchte sie, sich durch das Heilen der Hilfe für andere zu widmen, was ebenfalls eine neue Energie-Qualität in ihr Herz-Chakra einbrachte. Es trat eine merkliche Veränderung in Rhythmus und Bewegung ihrer höheren drei Zentren ein.

All diese Geschehnisse wandelten ihr Leben tiefgreifend. Binnen weniger Jahre verschwand die Arthritis, und die Erschließung und Nutzung ihrer Fähigkeiten gab ihr neues Selbstvertrauen. Sie konnte eine verantwortungsvolle Position in einer wichtigen und schwierigen Sozialarbeit übernehmen, die ihre Erkenntnis, dass sie anderen etwas zu geben hatte, stärkte und ihre Entschlossenheit unterstützte, ein altruistisches Leben zu führen.

Regelmäßig geübte Meditation löst Spannung und sammelt den menschlichen Geist in einem Bereich edleren, universelleren Denkens. Dies wirkt befreiend, weil es eine Ebene erreicht, die die Probleme und Wünsche des persönlichen Selbst übersteigt. Es verändert die Energie im Scheitel-Chakra und öffnet Denken und Herz den Bewusstseinsdimensionen, die den Menschen mit Frieden erfüllen, emotionale Spannungen vermindern und damit den ganzen Körper beeinflussen.

Höhersinnliche Wahrnehmung

Schon seit ihrer Kindheit war sich VPN ihrer Fähigkeit gewahr, Gegenstände über Entfernungen hinweg wahrzunehmen und telepathisch mit nicht-physischen Wesen zu verkehren. Als sie ungefähr sechs Jahre alt war, erschaute sie eine Spielgefährtin, die bei einem Unfall von einem Zug getötet wurde. Als VPN alarmiert zu ihrer Mutter rannte und das Geschehnis schilderte, wurde sie getadelt, sich eine so schreckliche Geschichte ausgedacht zu haben, denn die Freundin wohnte über hundert Meilen entfernt. Wenige Tage später erhielten sie die Nachricht, dass das Kind ums Leben gekommen sei, und VPNs Vision wurde bestätigt. Aber sie hatte daraus gelernt und behielt solche Erlebnisse fürs Erste für sich.

DK wusste nichts von diesen paranormalen Erlebnissen in VPNs Kindheit. Doch auf die Bitte hin, ihre Chakras zu charakterisieren, schilderte DK Einzelheiten im Bereich von Scheitel- und Stirn-Chakra sowie Epiphyse und Hypophyse, die alle darauf hindeuteten, dass VPN telepathische Fähigkeiten und spirituelles Gewahrsein besaß. Die Details dieses Falles werden im Anhang wiedergegeben, aber hier sei bemerkt, dass die Veränderungen, die sowohl im Scheitel-Chakra als auch im Stirn-Chakra festzustellen sind, sich besonders auf den Grad der Leuchtkraft, die Bewegungsrate, die Größe und die Elastizität bezogen; und alle diese Parameter übertreffen durchschnittliche Werte bei Weitem. Die Epiphyse war überdurchschnittlich aktiv, stimuliert vom Scheitel-Chakra, das wiederum eine intensive Verbindung zum Stirn-Chakra aufwies.

Die Anzeichen paranormaler Fähigkeiten, die die Chakras offenbaren, wurden bei der Untersuchung ihres Mentalkörpers sichtbar, dessen Größe und Lichtheit die telepathische Begabung bestätigte und ein Einfließen aus höheren Dimensionen des Bewusstseins anzeigte, die ihr eine Art intuitives »Wissen« ermöglichten.

DK wies auch darauf hin, welche der ätherischen Zentren und entsprechenden endokrinen Drüsen VPN in der Zukunft körperliche Probleme bereiten könnten. Zwanzig Jahre nach dieser Prognose entwickelte VPN Symptome, die DKs Worte bestätigten.

Diese und andere Beobachtungen zeigen, dass die Chakras von unseren Gedanken und Gefühlen beeinflusst werden und ein Teil des Mechanismus sind, der unseren physischen Körper mit den subtileren Elementen unseres Wesens verbindet. Damit sind sie Elemente im spirituellen Wachstumsprozess.

16

Die Dynamik des Heilens

Jede Beschäftigung mit dem Krankheitsprozess muss als Ziel ein wachsendes Verständnis jener Faktoren haben, die zur Heilung und zur Wiederherstellung von Gesundheit und Wohlbefinden führen. Die Heilung in diesem Sinn geht über das Kurieren einer spezifischen Krankheit hinaus und bedeutet die Wiedereinsetzung des Ganzseins und Heilseins, das durch den Krankheitsprozess gestört wurde. Man ist sich heute weitgehend darüber im Klaren, dass Heilung in diesem regenerativen Sinn etwas Selbstbewirktes ist. Der Prozess kann und muss in der Regel zwar medizinisch unterstützt werden, damit die Hindernisse zum Gesundwerden beseitigt werden, aber letzten Endes muss der Körper sich selbst heilen.

Trotzdem ist der Heilungsprozess noch weitgehend ein Geheimnis. Wie kommt es zu Spontanheilungen? Warum genesen manche Menschen völlig von schweren Erkrankungen, während andere trotz der kunstgerechtesten Behandlung ihnen erliegen? Unsere Untersuchungen haben sehr viel mit diesen Fragen zu tun, da diese auf die Tatsache verweisen, dass die Felder und die Chakras eine wichtige Rolle in der Erhaltung von Gesundheit und in der Komplexität der körpereigenen Immun- und anderen Systeme spielen. Damit können unsere Beobachtungen zu einem Verständnis beitragen, wie und wann eine Heilung stattfindet, und warum nicht.

Die Ursachen von Gesundheit und Krankheit müssen wir im Geheimnis des Menschlichen suchen. Im Osten heißt es, wir ernten nur die Früchte unserer früheren und heutigen Taten. Die Vergangenheit können wir nicht mehr verändern, aber ihre Ergebnisse bleiben bei uns, zum Guten oder Schlechten. Die Zukunft ist unvorhersehbar, aber ihre Saat liegt in der Gegenwart – und an der Gegenwart *können* wir arbeiten. Was wir tun, was wir essen und trinken, was wir fühlen und denken – unsere Gewohnheiten und Verhaltensmuster – alles trägt ständig zu dem bei, was wir heute sind und morgen sein werden. Aber dieses Bild wird nicht in Zement gegossen. Wie alles andere in der Natur, ist das menschliche Leben ein dynamischer Prozess, und so haben wir alle die Fähigkeit, unsere Verhaltensmuster zu ändern und damit uns selbst und unsere Zukunft zu wandeln.

Alle Beobachtungen, die DK machte, zeigen, dass Gesundheit und Heilung abhängig sind von einem natürlichen, harmonischen und unbehinderten Fluss der Lebensenergie. Wie schon weiter oben beschrieben, ist diese Energie eine Kraft des universellen Feldes und damit immer vorhanden; doch ihr Fluss kann unter bestimmten Umständen eingeschränkt und behindert werden. Aber er lässt sich auch steigern und verstärken, und dieses Prinzip liegt der Dynamik aller Heilung zugrunde, die ohne medizinische Intervention bewirkt wird – ob man sie geistige Heilung, Therapeutic Touch, natürliche Heilung oder anders nennt. Einige der Faktoren, die zu dieser Steigerung beitragen, sind schon seit langer Zeit bekannt, andere sind uns noch ein Rätsel.

DK besuchte zum Beispiel die Stadt Varanasi (Benares) in Indien, die schon seit Langem als sehr heilig geachtet und täglich von Tausenden von Menschen aufgesucht wird, die in den reinigenden Wassern des Ganges baden und von dessen heilenden Kräften geläutert werden wollen. Äußerlich betrachtet und mit westlichen Hygiene-Vorstellungen im Sinn, ist Benares eine sehr schmutzige Stadt und schwer verseucht durch die Anwesenheit von zahlreichen Schwerkranken, Sterbenden und Toten, die sich im Wasser befinden. Doch dem ätherischen Blick bietet sich ein anderes Bild.

Normalerweise hat jeder Fluss oder jedes bewegte Gewässer eine sehr schwache ätherische Entsprechung, die seine Oberfläche um etwa acht Zentimeter überragt. Der Ganges bildet in den meisten Abschnitten seines Verlaufs keine Ausnahme. Aber an dem Punkt in Varanasi, wo die Pilger in den Fluss steigen, sah DK, was sie als »ätherische Doppeldecker-Energie« bezeichnete, die sich rund achthundert Meter längs des Ufers erstreckte, weiter stromab- oder -aufwärts jedoch nicht finden ließ. An diesem Abschnitt leuchtete aber ein besonderer Strom ätherischer Energie auf, der bis etwa drei Zentimeter unterhalb der Wasseroberfläche reichte. Darüber hinaus gab es rund anderthalb Kilometer flussaufwärts eine weitere Energiekonzentration, die man fast als einen spirituellen Strudel heilender Energien bezeichnen kann. (Solche gibt es auf der ganzen Welt.)

Es ist eigenartig, aber wahr, dass viele an diesem Abschnitt des großen Flusses eine Heilung erfahren. DK erklärt dies so: Wenn der Patient sich an dieser Stelle in die Wasser des Ganges begibt, empfängt er aufgrund der besonderen Umstände genügend zusätzliche Energie, um eine raschere Genesung zu bewirken, als normalerweise möglich wäre.

»Wunderheilungen«

Gelegentlich können besonders sensitive Menschen Heilungskräfte aus der Natur beziehen, um Energie zu konzentrieren und Heilungen zu bewirken. Kathryn Kuhlman (1907-1976) gehörte zu ihnen. Alle ihre Heilungen fanden in einem religiösen Rahmen vor bis zu siebentausend Teilnehmern ihres Gottesdienstes statt, die mit ihrer Energie zu dem Geschehen beitrugen. Die Heilungen erfolgten immer spontan und dramatisch, und ihre Tragweite wurde wieder und wieder von Ärzten bestätigt. In ihrer wöchentlichen Fernsehsendung stellte sie die Patienten vor, die behaupteten, geheilt worden zu sein, und präsentierte Arztberichte oder sogar die Mediziner selbst, die diese Aussagen bestätigten.

Wir besuchten zwei von Kathryn Kuhlmans Heilungsgottesdiensten, im Mai 1970 und im Januar 1974. Beide Versammlungen liefen nach demselben Muster ab. Die Gottesdienste dauerten von 13 bis 17 Uhr, und wir kamen eine Stunde vor Beginn an, sodass DK Kathryn Kuhlman vor und während der Versammlung beobachten konnte.

Bei beiden Gottesdiensten erklang Orgelmusik, und ein Chor von mehr als zweihundert Stimmen sang religiöse Lieder. DK meinte, dass Rhythmus und Inbrunst der Musik eine wichtige Rolle bei der Vorbereitung zu den Heilungen spielten, indem sie eine gewaltige Gedankenform aufbauten, die den ganzen Raum einhüllte und die Energien der Tausende von Anwesenden vereinte.

In der Regel kam Kathryn Kuhlman eine Stunde vor Beginn des Gottesdienstes auf das Podium und schloss sich dem Chorgesang an. Hierbei beobachtete DK, dass die Astral- und Ätherfelder der Heilerin sehr hell waren und eine außergewöhnliche Fähigkeit besaßen, sich sehr weit auszudehnen und ein sehr großes Gebiet zu umfassen. Ihre Chakras waren hell und bewegten sich rasch, und das ganze Chakra-System, einschließlich der astralen und mentalen Ebenen, war harmonisch, synchronisiert und bestens integriert. Während des Gottesdienstes steigerte sich ihre Sensitivität zu einem herausragenden Maß.

Während des eigentlichen Heilungsdienstes bemerkte DK, dass gleichzeitig mit dem Orgelspiel ein regenbogenfarbenes Farbmuster das ganze Auditorium einzuhüllen begann, und dieses Muster wurde in der Musik wiedergegeben, die die Orgel spielte – ebenfalls ein wichtiger Faktor im ganzen Geschehen. Das Zusammenwirken dieser Muster erzeugte eine pulsierende Flut von Licht und Farben, die sich auf dem Podium zu konzentrieren oder von ihm auszugehen schien, auf dem Kathryn Kuhlman stand.

Im Hinblick auf die Chakras der Heilerin bemerkte DK, dass Solarplexus-, Stirn- und Scheitel-Chakra am stärksten entwickelt seien und fast eine vollendete Harmonie zwischen den ätherischen und astralen Zentren bestehe. Es gab keine Blockaden. Wenn Kathryn Kuhlman betete, stimmte sie sich auf die gewaltige spirituelle Macht ein, die sie Gott nannte, und wurde zu deren Brennpunkt und Kanal.

Im weiteren Verlauf des Gottesdienstes festigten die konzertierten Kräfte von Gebet und Gesang eine Verbindung mit den heilenden Mächten. Die Einigkeit der immensen Besucherschar ermöglichte es Kathryn Kuhlman, einiges von deren ätherischer Energie aufzunehmen, um damit einen Zustand enormer Kraft aufzubauen. Die Energien waren sowohl ätherisch als auch astral. Als Kathryn Kuhlman über den Heiligen Geist zu sprechen begann, wurde sie von einer gewaltigen Energie erfüllt, und alle ihre Körper (d. h. ihre Aura) fingen an, sich zu strecken und auszudehnen. Sie wurde wie ein großer elektrischer Dynamo oder ein Blitzableiter, der diese höhere Kraft anzog. Als sie aus tiefstem Herzen und vollkommener Überzeugung zu sprechen begann, wurde ihr Gesicht blass, und DK glaubte, dass sie sich des Geschehens nicht mehr völlig bewusst war, obwohl ihr klar war, dass sie als Kanal einer Kraft diente, die über ihr stand. Dauernd wiederholte sie, dass nicht sie selbst heile, sondern der Heilige Geist, dessen Werkzeug sie sei.

Einer der interessantesten Aspekte ihres Heilungsdienstes war der Umstand, dass Kathryn Kuhlman nicht wusste, wer geheilt würde, und auch die Kandidaten zur Heilung nicht aussuchen konnte. Sie merkte es offenbar während des Vorgangs, vielleicht durch ein Gefühl, das sie erfüllte, oder indem sie die Problematik »erfuhr«. Möglicherweise stellte sich auch eine emotionale Verbindung mit dem Patienten ein, und die Krankheit wurde in genau diesem Augenblick geheilt. Sie pflegte an den Punkt in der gewaltigen Besucherschar zu deuten, wo eine Heilung stattfand, und den betreffenden Körperteil des Patienten zu nennen, zum Beispiel die Wirbelsäule oder die Lungen. Selten nannte sie eine spezifische Krankheit, obwohl sie manchmal auch »Krebs« sagte.

Im Augenblick der Heilung spürte der Patient einen gewaltigen Energiestrom durch sich gehen, den viele wie einen »Blitzschlag«

empfanden, der aus einer tief spirituellen Ebene kam und durch die emotionalen und ätherischen Felder fuhr. Solarplexus- und Scheitel-Chakra waren davon am meisten betroffen. Der »Blitzschlag« kam, wenn diese beiden und dann auch alle anderen Chakras beschleunigt wurden.

Diese Beschleunigung wurde mithilfe von Kräften einer höheren Ebene[21] erreicht. Sie beeinflusste den Stoffwechsel des Körpers in einem solchen Maß, dass augenblicklich das richtige Gleichgewicht erzielt wurde und über das Ende des Gottesdienstes hinaus anhielt. Alle Patienten spürten eine gewaltige Hitze durch ihren Körper gehen, die manchmal so intensiv war, dass sie sogar von den neben ihnen sitzenden Personen gefühlt wurde.

Laut DK war es diese plötzliche Beschleunigung des Chakra-Systems, was den Krankheitsprozess zum Stillstand brachte. Die Geheilten wurden aufgefordert, ihre Krücken, Schienen oder Prothesen fortzuwerfen und auf das Podium heraufzukommen, um zu prüfen, was geschehen war. Kathryn Kuhlman berührte die Patienten mit den Fingern an der Stirn, und die Wirkung dieser Berührung war im Allgemeinen so stark, dass sie die Patienten rückwärts zu Boden warf. Sie nannte dies »von der Kraft erschlagen werden«. Dieser Segen war extrem stark. Die Patienten erhielten durch ihn eine zusätzliche Energieladung, die half, die Heilungsenergie in ihrem Organismus zu verankern, sodass sie noch einige Zeit weiter für sie arbeitete. Die Kraft in Kathryn Kuhlmans Händen war manchmal so gewaltig, dass sie nicht nur den berührten Patienten, sondern noch etliche weitere Menschen zu Boden schleuderte, die in der Nähe standen – als habe man eine Reihe Dominosteine zum Umfallen gebracht.

Kathryn Kuhlman war zweifellos eine einzigartige Heilerin, mit der Fähigkeit, geistige Energien enormer Kraft anzuziehen. Zu den

---

21 Wie es der Tradition beim geistigen Heilen entspricht, haben die Heiler sich auf die Anwesenheit von Kräften bezogen oder diese anerkannt, die durch sie wirken, und die sie mit Gott, Engeln oder anderen Geistwesen identifizieren.

Geheimnissen ihres Heilens gehörte, dass sie selbst keine Kontrolle darüber besaß, welche Patienten zur Heilung ausgewählt wurden. DK hatte das Gefühl, es sei das Karma des einzelnen Patienten, das bestimmte, wer geheilt würde. Dies hat gewiss nichts mit dem Glauben an die Fähigkeiten Kathryn Kuhlmans zu tun oder an die Zugehörigkeit zum christlichen Bekenntnis, denn viele Skeptiker oder Ungläubige wurden trotzdem geheilt.

Doch DK kam die Frage in den Sinn, ob das Erlebnis, geheilt zu werden, einen Menschen auf Dauer verändere, und ob es ihn offener und empfänglicher mache für die Bedürfnisse oder die Not anderer. Sie hatte die Gelegenheit, einen Patienten mit *Arthritis deformans* zu beobachten, der von Kathryn Kuhlman ein Jahr zuvor geheilt worden war, und bemerkte, dass eine feine Verbindung zwischen der höheren oder geistigen Ebene und den Emotionen des Menschen hergestellt worden war. Es war, als ob die heilende Energie den Astralkörper durchdrungen habe und damit eine echte und anhaltende Veränderung in der Person bewirkte.

Es ist geistige Energie, die eine Transformation emotioneller Muster hervorruft, und diese kann eine anhaltende Veränderung im Astralkörper erschaffen. Für die Patienten war die Erfahrung ein Erlebnis vollkommener Freude, und in der Folge wurden viele von ihnen freundlicher und offener in ihren zwischenmenschlichen Beziehungen.

Heiler als Vermittler ätherischer Energie

Behandler, die ihre Hände zum Heilen gebrauchen, finden sich überall auf der Welt und in jedem Bereich des Lebens; sie können Ärzte, Geistliche, Heilpraktiker, Krankenschwestern oder medizinische Laien sein. Viele von ihnen entdecken ihre Fähigkeit zufällig und können zuerst gar nicht glauben, dass nicht jeder die gleiche Gabe besitzt.

Zu dieser Art der Behandlung, die in der Vergangenheit häufig als magnetisches oder magnetopathisches Heilen bezeichnet wurde, gehört nun auch die als *Therapeutic Touch* bekannte Variante. Es gibt zahlreiche individuelle Variationen der Methode, aber alle, die sie praktizieren, sagen, dass sie etwas in ihren Händen spüren.

Am häufigsten ist dies eine Wärmeempfindung, die je nach Bedürfnissen des Patienten schwankt. Sie kann mit anderen Wahrnehmungen einhergehen, die gleichzeitig oder später auftreten können: Ein Pulsieren in den Handflächen, ein Gefühl von Kühle, ein Ziehen oder Verengen, ein Stechen wie von Nadeln, ein kitzelndes, kribbelndes Gefühl, der Eindruck einer schweren Masse in der Hand, und selbst ein scharfer Schmerz in Händen oder Armen. Manche berichten, dass ihre Hände an die Stelle gezogen würden, die sie als die Ursache der Schwierigkeiten empfinden, und nicht unbedingt dorthin, wo der Patient unter Beschwerden leidet. Die meisten Heiler spüren, wenn der Strom der Energie beginnt, und wann er aufhört.

Die meisten Patienten andererseits fühlen eine zunehmende Entspannung und ein Wohlbefinden, während sie von einem Heiler behandelt werden. Wenige beschreiben eine allgemein oder manchmal auch örtlich begrenzt spürbare Wärme während der Behandlung. Zuweilen gibt es auch wandernde, ziehende oder kitzelnde Schmerzwellen, die von den betroffenen Stellen durch Hände oder Füße ziehen; sie werden mal als brennend, mal als kribbelnd, in Flüsschen rinnend oder nur als Druckgefühl wahrgenommen.

Die Einstellung des Patienten zum Heilungsprozess hat keinen Einfluss auf dessen Wirksamkeit. Wie schon oben erwähnt, kamen einige aus Neugierde zu Kathryn Kuhlman und wurden geheilt, ohne darum gebeten oder es erwartet zu haben. Aber auch das Verlangen des Heilers, einen Patienten zu heilen, hat keinen Einfluss auf das Geschehen.

Die Dauer der Behandlung wechselt je nach Bedarf und Ansprechen des Patienten, und dies wird dem Gewahrsein des Heilers durch die Hände übermittelt. Eine Behandlung kann wenige Minuten oder eine halbe Stunde dauern. Die Schmerzlinderung kann augenblicklich eintreten, aber die Symptome können schon binnen weniger Stunden oder Tage zurückkehren, und deshalb ist die Behandlung möglicherweise mehrmals zu wiederholen. Gelegentlich tritt für einige Stunden bis Tage eine leichte Verschlimmerung der Symptomatik ein, bevor die Heilung sich vollzieht.

Manche Behandler scheinen eine Art »automatisches Thermostat« in sich zu haben, das den Strom ätherischer Energie zur geeigneten Zeit abstellt. In solchen Fällen besteht kaum Gefahr, dass der Patient überladen wird. Wenn Behandler jedoch zu enthusiastisch sind und nicht auf die inneren Zeichen achten, gießen sie zu viel Energie in einen Patienten, was unangenehme und sogar schädliche Folgen haben kann.

Wir gehen davon aus, dass das Heilen in verschiedenartigster Gestalt und auf unterschiedlichen Wegen kommt und aufgrund vieler unbekannter Faktoren sowohl im Patienten als auch im Vorgang selbst keine gleichmäßige Wirkung zeigt. Die meisten Behandler, die mit Therapeutic Touch oder ähnlichen Methoden arbeiten, verstärken den Energiefluss im Patienten und beseitigen Blockaden. Dies mag genügen (oder auch nicht), um den Heilungsprozess im Patienten in Gang zu setzen und damit ein anhaltendes Resultat zu erzielen. Die Art von Heilung, wie sie von einer von Natur aus begabten Person vermittelt wird oder unter scheinbar »wunderbaren« Umständen zustande kommt, ist bemerkenswert insofern, als der Effekt augenblicklich zu spüren ist und die Resultate von langer Dauer sind.

Beobachtungen anderer Heiler

Frances Farrelly (deren Identität preisgegeben werden darf, da sie selbst sich bereits offenbarte), war die Sensitive, die in SKs Buch *Break-*

through to Creativity »Kay« genannt wurde. Sie besitzt zahlreiche psychische Fähigkeiten, von denen einige höher entwickelt sind als andere. Sie ist sehr sensitiv und kann den körperlichen oder emotionellen Zustand eines Menschen spüren. Sie war es, die SKs Aufmerksamkeit zum ersten Mal auf »Sauger« lenkte, das heißt auf Menschen, die ihre ätherische oder emotionale Energie von anderen beziehen und diese dadurch schwächen. Frances Farrelly ist eine gute magnetische Heilerin, hat aber keine Kontrolle über die Ergebnisse ihrer Behandlung. Zuweilen überzeugt sie mit Psychometrie, aber ihre eigentliche Stärke ist das Rutengehen und Pendeln nach Wasser, Mineralen, archäologischen Funden, verlorenen Gegenständen oder vermissten Personen. Sie hat auch eine gute Kontrolle über das Ausstrecken oder Einziehen ihrer ätherischen Finger.

Seit ihrer frühen Kindheit war sie sich der Gegenwart von Naturgeistern bewusst, aber ihre Hellsichtigkeit ist sporadisch und begrenzt. Chakras kann sie nicht sehen. Sie kann gelegentlich Gegenstände über Entfernungen hinweg erschauen und beeinflussen und hatte auch einige außerordentliche präkognitive Erlebnisse. Sie ist objektiv in ihrer Forschung, flexibel im Denken, humorvoll im Temperament und allzeit bereit, auf ihrer Suche nach Wahrheit neue Ideen zu erkunden.

Wenn man sich mit dem Wirken von Heilern beschäftigt, muss man sie bei der Arbeit beobachten. Bei einer unserer zahlreichen Begegnungen erklärte FF, dass ihre Hände heiß werden, wenn die Behandlung beginnt; wenn sie abgeschlossen ist, verschwindet dieses Hitzegefühl automatisch. Wir baten DK zu beobachten, was während dieses Vorganges geschah.

Die Patientin litt unter einer Infektion der oberen Atemwege und hatte Halsschmerzen. FF wurde gebeten, sie zu behandeln, und sie und die Patientin saßen etwa vier bis fünf Meter von DK und SK entfernt. Die Behandlung begann wenige Augenblicke, nachdem FF ihre rechte Hand über den Hals der Patientin gelegt hatte. DK beobachtete, dass die Heilerin einen Strom ätherischer Energie von ihrem Kopf und den Händen erzeugte, der dann zwischen ihren Händen durch das Kehl-Chakra der Patientin floss. Die rechte Hand schien sensitiver als die linke zu sein. Das Hitzegefühl in den Händen der Heilerin zeigte sich der hellsichtigen Beobachterin als orangerote Farbe, die von den Fingerspitzen ausging.

Bei diesem Experiment wurde die Hitze, die FF spürte, von DK schon wenige Momente früher wahrgenommen, als Patientin und Heilerin sie fühlten. (DKs Beobachtungen wurden schweigend notiert, und weder Patientin noch Heilerin wussten zu dieser Zeit etwas davon.) Die Farbe Orangerot zeigte, dass die Energie floss; als sie sich in Gelb verwandelte, ließ die Energie nach.

Wir prüften FFs Behauptung, einen Menschen mit ätherischer Energie aufladen oder dieser berauben zu können. Sie saß gegenüber der Versuchsperson, und DK und SK saßen gut vier Meter entfernt. FF richtete ihren Blick auf die Augen ihres Gegenübers, und nach wenigen Minuten berichtete DK, dass sie Energie abzog. Dann bat DK die Heilerin, den Vorgang umzukehren und die Versuchsperson mit Energie zu laden, was sie tat. Nach mehreren Wiederholungen des Experiments kamen wir zu dem Schluss, dass FF tatsächlich die Fähigkeit besaß, energetisch zu stärken oder zu schwächen. Später untersuchten wir Personen, die anderen Menschen astrale, mentale, aber auch ätherische Energien »abzapften«.

Die Fähigkeit von Menschen, sich selbst zu heilen, wechselt sehr stark, und selbst die berühmtesten Heiler sind eines natürlichen Todes gestorben. Trotzdem können sie gelegentlich eine Selbstheilung bewirken. Vor ungefähr fünfundzwanzig Jahren erwähnte FF Beschwerden gegenüber SK, die das Problem als eine Masse im absteigenden Teil des Dickdarms erkannte, die vermutlich krebsartig war. Dies wurde von DK bestätigt, die eine Behinderung im Energiefluss dieses Gebietes feststellte. FF wurde an einen Arzt verwiesen, der einen bösartigen Tumor diagnostizierte und zur Operation drängte.

FF jedoch war überzeugt, dass ihre Krankheit zum Teil emotionalen Ursprungs sei, und beschloss, dieses Problem zu lösen, bevor sie etwas anderes unternähme. Sie verbrachte die nächsten zwei bis drei Jahre mit Meditation und der ehrlichen Auseinandersetzung mit ihren emotionalen Problemen. Der Krebs bildete sich zurück, der Tumor begann zu verschwinden, und die letzten zweiundzwanzig Jahre war FF gesund. Obgleich diese Methode gewiss nicht jedermann zu empfehlen ist, vermochte FF sich zu heilen, indem sie ihre emotionalen Muster veränderte. (Sie gab uns die Erlaubnis, über diesen Fall zu berichten.)

Mehrere andere Heiler wurden von DK bei ihrer Arbeit beobachtet. Im Allgemeinen neigten ihre Ätherfelder zu etwas stärkerer Leuchtkraft und waren manchmal auch größer als der Durchschnitt. Die Chakras waren ebenfalls ungewöhnlich lichtstark und elastisch. Diese Charakteristika scheinen Heilern gemeinsam zu sein, auch wenn sie sich in ihren Behandlungsmethoden beträchtlich unterscheiden. In manchen Fällen schienen Stirn- und Kehl-Chakra überdurchschnittlich groß zu sein. (Fallstudien von drei Heilern stehen im Anhang.)

Der Fall Oberst Estabany

Oberst Oskar Estabany entdeckte seine Heilfähigkeit auf höchst ungewöhnliche Weise. Als Offizier in der ungarischen Kavallerie hing er sehr an seinem Pferd. Das Tier hatte das Pech, sich ein Bein zu brechen, und da eine solche Verletzung für Pferde im Allgemeinen tödlich endet, wurde beschlossen, das Pferd zu töten. Oberst Estabany ging in den Stall, wo das Pferd lag, um von ihm Abschied zu nehmen, und strich mit der Hand liebevoll über das verletzte Bein. Nachdem er dies einige Zeit getan hatte, begann sich das Pferd zu rühren, hievte sich auf die Beine und konnte schließlich wieder gehen. Dies schien für ein Pferd mit gebrochenem Bein so unmöglich, dass man es erneut untersuchte, und es stellte sich heraus, dass das Bein vollkommen geheilt war.

Nach diesem Erlebnis traute sich Oberst Estabany, auch Menschen zu behandeln, und es zeigte sich, dass er diesen ebenfalls helfen konnte. Später emigrierte er nach Kanada, wo seine Heilfähigkeit zuerst von Dr. Bernard Grad von der McGill-Universität und später von Schwester Justa Smith aus Buffallo, New York, untersucht wurde. Dr. Grad berichtete, dass Oberst Estabany Verbrennungen bei Mäusen wesentlich rascher heilen konnte, als es der Norm entsprach. Er beschleunigte auch das Wachstum von Samenkörnern, die er mit Wasser benetzte, das er eine halbe Stunde zwischen den Händen gehalten hatte.

Die Experimente mit Oberst Estabany, die Schwester Justa durchführte, wurden lang und breit beschrieben, veröffentlicht und sehr bekannt (siehe Kap. VII). Sie forderte den Oberst auf, die normale Aktivität eines beschädigten Enzyms (Trypsinogen) wiederherzustellen, was ihm mit Erfolg gelang, obgleich spätere Untersuchungen von Schwester Justa ergaben, dass nur sehr wenige Heiler seine Erfolge zu wiederholen vermochten. Dies warf die Frage auf, ob manche Heiler aufgrund bestimmter Faktoren in ihren eigenen Äther- und Astralfeldern bei der Behandlung gewisser Krankheiten erfolgreicher waren als andere. Man könnte solche Faktoren vielleicht identifizieren, in diesem Fall sollten Heiler sich, je nach ihren besonderen Begabungen, auf bestimmte Krankheiten spezialisieren.

Später arbeitete DK mit Oberst Estabany bei dessen Behandlungen zusammen und konnte beobachten, wie der Energieaustausch vor sich ging. Daraus erkannte sie, dass andere lernen konnten, durch bewusstes Eingreifen ähnliche heilende Ergebnisse zu bewirken, auch wenn sie nicht zum Heilen geboren sind wie Oberst Estabany. Dies führte zu der Entwicklung der Behandlungsmethode mit dem Namen Therapeutic Touch, bei der Dr. Dolores Krieger und DK eng zusammenarbeiten.

Auch wenn die Untersuchung von Heilern und dem Heilungsprozess in Bezug auf die ursprüngliche Absicht dieses Buches etwas peripher erscheint, könnte man sagen, dass unsere Forschungen zur Öffnung des weiten Feldes des Heilens für Praktiker beigetragen haben. Seit der Zeit, als diese Untersuchungen durchgeführt wurden, hat sich DK ständig der Beschäftigung mit dem Ätherfeld und den Chakras gewidmet und ihr Wissen zur Entwicklung immer weiterer und feinerer Techniken für Therapeutic Touch genutzt. Diese Methode wiederum hat einer großen Zahl kranker Patienten geholfen. Klinische Studien haben wieder und wieder ergeben, dass die ätherische Energie, die den Gegenstand unserer Untersuchungen bildete, eine echte Funktion in Gesundheit und Krankheit erfüllt und es möglich ist, Blockaden in den Strömungsbahnen dieser Energie durch bewusstes Eingreifen zu beseitigen. Also hat unsere Studie einige praktische Resultate erbracht, die weit über das hinausgehen, was wir seinerzeit vor Augen hatten.

17

Ausblick

Teil 1 von Shafica Karagulla

In diesem Buch haben wir Material aus hellsichtiger Beobachtung präsentiert, das uns einen Schritt weiter zur Enträtselung des komplexen Problems von Gesundheit und Heilsein des Menschen führen könnte. Gleichgültig, ob unsere Darstellungen ganz akzeptiert werden oder nicht, sie sollten doch zumindest wichtige Fragen für künftige Forschungen aufwerfen. Eine der wichtigsten ist aus unserer Sicht die Frage nach dem Wesen dessen, was wir als ätherische Energie bezeichnet haben, nach den Mechanismen, die deren Erneuerung und Mangel regulieren (die Chakras), und wie diese die physische Funktion und die Aufrechterhaltung eines Zustandes guter Gesundheit beeinflussen.

Selbst wenn unsere Prämissen vom ärztlichen Berufsstand nicht akzeptiert werden, bestätigen sie sich doch Tag für Tag durch die wachsende Erkenntnis, dass die physischen Systeme innerhalb des Körpers von Prozessen gesteuert werden, die so raffiniert sind, dass man sie gleichwohl als »nicht-physisch« im gewöhnlichen Sinn des Wortes bezeichnen könnte. Unser Postulat anderer Energiefelder, die subtiler als die bis heute gemessenen sind, aber auf die physische Welt einwirken, deckt sich mit dem Wissen unserer Zeit. Die Aussage, dass diese subtilen Energien mit verschiedenen Zuständen des Bewusstseins zusammenhängen, ist eher revolutionär, aber nicht unvereinbar mit der Position von Wissenschaftlern, die spekulieren, dass »Geist« ein untrennbarer Begleiter von »Materie« sei.

Was lässt sich aus der Arbeit schließen, die DK und ich geleistet haben, wenn wir in die Zukunft blicken? Bevor wir feststellen, was uns selbst am wichtigsten erscheint, wäre einzuräumen, dass manche unserer Daten an sich nicht schlüssig sind. Wir wissen dies und legen sie dennoch vor in der Hoffnung, Leser und andere Interessierte sowie Forscher anzuregen, in neuen Begriffen über Gesundheit und Krankheit zu denken. Ein weiterer Punkt, der der Erwähnung bedarf, ist der Umstand, dass wir in unserer Einschätzung des Gefundenen nicht immer übereinstimmten. Wir waren zum Beispiel hinsichtlich der Rolle und Bedeutung einiger Chakras geteilter Meinung. Ich wählte die Ausrichtung unseres Forschens und konzentrierte mich in erster Linie auf den Mechanismus der Zentren, während es für DK auf die Beziehung zwischen dem Energiefeld und dem Chakra ankommt, die für die Diagnose wichtig ist. Trotz einiger Differenzen in unseren Prioritäten arbeiteten wir jedoch immer sehr harmonisch zusammen.

Die erste wichtige Beobachtung, die wir anstellten, ergab, dass eine Dissonanz – das heißt, ein Krankheitsprozess – schon viele Jahre lang auf ätherischer, astraler oder mentaler Ebene bestehen kann, bevor er sich im Physischen manifestiert. DK zeigte mir die Schwachstellen, und ihre Beobachtungen bestätigten sich in solchen Fällen, die wir über eine längere Zeit hinweg weiter im Auge behalten konnten.

Ein zweiter wichtiger Punkt war, dass die operative Entfernung einer kranken endokrinen Drüse, zum Beispiel der Schilddrüse, nicht augenblicklich die Abweichung im Bereich des zuständigen Chakras beseitigt. Daraus schließen wir, dass man, um eine dauerhafte Heilung zu erzielen, entdecken muss, wie das Chakra zu behandeln ist. Eine solche Herausforderung verlangt offensichtlich zwei Schritte: Erstens muss der Forscher anerkennen, dass das Problem eine tiefer liegende Quelle besitzt (ob wir sie als ein namentlich zu nennendes Chakra identifizieren oder nicht), und zweitens muss er herausfinden, wie diese zu heilen ist. Bis heute hat noch keiner auch nur begonnen, die Entdeckung zu machen, wie man ätherische Chakras behandelt, obgleich es einige Personen gibt, die die lächerliche Behauptung verbreiten, sie seien imstande, ein Chakra zu öffnen oder zu »schließen« – Ansprüche, die jeder Grundlage entbehren. Die meisten Heiler unternehmen nicht einmal den Versuch, und zum Glück ist es auch nicht leicht, die Chakras zu beeinflussen, obschon viele die Vitalität des Patienten steigern, Blockaden beseitigen, Schmerzen lindern und damit den Heilungsprozess fördern können.

Drittens sollte an dieser Stelle erneut betont werden, dass wir nicht festzustellen vermochten, welcher Teil des Körpers von der abweichenden Funktion eines bestimmten Chakras betroffen wird. Wenn beispielsweise das Kehl-Chakra betroffen war, konnten wir nicht angeben, ob sich dies in einer Krankheit der Schilddrüse, der Lungen oder der Brust manifestieren würde.

Viertens bieten DKs Beobachtungen Schlüssel zum Wesen der höhersinnlichen Wahrnehmung und der Möglichkeit ihrer weiteren Entwicklung. Es besteht zurzeit ein sehr starkes Interesse an diesem Thema, und eine große Zahl von Personen gibt an, verschiedene Grade von Befähigung zu besitzen. Eine *Prüfung* solcher Behauptungen ist jedoch praktisch nicht existent. Wie unsere Arbeit zeigt, ist es recht einfach, sich Untersuchungsmethoden auszudenken, mit deren Hilfe man die Berechtigung der Aussage, höhersinnliche Wahrnehmungsgaben zu besitzen, beweisen oder widerlegen kann.

Die Frage ihrer weiteren Entwicklung ist schwieriger. DK hat einige der Voraussetzungen identifiziert, aber es gibt noch viele Unbekannte. Es gibt auf diesem Gebiet tatsächlich auch Gefahren – wie in jeder wissenschaftlichen Disziplin, die man noch nicht ausreichend versteht. Wir meinen, dass die hellsichtige Forschung in den Bereich der wissenschaftlichen Arbeit übernommen werden sollte, da zu ihrem Forschungsgebiet Energietypen und ihre Auswirkung auf körperliche Zustände fallen, denen man deshalb mit der gleichen Aufmerksamkeit und unter den gleichen strengen Kontrollbedingungen nachgehen sollte wie bei jedem anderen wissenschaftlichen Projekt. (Leider weigern sich viele, die über höhersinnliche Wahrnehmung verfügen, sich solchen Prüfungen zu unterziehen, und äußern den Wunsch, man möge ihre Beobachtungen und Entdeckungen unbesehen annehmen.) Wie Madame Curie schwere Verbrennungen erlitt, weil sie die Radioaktivität nicht kannte, geht auch jeder andere, der neue Bereiche des Bewusstseins und der Energien erschließt, Risiken ein, solange er nicht gründlich vertraut ist mit dem, was man bis heute weiß.

Weitere Fragen ergeben sich, nicht so sehr aus unserer Arbeit, als von dem Menschenbild, auf dem sie jeweils beruhen. Spiegelt sich beispielsweise – geht man von der Hypothese aus, dass die menschliche Persönlichkeit ein drei-eines Phänomen sei – die Dreiheit des Menschen auf der physisch-körperlichen Ebene wider? Der physische Leib besteht selbst aus einer Dreiheit von drei verschiedenen Zellarten, die nach der Vereinigung von Eizelle und Samenzelle entstehen und in der Embryologie als Entoderm (inneres Keimblatt), Mesoderm (mittleres Keimblatt) und Ektoderm (äußeres Keimblatt) bezeichnet werden. Verschiedene endokrine Drüsen entwickeln sich aus jeder dieser embryologischen Zellschichten, zum Beispiel die Schilddrüse aus dem Entoderm, die Keimdrüsen aus dem Mesoderm, die Hypophyse aus dem Ektoderm. Ich habe mich oft gefragt, welche Rolle diese drei Grundtypen von Körperzellen spielen mögen, nicht nur im Fall der Krankheit, sondern auch für den therapeutischen Zugang auf die Heilung. In der Zukunft werden wir uns möglicherweise mit dem Typ der Zellstruktur befassen, aus dem die Krankheit entsteht, anstatt nur deren Symptome zu behandeln.

Ein wichtiger Begriff, der aus unseren Forschungen hervorging und in einem Fall nach dem anderen eine Rolle spielte, ist die Dissonanz. Wir haben über das harmonische System der Chakras gesprochen; der Gedanke, dass ein Muster harmonischer Beziehungen nicht nur in den Chakras, sondern überall in der Natur existiert, ist in Zusammenhängen und Tragweite fast unüberschaubar. Er steht vor uns wie ein Hinweis auf ein Universum, dessen Gesetze viel mehr auf mathematischen und musikalischen als auf mechanistischen Prinzipien beruhen. Wenn wir diese auf das Studium des menschlichen Wesens anwenden, gewahren wir, dass Gesundheit ein harmonischer Prozess feiner, aber mächtiger Interaktionen und wechselseitiger Verbindungen unter den verschiedenen Ebenen von Körper, Emotionen, Denken und Geist ist, die als Gesamtheit das Geschöpf Mensch ausmachen.

Welche Faktoren tragen zu einem Zustand innerer Harmonie bei? Die Vorstellung, dass es drei Felder der Persönlichkeit oder des personalen Selbst gibt, bedeutet, dass jedes von ihnen unverzichtbar ist und eine Schädigung auf irgendeiner Ebene zu physischer Behinderung oder Krankheit führen wird. Aber selbst in unbeschädigtem Zustand werden die Resultate offenbar, wenn eines dieser Felder aus der Harmonie oder aus dem Gleichgewicht mit dem Übrigen gerät. Deshalb bedeutet ein Zustand der Gesundheit oder des Wohlbefindens, dass diese drei Felder nicht nur auf ihrer jeweiligen Ebene frei funktionieren, sondern auch in Harmonie miteinander und mit dem physischen Organismus resonieren. Dann können wir von Krankheit als einem Zustand des »Nicht-Eingestimmtseins« sprechen, wie Pythagoras sagte. Beziehen wir diese Idee auf das Chakra-System, ist das harmonische Gleichgewicht gestört, wenn ein Zentrum überstimuliert ist, während ein anderes unteraktiv ist, und das System als Ganzes wird »dissonant«.

Ein weiterer Gedanke fand sich durch unsere Forschungen bestätigt: Krankheit kommt nur innerhalb der drei Persönlichkeitsfelder vor, und die ganzheitliche (holistische) Medizin befasst sich technisch mit der »Ganzheit«. Das wahre Selbst oder die Seele des Menschen bleibt heil und ganz, selbst wenn der Körper unter einer Krankheit leidet, und Heilung findet dann statt, wenn dieses Heilsein und Ganzsein auf allen Ebenen wiederhergestellt wird. Dies ist ein revolutionärer Gedanke, der einen drastischen Wandel in unserer Sicht der Gesundheit und unserem Bild von der Rolle der Medizin verlangen wird.

Wir glauben, dass sich der Behandler von morgen von der totalen

Drogen- und Chemie-Gläubigkeit entfernen und der Verwendung subtilerer Techniken nähern wird, die die Quellen im Patienten selbst miteinbeziehen. Manche von ihnen werden bereits beachtet, wenn der Körper umlernen muss oder Gehirnmuster unter bewusste Kontrolle gestellt werden. Wenn die Medizin erst das Potenzial zur Selbsterneuerung im Menschen voll akzeptiert, wird man zweifellos viele neue Techniken entwickeln.

Einige dieser Techniken werden das Ziel haben, gesunde mentale und emotionale Muster herzustellen – wie man heute auf gesunde Ernährungsgewohnheiten und Bewegungsmuster zur Verhinderung zukünftiger Erkrankung Wert legt. Welche Denkhaltungen sind der Gesundheit zuträglich? Wir wissen sehr viel über den Schaden, den Stress und negative Gefühle wie Angst, Furchtsamkeit und Groll anrichten. Sollten wir unsere Vorstellung von Präventiv-Medizin nicht ausdehnen auf die bewusste Entwicklung positiver Emotionen wie Liebe und Sympathie, die zu innerem Frieden und Harmonie führen? Ist es möglich, dass man selbst ernste soziale Probleme wie die Drogensucht von einem Standpunkt angeht, der versucht, einen Zustand des Gleichgewichts und Heilseins im Patienten wiederherzustellen?

Der Leser wird ohne Zweifel feststellen, dass unsere Untersuchungen mehr Fragen aufwerfen, als sie beantworten. Aber die Fähigkeit, die richtigen Fragen zu stellen, ist der Schlüssel zu erfolgreicher Forschungsarbeit. Wenn die größte Herausforderung unter den Problemen unserer Zeit die Menschheit selbst ist, dann müssen wir es wagen, überall nach Hinweisen zu suchen, selbst in Richtungen, die uns bisher verschlossen waren – manchmal durch Unwissenheit, manchmal durch Vorurteile. Der nächste Schritt gehört der Zukunft.

Teil 2 von Dora Kunz

Um diese Darstellung der Untersuchungen abzuschließen, für die ich mit Dr. Karagulla zusammengearbeitet habe, möchte ich gerne zusammenfassen, was ich als die Ergebnisse dieser Forschung betrachte, im Licht dessen, was ich aus den vielen Jahren Arbeit auf dem Gebiet des Heilens gelernt habe, die in der Zwischenzeit ins Land gegangen sind. Im Laufe dieser Zeit gewann ich eine etwas andere Sicht der Chakras und ihrer Funktionen, aber ich konnte nicht viele dieser Vorstellungen in das Buch einbringen, da dieses hauptsächlich von der Arbeit handelt, die ich gemeinsam mit Dr. Karagulla leistete.

Dr. Karagulla war in erster Linie interessiert an dem Phänomen Hellsehen, wie es sich an den Aufzeichnungen des nur Beobachteten zeigt, und an den Zusammenhängen solcher Informationen mit den medizinischen Diagnosen. Ich sehe mich gezwungen zu sagen, dass dies niemals meinem Hauptanliegen entsprach, das damals wie heute dem Heilen und der Herstellung von Gesundheit und Ganzheit im Patienten gilt. So habe ich mich einige Zeit mit dem Lehren und der Praxis von Therapeutic Touch als einer Heilmethode befasst, die Behandlern zugänglich ist, indem ich für meinen Teil meine Beobachtungen des Krankheitsgeschehens und alles dessen beisteuerte, was den Heilungsprozess fördern kann.

Die Chakras sind Energiezentren, die dauernd in wechselseitigem Austausch stehen, und Veränderungen im Energiemuster sind ein kontinuierlicher Vorgang. Heilung spiegelt sich deshalb in Veränderungen des Rhythmus und anderen grundlegenden Wandlungen in diesen Zentren wider.

Meditation und Visualisierung können, wenn man sie regelmäßig übt und mit Änderungen seiner Verhaltensmuster verbindet, Modifizierungen in den Chakra-Mustern bewirken, und diese spiegeln sich im Gesundheitszustand und Wohlbefinden des Menschen wider. So kann man eine echte Transformation beobachten. Ob der Einzelne etwas über die Rolle der Chakras als Energiezentren weiß, darauf kommt es hier nicht an.

Im Augenblick nimmt das allgemeine Interesse an den Chakras zu. In den letzten Jahren wurden etliche Bücher zum Thema veröffentlicht, manche von ihnen wurden von Ärzten publiziert, die die Chakras auch in den Zusammenhang ihrer Betrachtungen über Gesundheit im Allgemeinen stellen. Ich glaube, dass dieses Interesse in Zukunft noch in einem Maß zunehmen wird, dass das Chakra-System eines Tages Gegenstand medizinischer Forschung werden könnte.

Was mich selbst betrifft, so bin ich zurzeit dabei, ein Buch zu schreiben, in dem ich, wie ich hoffe, in größeren Einzelheiten die Gegebenheiten in der Astralwelt und die wichtige Rolle schildern werde, die die Chakras im Heilungsprozess innehaben. Die Arbeit, der Dr. Karagulla so viel Zeit und Energie gewidmet hat, wird – dessen bin ich mir sicher – eine nützliche Einführung für zukünftige Forschungen sein, an denen sich, wie ich hoffe, noch viel mehr Angehörige des ärztlichen Berufsstandes beteiligen werden.

Anhang

Fallstudien

Das Scheitel-Chakra

Der Fall CT	**Das allgemeine Feld**
Farbe	Blaugrau, überall graue Flecken. Dunklere Grautöne um den Kopf.
Leuchtkraft	Überdurchschnittlich, aber teilweise trüb.
Bewegung	Geschwindigkeit durchschnittlich, aber um den Kopf langsam. Sowohl rhythmische als auch dysrhythmische Muster.
Größe	Breiter als im Durchschnitt, aber nicht symmetrisch. Rechte Seite weiter, aber schlaff. Dickerer Ätherkörper auf der rechten Kopfseite. Ätherkörper links des Kopfes in kleine Körnchen granuliert.
Elastizität	Vor dem Schlaganfall exzellent, einige Blockaden. Rechte Hand zeigte längere ätherische Finger. Schwache Elastizität über dem Kopf.
Beschaffenheit	Fein. Dichter auf der rechten Seite, gebrochen auf der linken Kopfseite.

Funktion: Ätherische Finger der rechten Hand ungefähr fünfzehn Zentimeter lang, zeigt Sensitivität der Hand, potenzielle Heilfähigkeit. Körnung des Ätherkörpers auf der linken Seite des Kopfes zeigt Gehirnschaden an. Ätherkörper war auf der rechten Kopfseite dicker. Viele graue Flecken und örtliche Blockaden über den ganzen Ätherkörper verstreut. Sehr viel Cholesterin in den Arterien von Gehirn und Herz.

Übereinstimmung: Die Übereinstimmung zwischen DKs Beschreibung und dem medizinischen Befund war exzellent. Das Hauptleiden wurde durch die Körnung des Ätherfelds festgestellt und richtig in der linken Seite des Kopfes beobachtet. Das Ätherfeld auf der rechten, gelähmten Seite war schlaff, was einer perfekten anatomischen Charakterisierung des tatsächlichen Schadens entspricht.

Das ätherische Scheitel-Chakra

Charakteristika	**Blütenblätter**	**Kern**
Farbe	golden, blau	dunkelblau
Leuchtkraft	hell	dumpf
Rhythmus	dysrhythmisch	dysrhythmisch
Geschwindigkeit	schnell, aber schwankend	langsam
Größe	überdurchschnittlich	überdurchschnittlich
Form	Blütenblätter hängen nicht scharf begrenzt	Unterbrechung auf der linken Seite
Elastizität	hervorragend	schwach
Beschaffenheit	fein	locker

Funktion: Dieses Chakra weicht vom Normalzustand ab. Zwischen Blütenblättern und Kern besteht eine große Diskrepanz. Die Leuchtkraft der Blütenblätter lässt auf Meditationspraxis schließen. Der Kern zeigt einen Krankheitsprozess an, der zu Aphasie (Verlust des Sprechvermögens) und rechtsseitiger Lähmung führt.

Ungefähr sechs Zentimeter oberhalb des Scheitel-Chakra-Kerns war ein Gebiet, das auf der linken Seite eine Abschwächung der Energie zeigte.

Epiphyse: entwickelt und arbeitend
Übereinstimmung: Hervorragende Übereinstimmung zwischen Zu-

stand des ätherischen Scheitel-Chakras und der medizinischen Verfassung des Patienten.

DKs Schilderung des ätherisch im Gehirn Wahrgenommenen war interessant. Sie stellte fest, dass jener Teil des Gehirns, der mit der Mechanik des Hörens zu tun hat, dem entspricht, was sie als »Resonanzkörper« bezeichnet. Die elektrischen Impulse, die normalerweise als Resonanzkörper fungieren, sind geschädigt. Dies wiederum stört den Mechanismus des Hörens. Der »Sprachmonitor« im ätherischen Gehirn ist ausgefallen. Es besteht auch eine Rhythmusstörung, und in den Stirnlappen ist die Energie verlangsamt. Der hintere Teil des Gehirns zeigt eine im Vergleich zu den Stirnlappen gröbere Energieform. Der Bereich abgeschwächter Energie auf der linken Seite oberhalb des Chakra-Kerns war vermutlich auf den Schaden in der linken Gehirn-Hemisphäre zurückzuführen.

Das ätherische Stirn-Chakra

Charakteristika	**Blütenblätter**	**Kern**
Farbe	rötlich blau	abwechselnd gelb/rot
Leuchtkraft	überdurchschnittlich	schwankend: guter Durchschnitt, trüb
Rhythmus	dysrhythmisch	dysrhythmisch
Geschwindigkeit	überdurchschnittlich	unterdurchschnittlich
Größe	normal	normal
Form	normal, aber etwas hängend	abweichend, nicht scharf umrissen
Elastizität	überdurchschnittlich	unterdurchschnittlich
Beschaffenheit	fein	dicht

Funktion: Das Chakra zeigt eine Anomalie in seiner Funktion.

Hypophyse: Beeinträchtigt. Überfunktion der Nebennieren wurde festgestellt, die sich wiederum auf das Blatt auswirkte. Das Blut war etwas »verdickt«, was zu dem Schlaganfall beigetragen haben könnte.

Der Patient besitzt einige psychische Begabungen und hat Visionen, die aber durch seine Krankheit beeinträchtigt werden.

Übereinstimmung: gut

Das ätherische Solarplexus-Chakra

Charakteristika	Blütenblätter	Kern
Farbe	grün und orange/rot, aber unsauber	grün, aber unsauber
Leuchtkraft	überdurchschnittlich	unterdurchschnittlich
Rhythmus	veränderlich	veränderlich
Geschwindigkeit	überdurchschnittlich	überdurchschnittlich
Größe	überdurchschnittlich	überdurchschnittlich
Form	größer, aufgebogen	größer, Leck
Elastizität	überdurchschnittlich	überdurchschnittlich
Beschaffenheit	fein	dicht

Funktion: Dieses Chakra wich vom Normalen ab, wie die unsauberen Farben und die Dysrhythmie zeigen. Der Kern lässt auf gebremste Genesungskräfte schließen. Das Zentrum wurde bei der Arbeit des Patienten als Heiler gebraucht. Es war auch das Chakra, durch das er seine Energie verlor und sich erschöpfte.

Anmerkung: Weitere Fälle, bei denen das Scheitel-Chakra beteiligt ist, finden sich im Kapitel XII: »Krankheiten und ihr Zusammenhang mit Bewusstsein und Gehirn«.

Der Fall VC – Epilepsie:
Ein Fall im Bereich des Scheitel-Chakras war VC, eine 25-jährige Epileptikerin, die 1953 ins Neurologische Institut Montreal überwiesen wurde, weil sie unter zerebralen Anfällen litt.[22] Diese Anfälle äußerten sich als Angstgefühl, Kälteschauer mit Gänsehaut, Gedächtnisausfällen, Erstarrung, Speichelfluss und Kaubewegungen.

Bei der Untersuchung zeigte das EEG beiderseits unabhängige, vor allem links auftretende Abweichungen im inferioren, anterioren, medial-temporalen Bereich. Dr. Penfield operierte zweimal, um den linken Schläfenlappen zu entfernen. Er fand Adhäsionen über dem Ende des linken Schläfenlappens mit Anomalien des *Uncus* und *Hippocampus*. Fünf Zentimeter des linken Schläfenlappens wurden entfernt, einschließlich des ganzen *Hippocampus* auf einer Länge von rund acht Zentimetern.

Die Patientin zeigte nach der Operation eine deutliche Besserung, aber aufgrund der Anomalie der elektrischen Entladung in der rechten Schläfenlappen-Region war die Prognose nur von zurückhaltendem Optimismus. Die Patientin charakterisierte sich selbst als »ziemlich unmöglich, mit schrecklichem Temperament, ein Schrecken der Nachbarn«. Sie war ichbezogen, impulsiv, eine schlechte Menschenkennerin und unfähig, Verantwortung zu übernehmen.

DK sah die Patientin im November 1959 und berichtete, dass die Farbe des allgemeinen Ätherfeldes bläulich grau mit leichten Veränderungen um Kopf und Halsgebiet war. Um die Schultern war das Ätherfeld etwas erschlafft, auf der rechten Seite deutlicher als auf der linken. Die Bewegung war insgesamt rhythmisch und symmetrisch, außer um Kopf- und Solarplexus-Region, wo sie von der Norm abwich. Mitten im Kopf war ein kreuz-und-queres Energiemuster, was eine deutliche Abweichung von der Norm darstellt.

---

22 Diese Fallstudie arbeitete DK nicht – wie die anderen im Anhang wiedergegebenen – formell mit medizinischen Kommentaren, Tabellen mit den Charakteristika der einzelnen Chakras usw. aus. (Anm. d. Hrsg.)

Das ätherische Scheitel-Chakra war deutlich abnorm in Form, Größe, Bewegung und Elastizität. Es war ungewöhnlich insofern, als seine Beschaffenheit sowohl fein als auch locker war, sowohl im Kern als auch in den Blütenblättern. Deren Farbe war golden blau mit einem leichten Hauch Rosa – ungewöhnlich in diesem Zentrum. Der Kern war bläulich gelb. Die Helligkeit war durchschnittlich, aber die Bewegung in Kern und Blütenblättern war dysrhythmisch, recht langsam und von wechselnder Geschwindigkeit. Die Elastizität wechselte. Am auffälligsten war, dass die Blütenblätter nach unten zeigten. Im Bereich um drei Uhr befanden sich einige der Blütenblätter in Unordnung und schienen in ihrem Energiefluss etwas blockiert zu sein. Der Schläfen- und Scheitel-Bereich der linken Kopfseite war gestört, ebenso das Gleichgewicht im Strom der ätherischen Energie. (DK zeigte diese Bereiche am Modell.)

Aufgrund der ungewöhnlich engen Verbindung zwischen Äther- und Astralfeld im Kopfbereich übten die häufigen Gefühlsausbrüche der Patientin einen Druck auf ihre ätherische Energie aus, verminderten deren Strom zum Kopf und gaben ihr das Gefühl, »leer« zu sein.

Einige ihrer Symptome – besonders die Spannung, die sie empfand – hingen mit dem Astralfeld zusammen. Die Patientin war sehr neidisch, und ein Zustand emotioneller Erregung konnte eine Störung im ätherischen Gehirn auslösen, das ohnehin schon etliche Abweichungen zeigte. Das Scheitel-Chakra wies eine deutliche Abweichung von der Norm in Hinblick auf seine Blütenblätter auf, was jedoch mit ihrer Krankheit zusammenhing; diese Abweichungen wurden mit ihren Emotionen und dem Bewusstseinsverlust assoziiert.

Das ätherische Stirn-Chakra war rötlich rosa, mit etwas Gelb und Grün in Kern und Blütenblättern. Die Leuchtkraft ließ sich als durchschnittlich bezeichnen, die Bewegung war rhythmisch, aber langsamer als normal. Form und Größe wiesen normale Werte auf, waren aber an manchen Stellen etwas nach unten gebogen. Die Elastizität des Kernes war sowohl fein als auch locker. Die Funktion des Zentrums entsprach einigermaßen der Norm, es arbeitete aber recht schwach.

Die Hypophyse schien »straff« zu sein. Das ätherische Energiemuster von der Stirn zur Gehirnmitte zeigte sich schwächer und langsamer als normal.

Beim ätherischen Kehl-Chakra zeigten die Blütenblätter ein bemerkenswert blasses Grau. Die Helligkeit war durchschnittlich in den Blütenblättern, aber unter dem Normalwert im Kern. Die Bewegung verlief rhythmisch, aber die Geschwindigkeit entsprach nur knapp dem Durchschnitt. Form und Größe lagen im Normalbereich, aber der Kern war nicht sehr scharf umrissen und begrenzt. Obwohl kein eindeutiges Leck im Kern festzustellen war, ließ sich ein »Zittern« im hinteren Teil nahe der Wirbelsäule beobachten. Die Elastizität war normal, die Beschaffenheit sowohl fein als auch locker. Die Funktion des Zentrums neigte zu Schwankungen in den Farbmustern, die mit seinem astralen Gegenstück zusammenhingen.

Die Schilddrüse wechselte zwischen Unter- und Überfunktion. Die Patientin hatte die Tendenz, leicht zu ermüden.

Der Kern des ätherischen Solarplexus-Chakras leuchtete im Vergleich zu seinen rosaroten Blütenblättern in etwas dunklerem Rot. Die Helligkeit war überdurchschnittlich; die Bewegung in Kern und Blütenblättern dysrhythmisch. Die Bewegungsgeschwindigkeit war veränderlich, leicht verlangsamt. Die Größe lag im Normalbereich, aber der Kern zeigte sich nicht scharf umrissen, und es bestand auch ein Energie-Leck. Die Elastizität war im Kern besser als in den Blütenblättern. Die Beschaffenheit beider Teile war gleichzeitig fein und locker. Die Funktion dieses Chakras ließ auf überemotionale Reaktionen schließen, die auch durch das Dominieren der Farbe Rot angezeigt wurden. Die mangelnde scharfe Begrenzung des Kerns war Hinweis für eine Tendenz zum Verlust ätherischer Energie.

Auch hier bestand wieder eine hervorragende Übereinstimmung zwischen der medizinischen Vorgeschichte der Patientin und DKs Beschreibung der ätherischen und emotionalen Gegebenheiten.

Das Brauen-Chakra

Der Fall CB – Medizinische Vorgeschichte:

1942 Diabetes mellitus[23] mit Retinitis. Glykosurie während der Schwangerschaft. Polyurie, Polydipsie und Gewichtsverlust. Patientin erhielt Insulin.

1959 Hypophysektomie (operative Entfernung der Hypophyse) zu therapeutischen Zwecken.

1960 erhielt sie Kortison, Cytomel und Orinase

Ätherisches Brauen-Chakra

Charakteristika	**Blütenblätter**	**Kern**
Farbe	grau, rot und ein wenig gelb	dumpferes Grau, mit anderen flackernden Farben
Leuchtkraft	dumpf	dumpf
Rhythmus	dysrhythmisch: rasch/langsam im Wechsel	dysrhythmisch: rasch/langsam im Wechsel
Geschwindigkeit	langsam	langsam
Größe	normal	normal
Form	normal, einige abwärts	unscharf
Elastizität	schwach	schwach
Beschaffenheit	grob und locker	grob und locker

23 *Diabetes mellitus* ist eine Krankheit, die mit gewissen Zuständen von Hypophyse, Schilddrüse oder Nebennieren assoziiert wird. Die Ursache ist unbekannt, aber in fünfzig Prozent der Fälle hatte es Kopfverletzungen gegeben, die einen Schaden der Hypophyse oder einen Tumor in diesem Gebiet verursachten.

Funktion: anomal, sehr verlangsamt

Pankreas: Körnig, der ganze physische Organismus ist betroffen.

Leber: träge

Nebennieren: vergrößert

Blutstrom: scheint angeschlagen zu sein

Übereinstimmung: Recht gut. Patientin sah sehr krank und blass aus. Sie hatte ein Zucken im Gesicht, erbrach sich und litt unter Kopfschmerzen.

Der Fall BG: Medizinische Vorgeschichte:

1953 Brustkrebs rechts, umfassende Mastektomie

1958 Dekompression des Rückenmarks. Laminektomie Th1-Th4, Hypophysektomie

Ätherisches Brauen-Chakra

Charakteristika	**Blütenblätter**	**Kern**
Farbe	grau	dunkleres Grau
Leuchtkraft	dumpf	dumpf
Rhythmus	dysrhythmisch	dysrhythmisch: polar entgegengesetzt zum Hypophysen-Rhythmus
Geschwindigkeit	langsam	langsam
Größe	normal	normal

Form	im Normalbereich, etwas hängend	nicht scharf begrenzt
Elastizität	schwach	schwach
Beschaffenheit	grob und locker	grob und locker

Funktion: Durch die Dysrhythmie abweichend, was Seh- und Hörvermögen zu beeinträchtigen schien. Keine Energie in der Hypophyse wahrzunehmen; ätherisch war sie nicht vorhanden. Das ätherische Gehirn zeigte, dass der Ätherkörper generell angeschlagen war. Er war überall schlaff hängend, auch im Bereich von ätherischer Wirbelsäule und Nacken.

Das ätherische Pankreas war von grauer Farbe und gebietsweise trüb.

Übereinstimmung: Hervorragend. Übereinstimmung zwischen dem medizinischen Zustand der Hypophyse und dem hellsichtigen Befund war hundertprozentig korrekt: Die Drüse war nicht vorhanden. Auch die Erschlaffung längs der ätherischen Wirbelsäule und des Nackens war korrekt, denn im Bereich der oberen Brustwirbelsäule sind mehrere Laminektomien durchgeführt worden.

Der Fall NS – Medizinische Vorgeschichte:

1949 Diabetes insipidus[24]

Durst, Polyurie, nervös, bibbernd, ängstlich; starke Kopfschmerzen im okzipital-parietalen Bereich rechts, die zur Stirn ausstrahlen und sechs Monate nach einer Entbindung begannen.

24 *Diabetes insipidus* ist eine chronische Störung des neurohypophysären Systems aufgrund eines Mangels an Vasopressin (= Adiuretin, ADH). Alle pathologischen Schäden im Zusammenhang mit *Diabetes insipidus* betreffen auch die *hypothalamischen Nuclei – Nucl. paraventricularis* und *Nucl. supraopticus* – oder einen größeren Teil des Hypophysenstiels. Eine der Ursachen ist der Zustand nach der Hypophysektomie. Die Symptome sind exzessive Ausscheidung großer Mengen sehr dünnen, aber normalen Urins und sehr starker Durst.

1953 Hans-Schuller-Christiansche Krankheit[25]
Röntgenbestrahlung des Schädels. *Osteomyelitis* des linken *Iliums* begann vor vierzehn Jahren. Ein weicher Knoten in der linken Schläfenregion und rechts okzipital. Röntgen ergab zahlreiche osteolytische Bereiche im Schädel und Anzeichen weiterer Läsionen. Patientin erhielt Pitressin, zwei Einheiten im Monat

1954 leichtes Ödem des *Discus n. optici*

1956 Einsenkungen im Schädel

1960 Krankheit kommt zum Stillstand. Leber palpabel, Blutdruck 140/80. Patientin erhält Pitressin und Phenobarbital.

Ätherisches Brauen-Chakra

Charakteristika	Blütenblätter	Kern
Farbe	grau	grau
Rhythmus	veränderlich, Dysrhythmie	sprunghaft am Ort des Lecks, 12 Uhr
Geschwindigkeit	veränderlich, zwischen normal und langsam	rascher als Blütenblätter
Größe	normal	normal
Form	abwärts	Peripherie unregelmäßig
Elastizität	überdurchschnittlich	überdurchschnittlich
Beschaffenheit	locker und dick	locker und dick

Funktion: Anomalie, zu erkennen an der grauen Farbe, Unregelmäßigkeit des Kerns, Leck bei 12 Uhr, Lockerheit und Dicke des ätherischen Materials.

25 Die Hälfte der Patienten mit der *Hans-Schuller-Christianschen Krankheit* entwickeln einen *Diabetes insipidus*. Bei einigen ist das Wachstumshormon aufgrund der Hypothalamus-Beeinträchtigung vermindert. In manchen Fällen kommt es zu multifokalen *eosinophilen Granulomen*. Patienten werden im Allgemeinen mit Prednison (Kortison) und Bestrahlung behandelt.

Hypophyse: Peripherie zeigte sich weicher und ausgedehnter. Das Zentrum der Drüse war aktiver, und die rechte Seite war aktiver als die linke. Die Hypophyse schien vorhanden zu sein.

Skelett: Die Knochen der Schädeldecke rund um die Fontanelle schienen dicker zu sein. DK sprach von »knochigeren Knochen«. Die Knochen schienen auch härter als normal zu sein und wurden von DK als das Gegenteil der Knochen empfunden, die sie im Fall der *Pagetschen Krankheit* zu (siehe unter »Kehl-Chakra: der Fall RS«) vorfand, bei dem ihr die Knochen »krümelig« vorkamen. Die Elastizität der Knochen schien zu fehlen. Diese erhöhte »Knochigkeit« kam jedoch nur fleckenweise vor.

Schilddrüse: teilweise überaktiv

Übereinstimmung: Hervorragend. DKs Beobachtungen waren zutreffend und stimmten genau mit den medizinischen Informationen überein. Ihre Andeutung, die Hypophyse sei vorhanden, war korrekt. Ihre Beschreibung der Knochen-Beschaffenheit deckte sich mit dem ärztlichen Befund.

Der Fall JW – Medizinische Vorgeschichte:

1956 Diffuser, toxischer Kropf, behandelt mit radioaktivem Jod und Tapazole

1959 umfassende Mastektomie links wegen Brustkrebs mit Lymphknoten-Metastasen.
Hypophysektomie. Patientin erhält täglich 50 mg Kortison und Pitressin.

1960 Grundumsatz – 24. Patientin nimmt Gewicht zu.

Ätherisches Stirn-Chakra

Charakteristika	Blütenblätter	Kern
Farbe	grau mit Flecken von grün, gelb und rot	grau und dunkleres Rot
Leuchtkraft	veränderlich; durchschnittlich bis dumpf plötzlich wechselnd	veränderlich, durchschnittlich bis dumpf
Rhythmus	dysrhythmisch	dysrhythmisch
Geschwindigkeit	durchschnittlich bis langsam, schlotternde Bewegungen rechts	veränderlich; durchschnittlich bis langsam
Größe	normal	normal
Form	anormal, Größe und Form asymmetrisch, Peripherie schwach begrenzt; Blütenblätter hängend, rechte Seite unscharf	anomal; hatte keine Form, schien zu fehlen
Elastizität	schwach	schwach
Beschaffenheit	locker und dick	locker und dick

Funktion: Dieses Chakra weicht schon durch seine graue Farbe von der Norm ab; sie zeigt einen Energiemangel an, während das Rot mit den andersfarbigen Flecken auf Überaktivität schließen lässt. Eine Anomalie zeigt sich auch in der Rhythmusstörung, in der asymmetrischen Form, und in der Peripherie, die so undeutlich war, dass DK nicht wahrnehmen konnte, wo sie aufhörte.

Hypophyse: Das Zentrum der Drüse schien im Ätherkörper zu fehlen, aber die Peripherie war vorhanden und leicht aktiv. Das Sehvermögen war etwas in Mitleidenschaft gezogen.

Übereinstimmung: Hervorragende Beschreibung des Chakras und der Hypophyse, die operativ entfernt worden war.

Das Kehl-Chakra

Der Fall EB – Medizinische Vorgeschichte:

1953 radikale Mastektomie links wegen metastasierendem Brustkrebs

1956 Hypophysektomie (operative Entfernung der Hypophyse). Patientin erhält Kortison, Pitressin, 62,5 Mikrogramm täglich. Links Hydrothorax.

Ätherisches Kehl-Chakra

Charakteristika	**Blütenblätter**	**Kern**
Farbe	grau und blau	grau und rot
Leuchtkraft	dumpf	dumpf
Rhythmus	dysrhythmisch: unterbrochenes Muster	dysrhythmisch: unterbrochenes Muster
Geschwindigkeit	veränderlich: überdurchschnittlich bis langsam	veränderlich: durchschnittlich bis langsam
Größe	normal	normal
Form	normal, hängend	Peripherie unregelmäßig

Elastizität	veränderlich: durchschnittlich bis schwach	veränderlich: durchschnittlich bis schwach
Beschaffenheit	fein und grob	fein und grob

Funktion: Das Kehl-Chakra ist anomal, wie die graue und die rote Farbe zeigen, die unregelmäßige Peripherie, die Dysrhythmie und die leichte Andeutung, dass sich die Energie im Kern in zwei entgegengesetzte Richtungen bewegt.

Linke Brust: Allgemeines Ätherfeld erscheint dumpf, keine Energie zu sehen.

Schilddrüse: Nur ein Teil des rechten und des linken Schilddrüsenlappens arbeiteten. Die obere Hälfte beider Seiten schien dumpfer im Vergleich zu den unteren Abschnitten der Schilddrüse. Auch die Helligkeit der Drüsen war unausgeglichen.

Beine: Das allgemeine Ätherfeld der Beine der Patientin war beeinträchtigt.

Übereinstimmung: Hervorragende Übereinstimmung zwischen den im Chakra festgestellten Anomalien und dem ärztlichen Befund. Der Bereich der linken Brust war dumpf, weil diese wegen Krebstumoren entfernt worden war. DKs Beobachtungen bezüglich der Schilddrüse waren korrekt.

Der Fall MDL – Medizinische Vorgeschichte:

1941 Tonsillektomie
Ovarialzyste entfernt
1951 Knotiger Kropf, gutartig, nicht-toxisch, linke Seite größer. Sub-

totale Thyreoidektomie (benignes Adenom der Schilddrüse; pathologische Gebiete zeigen Fibrose und Kalzifikation). Aufgrund der Blutung kam es zu Atembeschwerden. Beidseitige Rückenmarkslähmung machte Tracheotomie notwendig.
1952 Hypothyreoidismus- und Hypoparathyreoidismus-Symptome
1960 Kopfschmerzen, trockene Haut, brennendes Gefühl in rechtem Bein. Nebenschilddrüse außer Kontrolle.

Patientin erhielt Vitamin D, Kalzium und Schilddrüsen-Extrakt.

Ätherisches Kehl-Chakra

Charakteristika	**Blütenblätter**	**Kern**
Farbe	grau und blau; Ränder trüb, Mitte heller	grau und rot
Leuchtkraft	durchschnittlich bis dumpf	durchschnittlich bis dumpf
Rhythmus	dysrhythmisch auf der linken Seite	dysrhythmisch
Geschwindigkeit	durchschnittlich bis langsam	schnell bis langsam
Größe	normal	normal
Form	normal, leicht hängend	Peripherie fransig
Elastizität	überdurchschnittlich	überdurchschnittlich
Beschaffenheit	grob und locker	grob und locker

Funktion: Dieses Chakra ist anomal. Die rote Farbe bedeutet Überaktivität, das Grau Unteraktivität.

Schilddrüse: Anzeichen, dass ein Teil entfernt wurde, Unterfunktion.

Nebenschilddrüsen: Halb aktiv. DK glaubte, dass sie einmal überaktiv gewesen waren, aber zur Zeit der Untersuchung waren sie unteraktiv.

Nacken: Extreme Spannung, Äther-Leck.
Übereinstimmung: Hervorragend. Die Beobachtung, dass ein Teil der Schilddrüse entfernt sei, war korrekt, auch die Überaktivität trotz der Operation traf zu.

Der Fall SA – Medizinische Vorgeschichte:

1959 Tumor im Hals, leicht ermüdbar. Knoten in Schilddrüse gefunden.

1960 beiderseitige subtotale Thyreoidektomie (operative Entfernung der Schilddrüse)
Gewichtszunahme, Krämpfe in den Händen, Puls 60, Haut warm, Haar weich. Patient erhält Dexamyl und T3.

Ätherisches Kehl-Chakra

Charakteristika	**Blütenblätter**	**Kern**
Farbe	grau und blau	dunkleres Grau
Leuchtkraft	dumpf	dumpf
Rhythmus	dysrhythmisch auf der rechten Seite	dysrhythmisch, sehr langsam, dann rasch
Geschwindigkeit	durchschnittlich bis sehr langsam	durchschnittlich bis langsam
Größe	normal	normal
Form	nicht normal: hängend, kleiner Wirbel in einem Blütenblatt rotiert im Gegenuhrzeigersinn	gezähnte Peripherie
Elastizität	schwach	schwach
Beschaffenheit	grob und locker	grob und locker

Funktion: Dieses Chakra ist anomal.

Schilddrüse: Schwammig, Energieniveau äußerst niedrig, fast wie tot.

Nebenschilddrüsen: Zwei Nebenschilddrüsen scheinen aktiv, aber im Allgemeinen waren sie unteraktiv.

Allgemeines Ätherfeld: Ungewöhnlich körniges, sandähnliches Aussehen der ätherischen Energie, über die Oberfläche des ganzen Ätherfeldes verteilt, das aber auch tief in den physischen Körper hineinragte. Dieser Zustand betraf vor allem Beine und Hals.

Nebennieren: Spasmodische Schwankungen des Rhythmus der ätherischen Energie, die sehr stark mit den Emotionen zusammenzuhängen schienen.

Übereinstimmung: DK gewann den Eindruck, dass die Patientin sehr starke emotionale Probleme in Bezug auf die Sexualität hatte. Unterbrechungen im astralen Kehl-Chakra könnten die Ursache der ätherischen Störungen sein. Sie war eine Patientin, die mehr Schilddrüsenhormone vertragen könnte als normal.

Der Fall RS – Medizinische Vorgeschichte:

1948 Symptome einschließlich Schmerzen in verschiedenen Teilen des Kopfes, vor allem in der rechten Parietal-Region.

1949 Pagetsche Krankheit[26], Grundumsatz + 36, Tachykardie. Klinische Diagnose Hyperthyreoidismus, aber keine Therapie.

1952 zunehmende Behaarung des Gesichts, verschleierter Blick, Schmerzen in oberer Lumbalregion, Kopf vergrößert. Röntgen-

26 Pagetsche Krankheit (Osteodystrophia deformans) ist eine Knochenerkrankung des älteren Menschen mit chronischer Entzündung der Knochen, die zu einer Verdickung und Erweichung führt, stellenweise auch mit einer Verbiegung der Knochen einhergeht. Ätiologie unbekannt. Charakteristisches Symptom ist die erhöhte Reabsorption des Knochenmaterials, verbunden mit einer gesteigerten Knochenbildung. Erhöhte Werte von alkalischer Phosphatase im Plasma. Blasensteine verbreitet, zuweilen Hyperkalzämie. Betroffen sind vor allem die Knochen von Becken, Oberschenkel, Schädel und Wirbel. Veränderung der Schädelgröße.

bild zeigt fragwürdigen verkalkten Schatten rechts von L2. Serum-Kalzium: 11,5 mg%, Phosphor: 2,4 mg%, alkalische Phosphatase: 54,6 mg%
Hemi-Thyreoidektomie links (Lymphadenom der Schilddrüse), linke Nebenschilddrüse blieb an Ort und Stelle, rechte Nebenschilddrüse wegen Adenom entfernt.

1960 allgemeine Schwäche, Knochenschmerzen, rechts Nierenstein, 7 kg Gewichtsabnahme, Puls unregelmäßig. Faustgroßes, nicht identifiziertes Gewächs im rechten unteren Quadranten.

Ätherisches Kehl-Chakra

Charakteristika	**Blütenblätter**	**Kern**
Farbe	grau und blau	grau und rote Flecken
Leuchtkraft	dumpf	dumpf
Rhythmus	dysrhythmisch	dysrhythmisch
Geschwindigkeit	veränderlich: langsam bis durchschnittlich	langsam
Größe	normal	normal
Form	normal	Peripherie unklar, verliert sich
Elastizität	schwach	schwach
Beschaffenheit	locker	locker

Funktion: Dieses Chakra war anomal. Der Wirbel hat sich verlangsamt.

Schilddrüse: Sah zum Teil »wie tot« aus, nur sehr wenig vorhanden. Ist vermutlich entfernt worden.

Nebenschilddrüsen: Keine normale Funktion; Zustand schlechter auf der rechten als auf der linken Seite. Überfunktion auf der rechten Seite.

DK war der Meinung, die Patientin habe eine Nebenschilddrüsen-Krankheit. Dies schloss sie aus der Intensität der Energie in den Drüsen, die zu flackern und aus dem Gleichgewicht mit der Schilddrüsen-Energie zu geraten schien. Zwei Nebenschilddrüsen schienen ätherisch hervorzutreten und strahlten eine hellere Leuchtkraft aus.

Schädel: Auf der rechten Seite des Schädels schien der Knochen in der Nähe des Scheitelbeins »ausgedünnt« zu sein. Die gleichen Charakteristika waren, wenn auch weniger ausgeprägt, am Hinterkopf und in den Knochen von Wirbelsäule und Beinen festzustellen. Die Knochenstruktur schien »krümelig«. Bei einem normalen Knochen ist die Beschaffenheit hart und dicht, aber bei diesem Patienten schienen die Knochen in kleinen Bröckchen wie Brotkrumen vorzuliegen. Auf der rechten Kopfseite war »nicht genug Knochen«. Die Knochen schienen nicht vollständig zu sein und zeigten sich dünn und körnig.

Das *Alta major-Zentrum*, das in der *Medulla oblongata* zu finden ist, arbeitete nicht richtig, sondern nur hin und wieder.

Solarplexus-Chakra: Ein ungewöhnlicher Grauton fiel im Kern dieses Chakras auf, das sowohl dysrhythmisch als auch langsam war.

Nebennieren: Unterfunktion, auch die Leber arbeitete nur langsam.

Nieren: Die linke Niere schien in Ordnung, aber es gab Anzeichen für einen weichen Stein. Die rechte Niere zeigte die gleiche »krümelige Substanz« im Innern und arbeitete nicht normal.

Verdauungstrakt: Das gleiche »krümelige« Material war zum Teil auch in der Darmwand zu sehen. Die Funktion war langsam.

Übereinstimmung: Hervorragend, besonders die Beobachtung des Knochenzustandes.

Der Fall BW – Medizinische Vorgeschichte:

1948 fibröse Mastitis der linken Brust

1952 Hypothyreoidismus-Symptomatik

1954 Hemi-Thyreoidektomie links wegen knotigem Kropf. Pathologischer Bericht ergab gutartigen Kropf mit reichlich lymphoider Infiltration.

1959 Patientin klagt über Reizbarkeit, fühlt sich kalt, müde, trockene Haut, Haarausfall.

1960 Hypothyreoidismus, Korpulenz. Patientin erhält 75 Mikrogramm Cytomel. Wird später als euthyroider Zustand eingeschätzt. Grundumsatz – 22.

Ätherisches Kehl-Chakra

Charakteristika	**Blütenblätter**	**Kern**
Farbe	grau, blau, orangerot	grau und rot
Leuchtkraft	durchschnittlich bis dumpf	durchschnittlich bis dumpf
Rhythmus	dysrhythmisch	dysrhythmisch
Geschwindigkeit	schnell	
Größe	normal	normal
Form	hängend	unscharf
Elastizität	schwach	schwach
Beschaffenheit	locker	locker

Funktion: Dieses Chakra war anomal.

Schilddrüse: Zentrum der ätherischen Schilddrüse schien hart und »gespannt«.

Übereinstimmung: Hervorragend.

Hier sei bemerkt, dass die Schilddrüse zum Teil entfernt worden und die Produktion des Schilddrüsenhormons unterdurchschnittlich war; deshalb wurde die Einnahme von Cytomel notwendig; das ätherische Kehl-Chakra zeigte immer noch Überaktivität und Anomalie.

Das Herz-Chakra

Der Fall MT – Medizinische Vorgeschichte:

MT, sechsundsiebzig Jahre, litt seit zehn Jahren unter einer drastischen Herzvergrößerung ohne die Symptome einer Insuffizienz, ohne Knöchelödeme oder Atemnot. Der Patient war sehr aktiv.

Im August 1985 entschloss man sich zu einer Drainage des Perikards und saugte dreihundert Milliliter Flüssigkeit ab. Obgleich diese klar war und die bakteriologischen Tests negativ ausfielen, erhielt der Patient zwei Wochen lang ein entzündungshemmendes Medikament. Sechs Wochen später aufgenommene Röntgenbilder zeigten, dass die schon unmittelbar nach der Perikard-Drainage festgestellte Besserung anhielt. Am 27. September 1985 untersuchte DK das Herz-Chakra des Patienten.

Farbe – golden, aber eine gewisse Fluktuation
Geschwindigkeit – dysrhythmisch und schwankend
Beschaffenheit – recht grob
Form – die Peripherie des Chakras etwas dünner als normal

Bei Betrachtung des Herzens und des Perikards berichtete DK, dass eine leichte Vergrößerung vorliege, die für den Patienten normal sei. Darüber hinaus stellte sie eine Verdickung der hinteren Perikard-Membran fest – eine Anomalie, die vermutlich schon lange Zeit bestand und möglicherweise bereits von Geburt an vorhanden war. Entzündliche Prozesse schien es nicht zu geben, auch keine Anzeichen einer Infektion.

DK gewann den Eindruck, dass das Herz überdurchschnittlich groß und das Perikard etwas zu eng war. Die daraus resultierende Reibung zwischen Herz und Herzbeutel bei der Kontraktion des Muskels erzeugte die erhöhte Flüssigkeitsmenge im perikardialen Raum. Der allgemeine Vitalitätszustand des Ätherkörpers war sehr gut.

Übereinstimmung: Gut. DKs Feststellung, es liege keine Infektion oder Entzündung vor, wurde durch die ärztliche Diagnose bestätigt.

Das Solarplexus-Chakra

Der Fall PT – Medizinische Vorgeschichte:

1930 wurde emotional, begann leicht zu weinen, suizidal

1948 Schwäche, schlechte Koordination, Taubheit, Ohrgeräusche, zunehmende Korpulenz im Schulterbereich; gesteigerter Appetit, leicht ermüdbar. Das Gesicht wurde rund, der Hals dick, Hypertension, Knöchelödeme. Zunehmende Behaarung des Gesichts, Haupthaar trocken, spärlich. Diagnose: Cushing-Syndrom

1950 subtotale Entfernung der rechten Nebenniere. Wenige Monate später totale Entfernung der linken Nebenniere.

1960 Besserung des Zustandes seit der Operation. Patientin erhielt keine Medikation außer Kortison (bei einer Infektion).

Das Solarplexus-Chakra

Charakteristika	Blütenblätter	Kern
Farbe	gelb und rot	gelb, rot und grau
Leuchtkraft	durchschnittlich bis dumpf	durchschnittlich

Rhythmus	deutlich dysrhythmisch	deutlich dysrhythmisch
Geschwindigkeit	durchschnittlich bis langsam	durchschnittlich bis langsam
Größe	normal	normal
Form	normal	Leck
Elastizität	schwach	schwach
Beschaffenheit	locker	locker

Funktion: Dieses Zentrum war anomal. Die Farbe Grau im Kern ist ungewöhnlich, und die großen Unterschiede in der Farbe der Blütenblätter – zwischen dunkel und blass – sowie in ihrer Intensität zeigte, dass hier keine Gleichförmigkeit vorlag. Ein Blütenblatt war beispielsweise grün und orange, das nächste hatte wohl die gleichen Farben, war aber dunkler oder heller, getönt. Ähnlich zeigte auch die Leuchtkraft ein hohes Maß an Kontrast und Variabilität. Die Dysrhythmie brachte einen Ruck, der mit jeder Drehung des Chakras zu beobachten war; dies galt für den Kern ebenso wie für die Blütenblätter. Die Bewegung schwankte zwischen durchschnittlich und langsam. Das Leck im Kern erschien auf der linken Seite, auf halber Strecke der Entfernung zur Wirbelsäule.

Nebennieren und Hypophyse: Die linke Nebenniere schien entfernt zu sein; DK sagte wörtlich: »Ein Teil der Nebenniere ist nicht da.« Die rechte Nebenniere wurde als anomal wahrgenommen: Der äußere Teil schien überaktiv, der innere Teil unteraktiv.

Die Energie in der Hypophyse schien schwach, der linke Eierstock dunkel, seine Energie war nicht sichtbar. DKs Gesamteindruck war, dass die Hypophyse der in einem anderen Falle *idiopathischen Panhypopituitarismus* glich. Insgesamt schien die Patientin hormonell ausgeglichen, weil der Körper sich an seinen Zustand gewöhnt hatte. Es erhob sich die Frage, ob diese Patientin eine ungewöhnliche Art von Diabetes habe.

Übereinstimmung: Angesichts der Komplexität der Problematik war die Übereinstimmung recht gut.

Der Fall NT – Allgemeines Ätherfeld

Farbe – gräulich blau, Veränderungen im Solarplexus
Form – im Solarplexus-Bereich erschlafft
Beschaffenheit – leicht porös und unterbrochen am Solarplexus, dicht im Brustkorb-Bereich

Funktion: Die allgemeine Funktion zeigte eine ungewöhnliche Vernetzung von ätherischen und emotionalen Energien. Es gab »offene Bereiche« im Emotionalkörper, und an jeder dieser Stellen war der Ätherkörper verdünnt. Diese dünneren Flecken im Ätherfeld waren leicht überempfindlich, wenn der Patient wenig Energie besaß. Dies wiederum ließ viele verschiedene flüchtige Symptome und/oder Schmerzen und Beschwerden in diesen Gebieten aufkommen, die alle ohne organische Ursache schienen.

DK beschrieb die Situation als einen »wunden Punkt«, der nicht vor äußeren Traumatisierungen geschützt war, was den Patienten für verschiedene neurologische Symptome anfällig machte.

Der Astralkörper war sehr stark beteiligt; er zeigte »offene« Spalten und eine eigentümliche Interaktion mit dem Ätherkörper. Obwohl er überdurchschnittlich hell war, schienen die Farben doch dunkler; wischende Bewegungen deuteten Aufwallungen heftiger Emotion an.

Scheitel-Chakra: Funktion veränderlich. Die ätherische Substanz war dichter als normal. Oberhalb des Kopfes dysrhythmisch. Die Veränderungen in der Bewegung standen vermutlich in Verbindung mit Kopfschmerzen und einem Gefühl des Gedämpftseins. Der Energiefluss war nicht konstant, sondern führte zu Spannungen mit Phasen von Energiemangel.

Epiphyse und Hypophyse: Nicht in Harmonie.

Das Brauen-Chakra

Farbe – kräftig gelb, abwechselnd mit Blau und zarterem Gelb
Form – Anomalie der linken Seite, Energie-Leck

Funktion: Veränderlich, schwankend zwischen Zuviel und Zuwenig. Das ungewöhnliche Farbmuster zeigte, dass die mentale Fähigkeit zu arbeiten unberechenbar war. Bei gedanklicher Konzentration war das Goldgelb kräftig, aber die Leistungsfähigkeit unzuverlässig. Der Patient ermüdete leicht, weil er ätherische Energie verlor. Doch er konnte auch blitzartige »Einsichten« gewinnen, die ihm halfen, die Zusammenhänge einer Problematik zu erkennen.

Eine ungewöhnliche Verbindung bestand zwischen Emotional- und physischem Körper; der Patient war sehr geräuschempfindlich.

Schilddrüse und Nebennieren: Arbeiteten nicht sehr harmonisch zusammen.

Das Solarplexus-Chakra

Charakteristika	Blütenblätter	Kern
Farbe	rot, orange	dunkleres Rot
Leuchtkraft	durchschnittlich	durchschnittlich
Rhythmus	dysrhythmisch	dysrhythmisch
Geschwindigkeit	langsam bis rasch	langsam bis rasch
Größe	überdurchschnittlich	überdurchschnittlich
Form	normal	unscharf
Elastizität	überdurchschnittlich	überdurchschnittlich
Beschaffenheit	grob und locker	grob und locker

Funktion: Dieses Zentrum war überaktiv und veränderlich.
Das dunklere Rot im Kern zeigte an, dass der Patient sehr starke Gefühle empfand, auf die er Wert legte. Die Dysrhythmie könnte durch seine Verletzbarkeit durch die Emotionen anderer entstanden sein. Er neigte zu Energieverlusten über dieses Zentrum. Der Energiefluss wurde ständig unterbrochen, und das wirkte sich wiederum auf die Verdauung aus. Aus seinem Solarplexus-Chakra wurde ihm noch aus einem anderen Grund ätherische Energie geraubt: Er war eng verbunden mit einem depressiven Menschen (seiner Frau). Diese Person saugte ihm buchstäblich seine Energie ab und bremste so seinen Energiefluss.

Sein Hauptproblem bestand darin, dass er die Emotionen anderer Menschen in einem Maß fühlte, dass er unfähig war, zwischen seinen eigenen und ihren Gefühlen zu unterscheiden. Das beherrschte alle seine Reaktionen gegenüber anderen. Der Kern des ätherischen Solarplexus kam aus seinem Rhythmus und war unterbrochen, weil er in Resonanz mit dem Rhythmus der Menschen um ihn gelangte. In der Kindheit hatte sich dies in Form von Wutausbrüchen geäußert, die entstanden, wenn er von den Emotionen anderer überwältigt wurde.

Milz-Chakra: Der Energiefluss durch dieses Chakra war veränderlich, wie auch der zwischen Milz und Solarplexus. Dieser veränderliche Strom störte die Energie im Magen, was häufig zu Verdauungsstörungen führte.

Wirbelsäule: Es gab etliche Stellen in der ätherischen Wirbelsäule, die nicht richtig arbeiteten. Etwa fünf Zentimeter vom zentralen Teil (*Sushumna*) entfernt, schien sich die Energie zu verlieren. An manchen Orten war sie von hellgelber Farbe, und es gab Blockaden, an denen der Energiefluss angeschwollen und verlangsamt schien.

Das Milz-Chakra

Der Fall LS – Vorgeschichte:
Die Patientin war Vortragsrednerin und Mitarbeiterin des Nachrichtendienstes, hatte als solche während des 2. Weltkrieges gedient und wurde für sehr zuverlässig und äußerst kompetent gehalten. Ihre Voraussagen über Feindbewegungen waren so akkurat, dass sie sie berühmt machten. Die Patientin erzählte uns, dass sie eine Landkarte der Kriegsfront blitzartig vor ihren Augen erscheinen sah, auf der sie die Flaggen der verschiedenen Streitkräfte und die Richtung ihrer Bewegungen erkennen konnte. Dann interpretierte sie die Nachrichtenbulletins nach ihren visuellen Eindrücken.

Ohne etwas über ihre Beschäftigung oder ihren Beruf zu wissen, gab DK eine glänzende Schilderung von den Möglichkeiten ihrer Vorstellungskraft.

Medizinische Vorgeschichte:
Ihr Hauptproblem war eine Allergie auf bestimmte Medikamente und eine Neigung zur Anämie.

Das Scheitel-Chakra

Charakteristika	**Blütenblätter**	**Kern**
Farbe	gelb, blau	helleres Blau
Leuchtkraft	hell	hell
Rhythmus	selten arrhythmisch	rhythmisch
Geschwindigkeit	überdurchschnittlich	überdurchschnittlich
Größe	normal	normal
Form	normal	veränderlich, eng oder weit

Elastizität	überdurchschnittlich	elastischer als die Blütenblätter
Beschaffenheit	kompakt, fein	kompakt, fein

Funktion: Dieses Zentrum hielt sich im Normalbereich auf. Es war sehr aktiv und zeigte ein rasches und sensitives Denken an sowie eine große Befähigung, intellektuellen Dingen nachzugehen. Sie hatte eine größere Fähigkeit zur Konzentration als zur Meditation, wie aus der Helligkeit und der blauen Färbung hervorging.

Das Brauen-Chakra

Charakteristika	**Blütenblätter**	**Kern**
Farbe	rot, gelb, blau	rot, gelb, blau
Leuchtkraft	überdurchschnittlich	überdurchschnittlich
Rhythmus	rhythmisch	leicht arrhythmisch
Geschwindigkeit	überdurchschnittlich	überdurchschnittlich
Größe	normal	normal
Form	normal	normal
Elastizität	durchschnittlich	durchschnittlich
Beschaffenheit	kompakt, fein	kompakt, fein

Funktion: Dieses Zentrum war normal und aktiv. Die Patientin besitzt eine exzellente Fähigkeit zur Visualisierung, aber auch psychische Sensitivität. Sie erlebt blitzartige Visionen oder hellsichtige Bilder, aber dies ist nicht dauernd oder ständig der Fall. (Diese Beobachtung wurde von der Patientin bestätigt.)

Hypophyse: Normal. Verbindung zwischen der Hypophyse und der Schilddrüse.

Das Kehl-Chakra

Charakteristika	Blütenblätter	Kern
Farbe	silbrig blau	silbrig blau
Leuchtkraft	überdurchschnittlich	überdurchschnittlich
Rhythmus	veränderlich	veränderlich
Geschwindigkeit	durchschnittlich	überdurchschnittlich, aber veränderlich
Größe	normal	normal
Form	normal	sehr kleines Leck
Elastizität	überdurchschnittlich	überdurchschnittlich
Beschaffenheit	kompakt, fein	kompakt, fein

Funktion: Dieses Zentrum war normal.

Schilddrüse: Veränderlich in der Funktion und möglicherweise zuweilen überaktiv, erzeugt Spannung. »Alles geht zu schnell bei ihr.«

Das Herz-Chakra

Charakteristika	Blütenblätter	Kern
Farbe	gelb	wirklich golden
Leuchtkraft	überdurchschnittlich	überdurchschnittlich
Rhythmus	rhythmisch	leicht arrhythmisch (rasch/langsam)
Geschwindigkeit	durchschnittlich	durchschnittlich
Größe	normal	normal
Form	etwas größer	normal
Elastizität	durchschnittlich	durchschnittlich
Beschaffenheit	kompakt, fein	kompakt, fein

Das Solarplexus-Chakra

Charakteristika	**Blütenblätter**	**Kern**
Farbe	rosenrot	rosa, gelb
Leuchtkraft	überdurchschnittlich	überdurchschnittlich
Rhythmus	veränderlich	dysrhythmisch
Geschwindigkeit	durchschnittlich bis langsam	rasch
Größe	überdurchschnittlich	überdurchschnittlich
Form	schwankend	weit
Form	normal	überdurchschnittlich weit, kleines Leck
Elastizität	überdurchschnittlich	überdurchschnittlich
Beschaffenheit	kompakt	kompakt

Funktion: Dies war das wichtigste Zentrum für ihre psychische Sensitivität. Sie setzte dieses Zentrum bewusst ein, wenn sie auf Menschen gefühlsmäßig ansprechen wollte. Sie konnte dadurch vielen Notfällen begegnen.

Es bestand eine Neigung zu Verdauungsstörungen aufgrund dieser Sensitivität.

Übereinstimmung: Die Patientin bestätigte die Sensitivität und das Verdauungsproblem.

Das Milz-Chakra

Charakteristika	**Blütenblätter**	**Kern**
Farbe	rosa, rot mit Variationen	rötlich,gelb
Leuchtkraft	durchschnittlich	durchschnittlich

Rhythmus	dysrhythmisch	dysrhythmisch
Geschwindigkeit	durchschnittlich	unterdurchschnittlich
Größe	normal	normal
Form	etwas hängend	nicht scharf, leichtes Leck
Elastizität	schwacher Durchschnitt	schwacher Durchschnitt
Beschaffenheit	kompakt, fein	kompakt, fein

Funktion: Dieses Zentrum wich leicht von der Norm ab. Es gab Variationen in der Färbung der Blütenblätter, und wenn sie blasser wurden, war dies ein Zeichen von Vitalitäts-Schwankungen. Zurzeit bekommt sie nicht genug ätherische Energie.

Die Bahnen des Ätherkörpers zwischen diesem Chakra und dem ätherischen Solarplexus-Chakra waren veränderlich, an manchen Stellen anscheinend dünn, was die Vitalität, die Blutbildung und die Nierenfunktion beeinträchtigte.

Dieses Zentrum war in seiner Funktion langsamer als die anderen ätherischen Chakras.

Bewusstsein und das Gehirn

Der Fall PCK: Schizophrenie

Das ätherische Scheitel-Chakra

Charakteristika	Blütenblätter	Kern
Farbe	grau und blau	dunkelgrau
Leuchtkraft	dumpf	dumpf
Rhythmus	dysrhythmisch	dysrhythmisch

Geschwindigkeit	durchschnittlich bis langsam	langsam
Größe	kleiner als durchschnittlich	kleiner als durchschnittlich
Form	anomal: Peripherie gezahnt, schlaff	unscharf: Spaltung anterior/posterior
Elastizität	schwach	schwach
Beschaffenheit	grob und locker	grob und locker

Funktion: Dieses Zentrum ist anomal. Die graue Farbe und graue Wolken um das Chakra vermitteln das Gefühl von Depression, und dass sie sowohl im Kern als auch in den Blütenblättern vorhanden sind, zeigt an, dass der Patient gegenüber seinem höheren Selbst blockiert ist. Eine schwerwiegende Abweichung liegt im Kern, und eine Spaltung durch das ganze Zentrum wird sichtbar, die von vorn nach hinten geht. Vermutlich besteht auch ein leichtes Energie-Leck am Kern, der nicht scharf umrissen ist.

Epiphyse: Arbeitet nicht gut. Keine Verbindungen zur Hypophyse.

Thalamus: Unregelmäßige Impulse in der Übertragung ätherischer Energie, die manchmal den Rhythmus verzögern.

Das ätherische Stirn-Chakra

Charakteristika	**Blütenblätter**	**Kern**
Farbe	grau, rot und grün	grau und rot
Leuchtkraft	dumpf	dumpf
Rhythmus	dysrhythmisch	dysrhythmisch
Geschwindigkeit	durchschnittlich bis langsam	durchschnittlich bis langsam

Größe	normal	normal
Form	anormal: Peripherie zerfranst, eigenartige normale Streifen dazwischen; Flecken von Grau; Blütenblätter hängend	Spaltung anterior/ posterior, zerfranste Ränder; Leck
Elastizität	schwach	schwach
Beschaffenheit	grob und locker	grob und locker

Funktion: Anomal, wie die seltsamen Streifen zwischen normalen Bereichen anzeigen. Die grauen Flecken sind nicht gesund, und die Spaltung des Zentrums von vorn nach hinten ist ebenfalls nicht normal.

Die Wahrnehmung ist beeinträchtigt. Die Fähigkeit zur Visualisierung sowie Rhythmus und Thalamus scheinen in Mitleidenschaft gezogen zu sein.

Das ätherische Kehl-Chakra

Charakteristika	**Blütenblätter**	**Kern**
Farbe	blau und grau	dunkelblau, fast schwarz
Leuchtkraft	dumpf	dumpf
Rhythmus	dysrhythmisch	dysrhythmisch
Geschwindigkeit	durchschnittlich bis langsam	durchschnittlich bis langsam
Größe	normal	normal
Form	hängend	unscharf; Leck bei 6 Uhr
Elastizität	schwach	schwach
Beschaffenheit	grob und locker	grob und locker

Funktion: Vom Normalen abweichend. Der dunkelblaue, fast schwarze Kern zeigt eine Blockierung gegenüber dem höheren Selbst.

Schilddrüse: Funktion veränderlich.

Das ätherische Solarplexus-Chakra

Charakteristika	**Blütenblätter**	**Kern**
Farbe	gelb, grau und rot	rot
Leuchtkraft	sehr dumpf	sehr dumpf

Funktion: Die rote Farbe zeigt Wut an; die Emotionen des Patienten beherrschten ihn und wirkten zumeist von diesem Zentrum aus. Der Sitz des Bewusstseins war verlagert vom Kopf in den Solarplexus. Die graue Farbe ist ein Zeichen von Fehlfunkion.

Der Fall VPN

Ätherisches Scheitel-Chakra

Charakteristika	**Blütenblätter**	**Kern**
Farbe	gelb und blau	gold und blau
Leuchtkraft	überdurchschnittlich	überdurchschnittlich
Rhythmus	normal	normal
Geschwindigkeit	überdurchschnittlich	überdurchschnittlich
Größe	überdurchschnittlich	überdurchschnittlich
Form	gerade	scharf
Elastizität	überdurchschnittlich	überdurchschnittlich
Beschaffenheit	kompakt, fest, fein	kompakt, fest, fein

Funktion: Dieses Zentrum ist normal. Die gelbe Farbe spricht für eine außerordentliche Visualisierungsgabe. Es besteht eine Verbindung zwischen Scheitel- und Stirn-Chakra.
Epiphyse: Arbeitete überdurchschnittlich gut und wurde von dem Energiefluss stimuliert, der vom Scheitel-Chakra vermittelt wurde. Dunkelblau und königsblau waren in der Epiphyse festzustellen, was

besagt, dass sehr viel ätherische Energie durch diese Drüse ein- und ausfloss. Die Epiphyse selbst war größer und aktiver als gewöhnlich.

Ätherisches Brauen-Chakra

Charakteristika	**Blütenblätter**	**Kern**
Farbe	gelb und rot	oranges gelb
Leuchtkraft	ausgezeichneter Durchschnitt	ausgezeichneter Durchschnitt
Rhythmus	rhythmisch	rhythmisch
Geschwindigkeit	überdurchschnittlich	überdurchschnittlich
Größe	überdurchschnittlich	überdurchschnittlich
Form	normal, gerade	normal, scharf
Elastizität	überdurchschnittlich	überdurchschnittlich
Beschaffenheit	kompakt, fest	kompakt, fest

Funktion: Dieses Zentrum arbeitete normal. Die gelbe Farbe zeigte eine herausragende Fähigkeit zur mentalen Visualisierung und Konzentration an. Zwischen dem Kern des Stirn-Chakras und der Epiphyse bestand eine Verbindung. Das Chakra zeigte auch, dass VPN regelmäßig viel meditierte. Alles an diesem Zentrum war sehr harmonisch und zeugte von einer Sensitivität, die zur schöpferischen Arbeit genutzt wurde. VPN besaß ein hohes Maß an Selbstdisziplin und Konzentration, wie an der Festigkeit des Zentrums zu erkennen war. Die herausragende Helligkeit der gelben Farbe ist Anzeichen einer Fähigkeit, das Bewusstsein zu erweitern. Die enge Verbundenheit und Harmonie zwischen Scheitel- und Stirn-Chakra zeigt telepathische Begabung an.

Hypophyse: Die Drüse war fest und zuverlässig in ihrer Funktion.

Ätherisches Kehl-Chakra

Charakteristika	Blütenblätter	Kern
Farbe	silbrig blau	dunkles Violettblau
Leuchtkraft	überdurchschnittlich	überdurchschnittlich
Rhythmus	veränderlich	rhythmisch
Geschwindigkeit	durchschnittlich bis langsam	schnell bis langsam
Größe	normal	normal
Form	etwas abwärts	kleines Leck
Elastizität	überdurchschnittlich	überdurchschnittlich
Beschaffenheit	fein, etwas locker	fein

Funktion: Schwankungen der Färbung zeigten eine Funktionsstörung an. Das kleine Leck ist Anzeichen einer Abweichung vom Normalzustand und ein Schwachpunkt im physischen Körper. VPN gebrauchte sehr viel Energie über ihre Stimme, wenn sie mit Menschen oder in der Öffentlichkeit sprach. Menschen, die anderen Energie abziehen, hatten die Tendenz, ihr Kehl-Chakra anzuzapfen.

Medizinischer Zusammenhang: Im Jahre 1976, nach massiven Magenblutungen, die eine Entfernung von Teilen des Magens und des Zwölffingerdarms notwendig werden ließen, wurde eine vorübergehende Schwellung des linken Lappens der Schilddrüse sichtbar. Als die Gesundheit wiederhergestellt war, verschwand diese Schwellung.

Schilddrüse: Funktion schwankend, Energieniveau veränderlich.

Ätherisches Herz-Chakra

Charakteristika	**Blütenblätter**	**Kern**
Farbe	gelb gold	gelb gold
Leuchtkraft	überdurchschnittlich	überdurchschnittlich
Rhythmus	normal	normal
Geschwindigkeit	überdurchschnittlich	überdurchschnittlich
Größe	durchschnittlich	durchschnittlich
Form	aufwärts gebogen	normal
Elastizität	durchschnittlich	überdurchschnittlich
Beschaffenheit	fein	fein

Funktion: Dieses Zentrum befand sich im Normalzustand. Es gab Anzeichen dafür, dass das physische Herz in der Vergangenheit nicht perfekt arbeitete. Dies bezog sich auf den Kreislauf. Wenn die Schilddrüsenfunktion physiologisch gebessert würde, könnte dies auch dem Herz-Problem abhelfen. Die Leuchtkraft und Farbe zeigten, dass die Person schon lange meditierte. Zwischen Kehl- und Herz-Chakra bestand eine Verbindung.

Medizinischer Zusammenhang: VPN hatte gelegentlich einen beschleunigten Puls.

Ätherisches Solarplexus-Chakra

Charakteristika	**Blütenblätter**	**Kern**
Farbe	gelb, rot, grün	dunkel orange, rot
Leuchtkraft	überdurchschnittlich	überdurchschnittlich
Rhythmus	normal	normal
Geschwindigkeit	veränderlich, durchschnittlich	schnell bis durchschnittlich

Größe	überdurchschnittlich	überdurchschnittlich
Form	etwas abwärts	normal
Elastizität	unterdurchschnittlich	unterdurchschnittlich
Beschaffenheit	fein	fein

Funktion: Die leichte Abweichung vom Normalen zeigte sich durch Schwankungen in Bewegung und Farben, die zwischen blassen und dunkleren Schattierungen wechselten. Das Verdauungssystem war zeitlebens angeschlagen, Fette wurden nur schlecht verdaut.

Medizinischer Zusammenhang: Korrekt. 1976 wurde eine Magenoperation notwendig, wie oben erwähnt.

Ätherisches Wurzel-Chakra

Charakteristika	**Blütenblätter**	**Kern**
Farbe	orange, gold	gold
Leuchtkraft	überdurchschnittlich	überdurchschnittlich
Rhythmus	rhythmisch	rhythmisch
Geschwindigkeit	überdurchschnittlich	durchschnittlich
Größe	normal	normal
Form	normal, gerade	normal, scharf
Elastizität	durchschnittlich	durchschnittlich
Beschaffenheit	kompakt	kompakt

Funktion: Die Funktion war normal, überdurchschnittlich in der Entwicklung, wie aus der Helligkeit und Aktivität zu erkennen, die zeigten, dass VPN meditierte.

Nebennieren: Insgesamt gut, aber zum Leistungsmaximum gezwungen.

Astralkörper

Im Astralkörper waren keine Störungen zu finden. VPN hatte vom Beherrschen ihrer Emotionen zur inneren Freiheit gefunden. Deshalb waren keine echten emotionalen Probleme wahrzunehmen, nur jene kleineren und momentanen Störungen, die jeder erlebt. Eine große emotionale Erschütterung hatte vor sechs bis sieben Jahren stattgefunden, die aber der Vergangenheit angehörte; es war keine emotionale Verwicklung irgendeiner Art mehr festzustellen.

Übereinstimmung: Korrekt. VPN hatte eine sehr kurze und glückliche Ehe; der Gatte starb nach mehrmonatiger Krankheit.

Mentalkörper

Dieser Mentalkörper war größer und heller als gewöhnlich. VPN verfügte über einen guten telepathischen Kontakt mit dem Leben in ihrer Umgebung, aber auch über Kommunikation und Verbindung aus den höheren oder kausalen Ebenen. Hierbei handelte es sich weniger um ein Fühlen als ein »Wissen«, das heißt, es war nicht nur ein Eindruck, der durch den Solarplexus hereinkam, sondern eine Intuition von der buddhischen Ebene.

Heiler

Der Fall JS

JS war ein Arzt, der in seiner Jugend entdeckte, dass seine Hände warm wurden und eine lindernde und tröstende Wirkung ausübten, wenn er sie einem Menschen auflegte, der Schmerzen litt oder sich in Not befand. Er machte von dieser Fähigkeit Gebrauch, um sein Kind zu trösten, wenn es Blähungen quälten, und auch um den körperlichen Zustand seiner Patienten zu erspüren. JS war jedoch sehr zurückhaltend, wenn es darum ging, über seine Fähigkeit zu sprechen.

DK beobachtete Folgendes:

Allgemeines Ätherfeld

Farbe	blaugrau
Leuchtkraft	überdurchschnittlich
Größe	überdurchschnittlich
Form	breiter auf der rechten Seite, etwas schlaff in Bauchhöhe auf der linken Seite
Elastizität	überdurchschnittlich
Beschaffenheit	fein, aber um den Bauch etwas dünn

Funktion: Die ätherische Energie war um die Fingerspitzen herum länger, maß über acht Zentimeter, was auf eine Heilfähigkeit schließen lässt. Der Ätherkörper war fluidischer als durchschnittlich, und um die Hände war er ausladender als gewöhnlich. Darüber hinaus zeigte sich der ganze Ätherkörper weiter und fluidischer als gewöhnlich. Auf der linken Seite in Bauchhöhe wirkte er etwas schlaffer.

Das Scheitel-Chakra

Charakteristika	**Blütenblätter**	**Kern**
Farbe	blaugold	größere Menge von Blau und Gold
Leuchtkraft	überdurchschnittlich	durchschnittlich
Rhythmus	rhythmisch	rhythmisch
Geschwindigkeit	schnell	schwacher Durchschnitt
Größe	normal	normal
Form	normal	normal

Elastizität	überdurchschnittlich	durchschnittlich
Beschaffenheit	fein	fein

Funktion: Das Chakra lag im Bereich des Normalen. Die Diskrepanz in der Bewegungsgeschwindigkeit zwischen Blütenblättern und Kern zeigte, dass die Blütenblätter rascher reagierten als der Kern. Die Meditation unterstand bewusster Kontrolle.

Die Epiphyse war aktiv.

Das Brauen-Chakra

Charakteristika	**Blütenblätter**	**Kern**
Farbe	grün und rot	rötlich gold
Leuchtkraft	überdurchschnittlich	überdurchschnittlich
Rhythmus	rhythmisch	rhythmisch
Geschwindigkeit	überdurchschnittlich	überdurchschnittlich
Größe	überdurchschnittlich	normal
Form	normal	normal
Elastizität	überdurchschnittlich	überdurchschnittlich
Beschaffenheit	fein	fein

Funktion: Dieses Chakra arbeitete normal. Die Farbe zeigte, dass die Fähigkeit zum Hellsehen nicht ständig gegeben war; das intuitive Fühlen war eher vorhanden. Das Goldgelb im Kern zeugte von einer Fähigkeit zur Visualisierung, verbunden mit rationalem und reflektivem Denken.

Hypophyse: Normal.

Das Kehl-Chakra

Charakteristika	Blütenblätter	Kern
Farbe	gelbgold	gelbgold
Leuchtkraft	überdurchschnittlich	überdurchschnittlich
Rhythmus	rhythmisch	rhythmisch
Geschwindigkeit	überdurchschnittlich	überdurchschnittlich
Größe	etwas größer als im Durchschnitt	etwas größer als im Durchschnitt
Form	normal	normal
Elastizität	überdurchschnittlich	überdurchschnittlich
Beschaffenheit	fein	fein

Funktion: Das Chakra war im Bereich des Normalen und zeigte an, dass die Person meditierte. Zwischen dem ätherischen Scheitel-Chakra, dem Stirn-Chakra und dem Herz-Chakra herrschte Harmonie.

Thymus: Das ätherische Energiemuster war ungleich.

Das Solarplexus-Chakra

Charakteristika	Blütenblätter	Kern
Farbe	rot und grün	rötlich, orange, gelb
Leuchtkraft	überdurchschnittlich	durchschnittlich
Rhythmus	rhythmisch	rhythmisch
Geschwindigkeit	sehr rasch bis langsam	sehr rasch bis langsam
Größe	überdurchschnittlich	überdurchschnittlich
Form	normal	nicht sehr scharf
Elastizität	überdurchschnittlich	überdurchschnittlich
Beschaffenheit	fein, etwas locker	fein, etwas locker

Funktion: Dieses Chakra war nicht ganz normal. Es funktionierte in seiner Bewegungsgeschwindigkeit nicht harmonisch und arbeitete nicht so gut wie die anderen Zentren. Durch dieses Chakra wirkte seine Sensitivität für andere Menschen – seine Stärke und seine Schwäche. In Gesellschaft emotioneller Menschen fühlte er sich in diesem Bereich leicht gespannt.

Leber: Die Leber entgiftete nicht genug und war die Quelle einiger Schwierigkeiten im Bereich der Nebennieren.

Der Fall AM:
Im Fall der Heilerin AM wurde DK gebeten, zu beobachten, was geschah, wenn sie einen Patienten behandelte, der über allgemeine Erschöpfung klagte.

AM legte der Patientin ihre Hände auf und meldete kurz darauf ein kribbelndes Gefühl in Körper und Händen, das mit einem Hitze-Gefühl verbunden war. Die Patientin spürte zunächst überhaupt nichts. Bald wechselte die Heilerin die Position und legte ihre Hände auf den rechten Fuß der Patientin, die nach wenigen Minuten ein kribbelndes Gefühl und Wärme in der rechten Körperseite meldete. Die Heilerin sagte, dass ihre Hände sich anfühlten, als schliefen sie ein; sie seien aber nicht taub, sondern lebendig, kribbelnd und warm.

DK beobachtete, dass das Wärmegefühl in diesem Fall von der Empfängerin abhängig war, denn es handelte sich um einen ausgleichenden Vorgang. Als die Heilerin die Hände an die Seite legte, wo eine Disharmonie im Fluss der ätherischen Energie vorlag, nahm die Energie der Heilerin als Antwort auf das Bedürfnis der Patientin zu. Dies half, das energetische Gleichgewicht beider Seiten des Körpers wiederherzustellen. Die Interaktion zwischen Heilerin und Patientin war wichtig.

Das Solarplexus-Chakra

Charakteristika	Blütenblätter	Kern
Farbe	rosa, rot, blau	rot und blau
Leuchtkraft	überdurchschnittlich	überdurchschnittlich
Rhythmus	rhythmisch	rhythmisch
Geschwindigkeit	schnell bis durchschnittlich	schnell bis durchschnittlich
Größe	überdurchschnittlich	überdurchschnittlich
Form	normal	normal
Elastizität	überdurchschnittlich	überdurchschnittlich
Beschaffenheit	fein und grob, etwas locker	fein und grob, etwas locker

Funktion: Blau ist ungewöhnlich ausgeprägt in diesem Chakra. Wenn die Heilerin emotional verstört ist, wechselt das Blau zu Grau, was ihre Energie raubt. Sowohl die Lockerheit als auch die blaue Farbe des Chakras lassen auf einige Sensitivität schließen, die sich in erster Linie in dem Gefühl äußert, mit anderen eins zu sein. Wahrscheinlich lässt sie sich von den Emotionen anderer Menschen treffen, entkräften und stören. Das Solarplexus-Chakra ist aber auch ihre Stärke; sie macht von ihm Gebrauch, um Menschen Hilfe zu schicken. Es besteht einige Verbindung zwischen diesem Chakra und dem ätherischen Herz-Chakra.

Der Fall AC:

Der Heiler AC entdeckte die Sensitivität seiner Hände, als er den Schmerz von einer Verbrennung in der Hand seiner Tante lindern konnte. Er beschreibt es als »ein Gefühl von Wärme, elektrischem Strom oder dem Gefühl, als ob meine Hände in heißes Öl getaucht wären«. Seitdem beobachtete er, dass er bei dem Versuch, zu heilen, das Gefühl empfand, als ob sich ein spinnwebartiges Material an den

Spitzen seiner Finger bilde, das er loswerden konnte, indem er die Hände schüttelte oder wusch.

DK wurde gebeten, dieses Spinnweb-Phänomen zu beobachten, das der Heiler an einem Patienten demonstrieren wollte. Sie berichtete, dass die ätherische Entsprechung der Hände von AC sich während der Heilbehandlung ausstreckte, und dass die Elastizität um die Fingerspitzen herum zunahm. Als SC die Hände über dem Patienten vor und zurück bewegte, sammelte er »schmutzige oder trübe« ätherische Substanz und ersetzte sie durch bessere oder vitalere. Das Schütteln befreite die Hände des Heilers von diesem ätherischen, spinnwebigen Material, das er vom Patienten gesammelt hatte.

Allgemeines Ätherfeld

Farbe	nebelhaft purpur, verschleiert
Leuchtkraft	überdurchschnittlich
Rhythmus	leicht dysrhythmisch
Geschwindigkeit	rechts schneller als links
Größe	symmetrisch, fünf Zentimeter weit
Form	an den Fingerspitzen länger
Beschaffenheit	fest und fein, an manchen Punkten dünn und unterbrochen
Elastizität	durchschnittlich

Funktion: Die Spannung im Ätherkörper ist der wichtigste Zug bei dieser Person; sie kann jeden Teil des Körpers beeinträchtigen. Der Fluss der ätherischen Energie ist veränderlich über dem Scheitel- und dem Solarplexus-Chakra.

Das Scheitel-Chakra

Charakteristika	Blütenblätter	Kern
Farbe	blaugold	blaugold
Leuchtkraft	überdurchschnittlich	überdurchschnittlich
Rhythmus	leicht dysrhythmisch	rhythmisch
Geschwindigkeit	überdurchschnittlich	durchschnittlich
Größe	normal	etwas weiter
Form	kleines Leck frontal	normal
Elastizität	durchschnittlich	elastischer
Beschaffenheit	kompakt, fein	fein, etwas locker

Funktion: Das ätherische Scheitel-Chakra war etwas entwickelt, was auf Versuche mit Meditation schließen lässt. Die erhöhte Geschwindigkeit und die leichte Dysrhythmie zeigten Bemühungen zu meditieren. Eine leichte Verbindung zwischen Scheitel- und Stirn-Chakra ist im Aufbau.

Epiphyse: Die Epiphyse war ein wenig aktiver als gewöhnlich, und es bestand eine minimale Verbindung zwischen Epiphyse und Hypophyse auf ätherischer Ebene. Das kleine Leck der ätherischen Energie in den frontalen Blütenblättern des Zentrums könnte gelegentlich zu Kopfschmerzen und einem Druckgefühl in diesem Bereich führen.

Das Brauen-Chakra

Charakteristika	Blütenblätter	Kern
Farbe	gold, blau, etwas pink	hellblau
Leuchtkraft	überdurchschnittlich	überdurchschnittlich
Rhythmus	leicht dysrhythmisch	rhythmisch
Geschwindigkeit	überdurchschnittlich	überdurchschnittlich

Größe	durchschnittlich	durchschnittlich
Form	normal	normal
Elastizität	überdurchschnittlich	überdurchschnittlich
Beschaffenheit	kompakt, fein	kompakt, fein

Funktion: Das Zentrum schien leicht gespannt zu sein, was wiederum zu der leichten Rhythmus-Abweichung führte. Eine solche lag auch an dem Punkt vor, an dem das Stirn-Chakra mit dem Scheitel-Chakra verbunden ist.

Das Kehl-Chakra

Charakteristika	**Blütenblätter**	**Kern**
Farbe	purpurblau, silbern	purpurblau, silbern
Leuchtkraft	überdurchschnittlich	heller als Blütenblätter
Rhythmus	rhythmisch, aber veränderlich	leicht dysrhythmisch
Geschwindigkeit	überdurchschnittlich	schwacher Durchschnitt
Größe	noch normal	etwas weiter
Form	normal	normal
Elastizität	durchschnittlich	schwacher Durchschnitt, eng
Beschaffenheit	kompakt, fein	kompakter und fein

Funktion: Das Chakra war im Kern etwas gespannter als gewöhnlich und in Rhythmus und Funktion ungleichmäßig.

Schilddrüse: Die Schilddrüse war leicht überaktiv.

Das Solarplexus-Chakra

Charakteristika	Blütenblätter	Kern
Farbe	wechselnd von dunkelrosa bis blass rot, ungleich	dunkler als Blütenblätter
Leuchtkraft	überdurchschnittlich	mehr als Blütenblätter
Rhythmus	veränderlich	veränderlich
Geschwindigkeit	überdurchschnittlich	schneller als Blütenblätter
Größe	normal	normal
Form	normal	nicht scharf, gelegentlich Lecks
Elastizität	überdurchschnittlich	größer als Blütenblätter
Beschaffenheit	grob, locker	grob, locker

Funktion: Veränderlich, beeinträchtigt Verdauung. Über dieses Zentrum wirkt der größte Teil seiner Sensitivität für andere Menschen. Es ist während einer Heilbehandlung offen.

Bibliographie

Avalon, Arthur: *Schlangenkraft*, Bern/München/Wien: O. W. Barth 1988[5]
Besant, Annie / Leadbeater, Charles W.: *Gedankenformen*, Grafing: Aquamarin 2010
Blavatsky, Helena Petrovna: *Die Geheimlehre*
Bohm, David: *Die implizite Ordnung*, Amerang 2018
Bohm, David / Factor, Donald (Hrsg.): *Die verborgene Ordnung des Lebens*, Grafing: Aquamarin 1988
Govinda, Lama Anagarika: *Grundlagen tibetischer Mystik*, Grafing 2014
Hodson, Geoffrey: *In den Sphären des Lichtes*, Grafing: Aquamarin 1985
Kunz, Dora: »The Christmas of the Angels« in: *Im Reich der Naturgeister*, Grafing: Aquamarin 1989[2]
Kunz, Dora: »The Real World of Fairies« in: *Im Reich der Naturgeister*, Grafing: Aquamarin 1989[2]
Leadbeater, Charles W.: *Das höhere Selbst*, Grafing: Aquamarin 1989[2]
Leadbeater, Charles W.: *Das Leben in der Geistigen Welt*, Grafing: Aquamarin 1989
Leadbeater, Charles W.: *Der sichtbare und der unsichtbare Mensch*, Grafing: Aquamarin 2011
Leadbeater, Charles W.: *Die Chakras*, Grafing: Aquamarin 2012
Macrae, Janet: Therapeutic Touch. *Kontaktheilung – die heilende Berührung*, Grafing: Aquamarin 1989
Motoyama, Hiroshi: *Chakra-Physiologie*, Freiburg: Aurum 1980

Ostrander, Sheila / Schroeder, Lynn: *PSI – die Geheimformel für die wissenschaftliche Untersuchung und praktische Nutzung übersinnlicher Kräfte des Geistes*, Bern/München/Wien: Scherz 1983[17]

Transley, David V.: *Energiekörper*, München: Kösel 1985